NEUROSURGERY

神经外科学
临床应用研究

张庆华　主编

U0257023

中国科学技术大学出版社

内 容 简 介

　　本书主要介绍了神经外科疾病的临床诊治方案,对周围神经疾病、脑血管疾病、癫痫、头痛、中枢神经系统感染、运动障碍疾病、脱髓鞘疾病、神经肌肉接头与肌肉疾病、神经系统变性疾病、神经系统先天发育异常性疾病及神经系统遗传性疾病等进行了阐述。书中各疾病的诊断步骤完全按照患者就诊的程序,可分为病史采集要点、体格检查要点、门诊资料分析及继续检查项目,具有较强的实用性。

　　本书可供神经外科及相关专科医师参考使用。

图书在版编目(CIP)数据

神经外科学临床应用研究/张庆华主编. —合肥:中国科学技术大学出版社,2021.12

ISBN 978-7-312-05282-8

Ⅰ.神…　Ⅱ.张…　Ⅲ.神经外科学　Ⅳ.R651

中国版本图书馆 CIP 数据核字(2021)第 144497 号

神经外科学临床应用研究

SHENJING WAIKEXUE LINCHUANG YINGYONG YANJIU

出版	中国科学技术大学出版社
	安徽省合肥市金寨路 96 号,230026
	http://press.ustc.edu.cn
	https://zgkxjsdxcbs.tmall.com
印刷	合肥市宏基印刷有限公司
发行	中国科学技术大学出版社
经销	全国新华书店
开本	710 mm×1000 mm　1/16
印张	17
字数	324 千
版次	2021 年 12 月第 1 版
印次	2021 年 12 月第 1 次印刷
定价	60.00 元

前　言

　　当今世界科学技术的发展日新月异,生命科学和医学领域的研究和探索更是突飞猛进。随着神经科学的发展,神经病学涉及的疾病种类繁多,加之近年来基础医学和边缘学科的迅速发展,各种新的诊断方法和治疗技术层出不穷,使神经科临床医师始终面临新的挑战。正在不断自我完善的神经科临床医师既要在浩如烟海的文献中"狩猎",在目不暇接的网络中搜寻,积累广博的知识,也要在临床实践中辛勤地工作和思索,积累丰富的经验。为了适应新时期对临床医学的更高要求,提高广大临床医师的水平,我们特组织临床工作多年且医疗经验丰富的神经系统方面的专家,编写了本书。

　　本书的编写是基于作者们丰富的临床实践经验,并参阅了大量国内外文献资料,反复修改完成的。书中重点介绍了脑血管疾病、脑膜瘤、脑干肿瘤、颅骨骨折、神经外科基础治疗等内容,强调反映当今神经外科的基础理论和综合治疗技术的新进展,尽量便于读者全面系统地掌握现代神经外科专业理论与技术。

　　全书主要以文字叙述为主,言简意赅,辞约意丰,并附有表格与插图,图文并茂,简洁易懂。本书是一本以临床实践为主的神经外科临床参考书,总结了众多作者多年的临床经验,结合现代神经外科发展的趋势,阐述了当前该领域的发展技术和经验,较全面地反映了神经外科领域的成果,希望本书能促进广大从事神经外科技术的专业人员进一步了解这门学科,并在从事临床治疗工作时发挥有益的参考作用。

　　由于作者水平和时间所限,书中难免存在疏漏之处,希望广大读者提出宝贵的意见,以便进一步修订完善。

编　者

2021 年 5 月

目　　录

第一章 神经外科疾病常见症状

第一节 头 痛

头痛一般是指眉以上至枕下部的头颅上半部的疼痛。大多数头痛是由头颅的疼痛感受器受到某种致痛因素（物理性或化学性）刺激，形成异常神经冲动，经痛觉传导通路传递到人脑皮质而产生痛觉。头部的致痛结构：颅外包括头皮、肌肉、帽状腱膜、骨膜、血管及末梢神经，其中以动脉、肌肉、末梢神经最敏感；颅内包括血管（脑底动脉环及其分支、脑膜动脉、静脉窦及其引流静脉）、硬脑膜（特别是颅底部）、颅神经（主要是三叉神经、舌咽神经、迷走神经）和颈1～3脊神经分支。

一、常见原因

（一）原发性头痛

偏头痛、丛集性头痛、紧张性头痛。

（二）继发性头痛

1. 颅腔内疾病

（1）炎症性疾病：脑膜炎、脑炎、脑脓肿、蛛网膜炎。

（2）占位性病变：颅内肿瘤、寄生虫性囊肿及肉芽肿。

（3）脑血管疾病：脑血管意外、高血压脑病、动脉瘤、静脉窦血栓形成。

（4）头颅外伤：脑震荡、脑挫裂伤、硬脑膜外及硬脑膜内出血、脑震荡后综合征。

（5）颅内低压性头痛。

（6）头痛型癫痫、癫痫后头痛。

2. 颅腔邻近结构的病变

（1）骨膜炎、骨髓炎。

（2）三叉神经、舌咽神经、枕大神经、枕小神经病变。

（3）青光眼、屈光及调节障碍,副鼻窦炎、鼻咽癌,中耳炎及内耳炎,齿髓炎。

（4）颈椎病。

（5）颞动脉炎。

3. 全身及躯体某些系统疾病

（1）传染病:流行性感冒、伤寒、肺炎、疟疾等。

（2）中毒:一氧化碳、酒精、颠茄、鸦片、铅、汞等中毒。

（3）内脏疾病:尿毒症、糖尿病、痛风、心脏病、肺气肿、高血压、贫血、更年期综合征、甲状腺功能亢进。

4. 精神性因素

抑郁症、神经症。

二、诊断

头痛是临床上最常见的一种症状,涉及头痛的疾病很多,其病因及发病机制非常复杂,应详细收集患者的病史资料,并进行必要的检查,加以客观分析,大多数可获得明确的诊断。

（一）病史

详细了解患者头痛发生的诱因和形式、部位、性质及伴随症状,可提供进一步检查的线索,有助于诊断。询问病史时必须注意以下几个方面:

1. 头痛的部位

由于病变刺激不同的神经而形成疼痛部位的差异。颅外组织的疼痛一般是局限性的,多在受刺激处或其神经支配的区域。颅内幕上敏感结构所致的疼痛由三叉神经传导,常出现在额、颞、顶区;幕下结构所致的疼痛由舌咽、迷走神经及颈1~3脊神经传导,出现于枕部、上颈部、耳和咽喉部。

2. 头痛的时间

各种原因所致头痛的发作时间各不相同。突然发生,持续时间极短,多为功能性疾病,神经痛可短至数秒或数十秒,频繁发作;偏头痛常持续数小时或1~2 d;慢性持续性头痛以器质性病变多见,如头部邻近器官(眼、鼻、耳)的疾病,可持续多日;而持续性进行性头痛,则可见于颅内高压、占位性病变;但神经症的头痛可长年不断,波动性较大,随着情绪或体内外因素而变化;早晨头痛加剧者,主要是颅内压增高所致,但也可见于炎性分泌物蓄积的额窦炎或筛窦炎;丛集性头痛多在每日睡眠中发生。

3. 头痛的性质

一般不同原因引起的头痛各有特性。如电击样或刀割样的放射性疼痛多为神经痛;搏动性跳痛,常见于血管性头痛,尤以偏头痛为典型;眼、耳、鼻疾病所伴发者,大多数是胀痛或钝痛;抑郁症、神经症则是隐隐作痛,时轻时重。

4. 头痛的程度

头痛的严重程度不能直接反映病变的严重程度,但可受病变部位、对痛觉敏感结构的侵害情况、个体反应等因素的影响。通常剧烈头痛见于神经痛、偏头痛、脑膜炎、蛛网膜下隙出血等;中等度头痛主要出现于占位性病变;轻度头痛可见于神经症及某些邻近器官(耳、眼、鼻)病变。

5. 头痛发生的速度及影响因素

急性突发性头痛,多为脑出血、蛛网膜下隙出血等;亚急性发生的头痛可见于颅内感染;缓慢发生的头痛见于紧张性头痛;而呈进行性加重者,多为颅内占位性病变;反复发作的头痛多为血管性头痛。咳嗽、用力或头部转动,常使颅内压增高而头痛加剧;直立位可使紧张性头痛、低颅压性头痛等加重,而使丛集性头痛减轻;压迫颞、额部动脉或颈总动脉可使血管性头痛减轻。

6. 伴随症状

头痛时伴恶心、呕吐、面色苍白、出汗、心悸等自主神经症状,主要见于偏头痛;头痛伴进行性加剧的恶心、呕吐,常为颅内高压的征兆;体位变化时出现头痛加重或意识障碍,见于脑室内肿瘤、后颅窝或高颈段病变;头痛发作时伴有视力障碍、复视,多为偏头痛;头痛伴眼底视盘水肿或出血,常为颅内高压症或高血压性脑病;头痛伴明显眩晕,多见于后颅窝病变;在头痛早期出现精神症状,如淡漠或欣快,可能为额叶病变。

7. 其他病史

必须注意全身其他系统器官的病史,还应该了解清楚家族史、用药史、外伤史、手术史、月经及烟酒嗜好等情况。

(二)体征

可以引起头痛的疾病甚多,临床检查比较复杂,通常必须包括以下几个方面:

1. 内科检查

许多内脏器官或系统的疾患可引发头痛,除了测量体温、血压、呼吸等一般项目外,应按系统详细检查。如高血压、感染性疾病的发热、中暑、缺氧(如一氧化碳中毒)、慢性肺部疾患的高碳酸血症、严重贫血或红细胞增多症等,均可因脑血流增加而致头痛;而内源性和外源性毒素作用、大量饮酒,则可因脑血管扩张而出现头痛。

2. 五官检查

头部邻近器官的疾病也是头痛常见的原因,因此,对头痛患者应仔细检查五官的情况,以便及时查出有关的疾患。如在眼部的视神经炎、儿童的屈光不正、青光眼、眼部表浅炎症(结膜炎、角膜炎、睑板腺炎、泪囊炎等)及眶部组织的炎症;在耳鼻喉方面有鼻炎、鼻窦炎、咽炎、中耳炎或鼻咽部肿瘤,另外颞颌关节病及严重的牙病也可反射性引起头痛。

3. 神经系统检查

颅内许多疾病均可引起头痛,故全面的神经系统检查是非常重要的,必须逐项进行,其中头颈部及颅神经尤应仔细检查。通过对阳性体征的综合分析,大多可推断病变的部位,如颅内占位性病变、急性脑血管病、脑或脑膜的炎症等。

4. 精神检查

有不少精神科疾病可伴有头痛。神经症是最常见的,头痛部位多变,疼痛的程度与心境的好坏密切相关;隐匿性抑郁症的情绪症状可被躯体症状所掩盖,常出现一些包括头痛在内的全身不典型的疼痛,有些患者拒绝探讨心理和情绪的问题,仅以头痛为唯一主诉。因此,在排除了器质性病变后还应考虑到某些精神因素,需经过仔细的精神检查才能发现其原因。

(三)辅助检查

为了彻底查明引起头痛的病变原因,必须进行有关的辅助检查,但应根据患者的具体情况和客观条件来选择性地应用。

1. 颅脑方面

为排除或明确颅内病变,通常根据病情和医疗单位的条件来选择相应的检查,如头颅X线摄片(包括颅底、内听道)、脑电图、经颅多普勒超声检查、脑血管造影、放射性核素脑扫描、CT或磁共振成像等。必须指出,脑脊液检查对确定颅内炎症和出血(特别是蛛网膜下隙出血)有重要价值,但若怀疑肿瘤等占位性病变,特别是后颅窝的占位性病变,务必谨慎选择,防止发生脑疝。

2. 内科方面

依据临床表现及体格检查所提供的线索,根据需要选择必要的检查,如血常规、尿常规、血糖、血沉、尿素氮、肝功能、血气分析、心电图及内分泌功能等检查。

3. 五官方面

主要是眼、耳、鼻、喉及口腔等专科检查,以检查出可能引起头痛的有关疾病。

三、鉴别诊断

头痛病因众多,多以病因结合发病机制来分类,诊断时要根据临床特点来决定。

(一)原发性头痛

1. 偏头痛

青年女性多见,多有家族史,特征为突然发作性头部剧烈疼痛,可自行或药物缓解,间歇期无症状,易复发。

(1)有先兆的偏头痛:临床较少见,多有家族史,常在青春期发病,呈周期性发作,发作过程分为4期:① 先兆期。在头痛发作前10~20 min出现视觉先兆,如闪光、暗点、黑蒙,少数可出现烦躁、眩晕、言语含糊、口唇或手指麻木等。② 头痛前期。颅外动脉扩张引起的搏动性头痛,多位于一侧的前头部,也可为双侧或双侧交替。③ 头痛极期。头痛剧烈,范围可扩散,伴面色苍白、恶心、呕吐、畏光,症状持续数小时或1~2 d,数日不缓解者,称为偏头痛持续状态。④ 头痛后期。头痛渐减轻,多转为疲劳感、思睡,有时见兴奋、欣快,1~2 d后消失。

(2)无先兆的偏头痛:临床最多见,先兆症状不明显,头痛程度较有先兆的偏头痛轻,持续时间较长,可持续数日。

(3)特殊类型偏头痛:临床上很少见。① 基底动脉型偏头痛。常见于青年女性,与经期有密切关系,先兆症状累及脑干、小脑和枕叶,类似基底动脉缺血的表现,如视力障碍、眩晕、耳鸣、共济失调、构音障碍等,数分钟至半小时后出现枕部搏动性头痛,伴恶心、呕吐,甚至出现短暂意识障碍。② 眼肌瘫痪型偏头痛。头痛以眼眶和球后部为主,头痛减轻后出现同侧眼肌瘫痪,常表现为动眼神经麻痹,数小时至数周内恢复。③ 偏瘫型偏头痛。头痛发作的同时或过后同侧或对侧肢体出现不同程度的瘫痪,并可持续一段时间,脑电图可见瘫痪对侧半球出现慢波。

2. 丛集性头痛

青壮年男性多见,多无家族史。特征为无先兆的突然一侧头痛,起于眶周或球后,向同侧颅顶、颜面部扩散,伴同侧结膜充血、流泪、鼻塞、面红。多在夜间睡眠中突然发生,每次持续数十分钟至数小时;每天一至数次,并规律地在相同的部位和每天相同的时间出现,饮酒、精神紧张或服用血管扩张剂可诱发,丛集期持续3~6

周。间隔数月或数年后可再发。

3. 紧张性头痛

是慢性头痛中最常见的一种。主要是由于精神紧张或因特殊头位引起的头颈部肌肉的持久性收缩所致。可发生于枕部、双颞部、额顶部或全头部,有时还可扩散至颈、肩及背部,呈压迫、沉重、紧束样钝痛,颈前后屈伸可诱发,局部肌肉可有压痛和僵硬感。头痛虽然可影响日常生活,但很少因头痛而卧床不起。通常持续数日至数月,常伴紧张、焦虑、烦躁及失眠,很少有恶心、呕吐。

(二)继发性头痛

1. 颅内压变动性头痛

由于颅内压改变,牵引颅内疼痛敏感结构(主要是血管)引起头痛。颅内高压性头痛大多为全头痛,在晨间和疲劳后加剧,咳嗽、喷嚏、低头、屏气用力时,头痛加重,幕上占位性病变常以额颞部头痛为多,幕下占位性病变以后枕部头痛为著。颅内低压性头痛常见于腰穿后,偶见于脱水、禁食、腹泻后,部分患者原因不明,为额部或枕部持续性胀痛、钝痛,直立时加剧,平卧后减轻或消失,卧床和补盐可使症状消失。

2. 颅脑损伤性头痛

多为受伤部位的头皮、脑膜神经受损或压迫,如颅骨骨折、继发性蛛网膜下隙出血、硬膜下血肿等。

3. 感染引起的头痛

中枢神经系统或全身性感染性疾病均可出现头痛,多为枕部痛,后转为全头痛,性质为钝痛或搏动性,活动后加剧,下午和夜间较重,体温、血象和病原学检查常可提供感染的证据。脑膜炎的头痛可因直立或屈颈而加剧,卧位时减轻,随炎症消退而缓解。

4. 头部邻近器官组织病变引起的头痛

头部附近的器官病变也可引起头痛,常有扩散性疼痛,如眼部病变多在眶及额部疼痛,鼻、鼻窦及咽部所致多为额部或额颞部疼痛,严重牙痛也可扩散至同侧额颞部。

5. 全身性疾病的头痛

发热、中毒、缺氧、高血压、高碳酸血症均可通过增加脑血流,甚至扩张脑血管而引起头痛,同时具有全身各系统功能障碍的征象。常为持续性全头部搏动性疼痛,早晨较重,低头或屏气用力时加剧。

6. 脑血管病变导致的头痛

见于脑出血、颅内动脉瘤、脑动脉炎、脑动脉硬化、脑血管畸形,可伴有相应的定位体征。颞动脉炎常呈持续性和搏动性颞部疼痛,平卧位时加剧,常有视力损害,颞动脉明显扩张、隆起、压痛。

7. 精神性头痛

神经症、抑郁症等疾病所致,经常出现头痛,部位不定,性质多样,呈钝痛、胀痛,易受环境和情绪的影响,持续数周甚至数年,常伴记忆力、注意力及睡眠等精神方面的症状。

四、辨证论治

(一) 风寒头痛

主证:头痛时作,痛连项背,恶风畏寒,遇风尤剧,常喜裹头,口不渴,苔薄白,脉浮。

治则:疏风散寒。

方药:川芎茶调散。川芎、荆芥、薄荷、羌活、细辛、白芷、防风、甘草。兼有寒邪侵犯厥阴者,用吴茱萸汤去人参、大枣,加姜半夏、藁本、川芎等。

(二) 风热头痛

主证:头痛面胀,甚则头痛如裂,发热恶风,面红目赤,口渴欲饮,便秘溲黄,舌质红,苔黄,脉数。

治则:疏风清热。

方药:芎芷石膏汤。川芎、白芷、石膏、菊花、藁本、羌活。兼有热盛者加黄芩、薄荷、山栀;热盛伤津者加知母、石斛、天花粉;大便秘结,口鼻生疮者,合用黄连上清丸加大黄、芒硝。

(三) 风湿头痛

主证:头痛如裹,肢体困重,纳呆胸闷,小溲不利,大便或溏,苔白腻,脉濡。

治则:祛风胜湿。

方药:羌活胜湿汤。羌活、独活、川芎、蔓荆子、防风、甘草。湿重纳呆,胸闷便溏者加苍术、厚朴、枳壳、陈皮。若恶心呕吐加半夏、生姜;头痛发于夏季,暑湿内侵,身热汗出,口渴胸闷者可用黄连香薷饮去扁豆加藿香、佩兰、蔓荆子、荷叶、竹茹、知母等。

（四）肝阳头痛

主证：头痛而眩，心烦易怒，夜眠不宁或兼胁痛，面红目赤，口苦舌红，苔薄黄，脉弦有力。

治则：平肝潜阳。

方药：天麻钩藤饮。天麻、钩藤、石决明、川牛膝、桑寄生、杜仲、山栀、黄芩、益母草、朱茯神、夜交藤。若肝肾阴虚加生地、何首乌、女贞子、枸杞子、旱莲草、石斛；肝火偏旺加龙胆草、山栀、夏枯草。

（五）肾虚头痛

主证：头痛且空，眩晕，腰痛酸软，神疲乏力，遗精带下，耳鸣，舌红少苔，脉细无力。

治则：养阴补肾。

方药：大补元煎。人参、炒山药、熟地、龟板、猪脊髓。兼有外感寒邪可用麻黄附子细辛汤。

（六）血虚头痛

主证：头痛头晕，心悸不宁，神疲乏力，面色苍白，舌淡苔薄白，脉细弱。

治则：滋阴养血。

方药：加味四物汤。当归、白芍、川芎、蔓荆子、菊花、黄芩、甘草。气虚明显者加黄芪、白术；肝血不足、肝阳上亢者加钩藤、石决明、牡蛎、女贞子。

（七）痰浊头痛

主证：头痛昏蒙，胸脘满闷，呕吐痰涎，舌苔白腻，脉滑或弦滑。

治则：化痰降逆。

方药：半夏白术天麻汤。半夏、白术、天麻、陈皮、茯苓、甘草、生姜、大枣。痰湿久郁化热去白术加黄芩、竹茹、枳实。

（八）淤血头痛

主证：头痛经久不愈，痛处固定不移，痛如椎刺，或有头部外伤史，舌质紫，脉细或细涩。

治则：活血化淤。

方药：通窍活血汤。赤芍药、川芎、桃仁、麝香、老葱、鲜姜、大枣、酒。兼有寒邪者加细辛、桂枝,以温经通络散寒。

五、其他疗法

(1) 夏枯草 30 g,水煎服,或用菊花 6~10 g,决明子 10 g,开水冲泡,每日代茶常饮,适用于肝阳上亢之头痛。

(2) 川芎、蔓荆子各 10 g,水煎服,适用风邪上犯的头痛。

(3) 制川乌、制草乌各 10 g,白芷、僵蚕各 6 g,生甘草 9 g,研细末,分成 6 包,每日 1 包,分 3 次用绿茶水送服,适用于顽固性风寒头痛。

(4) 全蝎、地龙、甘草各等份,研末,每服 3 g,一日 3 次,适用于顽固性头痛。

(5) 白凤仙一株捣烂,火酒浸,露七夕,去渣、饮酒,治寒湿性头痛。

(6) 山羊角 15~30 g(锉成细末,先煎),白菊花 12 g,川芎 6 g,水煎服,治偏头痛。

(7) 白附子 3 g,葱白 15 g,白附子研细末,与葱白成泥状,取如黄豆大一粒,堆成小圆形于纸上,贴在痛侧太阳穴处,约 1 h 取下,治偏正头痛。

(8) 蓖麻同乳香、食盐捣匀,贴在太阳穴上治气郁头痛。

(9) 鹅不食草 30 g,白芷 15 g,冰片 1.5 g,共研细末备用,发作时用棉球蘸药粉少许塞鼻孔,适应于偏头痛。

(10) 针灸:近取印堂、攒竹,远取合谷、内庭治前额痛;近取太阳、悬颅,远取外关、足临泣治侧头痛;近取天柱,远取后溪、申脉治后头痛;近取百会,远取太冲、内关、涌泉治头顶痛;取风池、百会、太冲治肝阳头痛;取百会、气海、肝俞、脾俞、肾俞、合谷、足三里治气血不足之头痛。

(11) 穴位注射法。① 取穴:风池或压痛点。② 方法:采用普鲁卡因和咖啡因混合液(25%普鲁卡因 3.5 mL,咖啡因 0.5 mL)注入风池,每穴 0.5~1 mL,或在压痛点内注入 0.1 mL。③ 疗程:隔 3~5 d 一次,5 次为一个疗程。本法适用于顽固性头痛。

(12) 耳针法。①取穴:枕、额、颞、皮质下、脑、神门。②方法:每次取 2~3 穴,留针 20~30 min,间隔 5 min 行针一次,或埋针 3~7 d。顽固性头痛可在耳背静脉放血。③疗程:毫针隔 1~2 d 一次,埋针 3~7 d 一次。5~7 次为一个疗程。

六、预防调护

(1) 平时生活应有规律,起居有常,参加体育锻炼,增强体质,避免精神刺激,保护情志舒畅。

（2）饮食有节，宜食清淡，以免过食肥甘，损伤脾胃，聚湿生痰。痰浊中阻，清阳不展，肝阳上亢者，禁食公鸡、猪头肉、螃蟹、虾等以免动风，使病情加重。

（3）头痛剧烈者，宜卧床休息，环境要清静，光线不要过强。

第二节 眩　晕

眩晕是临床常见症状，多为自身或周围物体沿一定方向与平面旋转，或为摇晃浮沉感，属运动性或位置性幻觉，是一种人体空间定位平衡障碍。患者自觉自身或外界物体呈旋转、升降、直线运动、倾斜或头重脚轻感，有时主诉头晕常缺乏自身或外界物体的旋转感，仅为行走不稳、头重脚轻感。正常情况下，机体在空间的平衡由视觉、本体感觉及前庭迷路感觉的相互协调与配合来实现，视觉认识并判断周围物体的方位及其与自身的关系，了解自身的姿势、位置、运动的范围及幅度，前庭系统辨别肢体运动的方向及所处的位置，并经相关大脑皮质及皮质下结构的整合不断调整偏差平衡人体的空间定位。

一、发生机制

人体平衡与定向功能依赖于视觉、本体觉及前庭系统，以前庭系统对躯体平衡的维持最为重要。前庭系统包括内耳迷路末梢感受器（半规管中的壶腹嵴、椭圆囊和球囊中的位觉斑）、前庭神经、脑干中的前庭诸核、小脑蚓部、内侧纵束及前庭皮质代表区（颞叶）。前庭神经起源于内耳的前庭神经节的双极细胞，其周围突分布于 3 个半规管的壶腹嵴、椭圆囊斑和球囊斑，中枢突组成前庭神经，与耳蜗神经一起经内听道至脑桥尾部终止于 4 个前庭核。一小部分纤维直接进入小脑，止于顶核及绒球小结，前庭核通过前庭小脑束与小脑联系；前庭核又发出纤维形成前庭脊髓束参与内侧纵束，与眼球运动神经核、副神经核、网状结构及脊髓前角等联系。

前庭受到刺激时可产生眩晕、眼球震颤和平衡失调等症状。前庭系统中的神经递质，如乙酰胆碱、谷氨酸、去甲肾上腺素和组胺等参与了眩晕的发生与缓解。正常时，前庭感觉器在连续高强频率兴奋时释放神经动作电位，并传递至脑干前庭核。单侧的前庭病变迅速干扰一侧紧张性电位发放率，引起左右两侧前庭向脑干的动作电位传递不平衡，导致眩晕。

　　眩晕的临床表现、症状的轻重及持续时间的长短与起病的快慢、单侧或双侧前庭损害、是否具备良好的前庭代偿功能等因素有关。眩晕起病急骤,自身的前庭代偿功能来不及建立,患者眩晕重,视物旋转感明显,稍后因自身调节性的前庭功能代偿,眩晕逐渐消失,故大多前庭周围性眩晕呈短暂性发作;双侧前庭功能同时损害,如耳毒性药物所致前庭病变,两侧前庭动作电位的释放在低于正常水平下基本维持平衡,通常不产生眩晕,仅表现为躯干平衡不稳和摆动幻觉,但因前庭不能自身调节代偿,症状持续较久,恢复慢。前庭核与眼球运动神经核之间有密切联系,前庭感受器受到病理性刺激时常出现眼震。前庭各核通过内侧纵束、前庭脊髓束及前庭-小脑-红核-脊髓等通路,与脊髓前角细胞相连接,因此,前庭损害时可出现躯体向一侧倾倒及肢体错误定位等体征;前庭核还与脑干网状结构中的血管运动中枢、迷走神经核等连接,损害时伴有恶心、呕吐、苍白、出汗,甚至血压、呼吸、脉搏等改变。前庭核对血供和氧供非常敏感,内听动脉供应前庭及耳蜗的血液,该动脉有两个分支,大的耳蜗支供应耳蜗和前庭迷路的下半部分,小的前庭前动脉支供应前庭迷路上半部包括水平半规管和椭圆囊,两支血管在下前庭迷路水平有吻合,但在前庭迷路的上半部则无吻合。由于前庭前动脉的血管径较小,又缺乏侧支循环,前庭迷路上半部分选择性地对缺血更敏感,故颅内血管即使是微小的改变(如狭窄或闭塞)后血压下降,均影响前庭系统的功能而出现眩晕。

二、病因

　　根据病变部位及眩晕的性质,眩晕可分为前庭系统性眩晕及非前庭系统性眩晕。

(一)前庭系统性眩晕

由前庭系统病变引起。

1. 周围性眩晕

　　见于梅尼埃病、前庭神经元炎、中耳炎、迷路炎、位置性眩晕等。临床表现可有:① 眩晕。突然出现,左右上下摇晃感,持续时间为数分钟、数小时或数天,头位或体位改变症状加重,闭目症状不能缓解。② 眼球震颤。是指眼球不自主有节律的反复运动,可分急跳和摇摆两型。急跳型是眼球先缓慢向一个方向运动至眼窝极限,即慢相;随后出现纠正这种偏移的快动作,即快相。因快相较慢相易识别,临床上以快相方向为眼震方向。周围性眩晕时眼震与眩晕同时并存,为水平性或水平加旋转性眼震,绝无垂直性,眼震幅度细小,眼震快相向健侧或慢相向病灶侧。向健侧注视眼震加重。③ 平衡障碍。站立不稳,上下左右摇晃、旋转感。④ 自主神经症状。伴严重恶心、呕吐、出汗和脸色苍白等。⑤ 伴明显耳鸣、听力下降、耳聋等症状。

2. 中枢性眩晕

因前庭神经颅内段、前庭神经核、核上纤维、内侧纵束及皮质和小脑的前庭代表区病变所致,多见于椎基底动脉供血不足、小脑、脑干及第四脑室肿瘤、颅高压、听神经瘤和癫痫等。临床表现为:① 持续时间长(数周、数月甚或数年),程度较周围性眩晕轻,常为旋转或向一侧运动感,闭目后症状减轻,与头位或体位变化无关。② 眼球震颤。粗大,持续存在,与眩晕程度不一致,眼震快相向健侧(小脑病变例外)。③ 平衡障碍。站立不稳,摇晃,有运动感。④ 自主神经症状。不明显,可伴有恶心、呕吐。⑤ 无耳鸣,听力减退、耳聋等症状,但有神经系统体征。

(二)非前庭系统性眩晕

由前庭系统以外的全身系统疾病引起,可产生头晕眼花或站立不稳,无眩晕、眼震,不伴恶心、呕吐。常由眼部疾病、贫血、血液病、心功能不全、感染、中毒及神经功能失调引起。视觉病变(屈光不正、眼肌麻痹等)出现假性眼震,即眼球水平来回摆动、节律不整、持续时间长。很少伴恶心、呕吐。深感觉障碍引起的是姿势感觉性眩晕,有深感觉障碍及闭目难立征阳性。

三、诊断

(一)询问病史

仔细询问病史,了解眩晕发作的特点、眩晕的程度及持续的时间、发作时伴随的症状、有无诱发因素、有无耳毒性药物及中耳感染等相关病史,应鉴别真性或假性眩晕及周围性或中枢性眩晕(表 1-1)等。

表 1-1　周围性眩晕与中枢性眩晕的鉴别要点

	周围性眩晕	中枢性眩晕
起病	多较快,可突然发作	较缓慢,逐渐加重
性质	真性眩晕,有明显的运动错觉(中毒及双侧神经则以平衡失调为主)	可呈头晕,平衡失调,阵发性步态不稳
持续时间	多较短(中毒及炎症除外)数秒(位置性眩晕)至数小时(梅尼埃病一般 20 min 至数小时)	多持续较长(轻度椎-基底动脉供血不足也可呈短暂眩晕)

续表

	周围性眩晕	中枢性眩晕
消退	逐渐减轻，消退	多持续不退，逐渐加重
间歇（缓解期）	梅尼埃病有间歇期，间歇期无眩晕或头晕，中毒及炎症无间歇期	无间歇期，但可出现持续性轻微头晕，阵发性加重或突然步态歪斜
听力症状	可伴耳鸣、耳堵及听力下降，梅尼埃病早期呈波动性听力下降	桥小脑角占位病变可有耳鸣及听力逐渐下降，以高频为重也可呈听力突降，其他中枢性眩晕也可无听力症状
自主神经性症状	眩晕严重时伴冷汗、苍白、唾液增多、恶心、呕吐、大便次数增多（迷走神经症状及体征）	可无自主神经性症状
自发性眼震	在眩晕高潮时出现，眼震的方向可分为水平型、旋转型，有快慢相表现，方向固定，持续时间不长	如伴眼震，可持续较长时间，可出现各种类型眼震，如垂直型、翘板型等，可无快慢相之分，方向不固定，可出现凝视性眼震
眼震电图	无过冲或欠冲现象，固视抑制正常，OKN 正常，诱发眼震方向及类型有规律可循，可出现前庭重振现象	可出现过冲或欠冲现象，固视抑制失败，OKN 可不正常，可出现错型或错向眼震，可出现凝视性眼震
其他中枢神经系统	无其他中枢神经系统症状和体征，无意识丧失	可同时伴有展神经、三叉神经、面神经症状与体征，可伴意识丧失
周围其他情况	梅尼埃病患者血压可偏低，脉压小	可有高血压、心血管疾病、贫血等

（二）体格检查

对神经系统作详细检查尤其应注意有无眼震，眼震的方向、性质和持续时间，是自发性还是诱发性。伴有眼震多考虑前庭、迷路和小脑部位的病变；检查眼底有无视神经盘水肿、有无听力减退和共济失调等。注意血压、心脏等情况。

（三）辅助检查

疑有听神经瘤应作内听道摄片，颈性眩晕摄颈椎片，颅内占位性病变、脑血管病变选择性行头颅 CT 或 MRI，任何不能用周围前庭病变解释的位置性眩晕和眼震均应考虑中枢性病变，应行颅后窝 MRI 检查，还应作前庭功能、脑干听觉诱发电位检查及贫血、低血糖、内分泌检查（血清肌酸磷酸激泌紊乱）等相关检查。

四、治疗

眩晕包括许多疾病,但患者一般发病较急,需要立即果断处理,以减轻症状。

(一)临时一般处理

(1) 应立刻卧床,给予止晕、止吐。常用药物东莨菪碱 0.3 mg 或山莨菪碱 10 mg 肌内注射。地西泮可减轻患者眩晕、紧张、焦虑。口服地芬尼多(眩晕停)或茶苯海明等抗组胺药,控制眩晕。

(2) 输液、纠正水电解质失衡。

(3) 脱水:适用用于颅内压增高、梅尼埃病、内分泌障碍而致水潴留等引起的眩晕,如 20% 甘露醇静滴,呋塞米 20 mg 静注或口服。

(4) 血管扩张药:用于脑血管供血不足引起的眩晕,如盐酸培他定 500 mL 静滴,5% 碳酸氢钠 250 mL 静滴。对锁骨下盗血综合征禁用血管扩张药和降压药,以免"盗血"加重。

(5) 肾上腺皮质激素:适用于梅尼埃病、颅内压增高疾病、脱髓鞘疾病等。

(二)病因治疗

积极寻找原发病,如为中耳炎引起,可抗感染或耳科手术治疗;由颅内占位引起,应尽快手术,解除压迫;颈椎病引起者,经对症处理效果不好,可考虑颈椎牵引或手术。

(三)辨证论治

1. 肝阳上亢

治法:平肝潜阳,滋养肝肾。

方剂:天麻钩藤汤。

加减:肝火过旺加龙胆草、丹皮;手足麻木,甚则震颤,有肝动化风之势,加龙骨、牡蛎镇肝熄风;发生突然昏倒、不省人事、半身不遂、语言不利等,改用羚羊钩藤汤加全蝎、地龙、蜈蚣、僵蚕等虫类搜风药。

2. 气血亏虚

治法:补养气血,健运脾胃。

方剂:归脾汤。

加减:食少便溏,加砂仁、炒麦芽;伴心悸不宁、失眠者,加酸枣仁、生龙牡;气血亏虚日久则使中气不足,清阳不升,表现为眩晕兼见气短乏力、纳差神疲、便溏下坠、脉象无力,治宜补中益气,方用补中益气汤。

3. 肾精不足

治法:补肾填精,偏阴虚者兼滋阴,偏阳虚者兼温阳。

方剂:偏阴虚者用左归丸加减,偏阳虚者用右归丸加减。

加减:五心烦热,舌红,脉细数,加知母、黄柏、地骨皮;眩晕心悸,心烦不寐,腰酸足软,耳鸣健忘,遗精口干,五心烦热,舌红少苔,脉细而数,治宜滋阴降火、清心安神,方用六味地黄丸合黄连阿胶汤;眩晕身肿,腰以下肿甚,按之凹陷不起,心悸气短,腰部酸重,尿量减少,四肢厥冷,怯寒神疲,舌质淡胖,苔白,脉沉细,治宜温肾助阳,化气行水,方用济生肾气丸合真武汤。

4. 痰浊中阻

治法:燥湿祛痰,健脾和胃。

方剂:半夏白术天麻汤。

加减:呕吐频作,加旋覆花、代赭石、竹茹;眩晕心悸,时发时止,失眠多梦,口干口苦,大便秘结,小便短赤,舌红苔黄腻,脉弦滑,治宜清心安神,方用黄连温胆汤。

第三节 昏 迷

一、诊断思路

昏迷是脑功能衰竭的突出表现,是各种病因引起的觉醒状态与意识内容以及身体运动均完全丧失的一种极严重的意识障碍,对剧烈的疼痛刺激也不能觉醒。

意识是指自己处于觉醒状态,并能认识自己与周围环境。人的意识活动包括"觉醒状态"与"意识内容"两个不同但又相互有关的组成部分。前者是指人脑的一种生理过程,即与睡眠呈周期性交替的清醒状态,属皮质下激活系统的功能;后者是指人的知觉、思维、情绪、记忆、意志活动等心理过程(精神活动),还有通过言语、听觉、视觉、技巧性运动及复杂反应与外界环境保持联系的机敏力,属大脑皮质的功能。意识正常状态即意识清醒,表现为对自身与周围环境有正确理解,对内外环境的刺激有正确反应,对问话的注意力、理解程度以及定向力和计算力都是正常的。意识障碍就是意识由清醒状态向昏迷转化,是指觉醒水平、知觉、注意、定向、思维、判断、理解、记忆等许多心理活动一时性或持续性的障碍。尽管痴呆、冷漠、遗忘、失语等都是意识内容减退的表现,但只要其他行为功能还能做出充分和适当的反应,就应该认为意识还是存在的。

按照生理与心理学基础可将意识障碍分为觉醒障碍和意识内容障碍两大类。根据检查时刺激的强度和患者的反应,可将觉醒障碍区分为以下 5 级:① 嗜睡。主要表现为病理性睡眠过深,患者意识存在,对刺激有反应,瞳孔、角膜、吞咽反射存在,唤醒后可作正确回答,但随即入睡,合作欠佳。② 昏睡或朦胧。是一种比嗜睡深而又较昏迷稍浅的意识障碍。昏睡时觉醒水平、意识内容及随意运动均减至最低程度。患者不能自动醒转,在持续强烈刺激下能睁眼、呻吟、躲避,意识未完全丧失,对刺激反应时间持续很短,浅反射存在,可回答简单问题,但常不正确。③ 浅昏迷。仅对剧痛刺激(如压迫眶上神经)稍有防御性反应,呼之偶应,但不能回答问题,深浅反射存在(如吞咽、咳嗽、角膜和瞳孔光反射)。呼吸、血压、脉搏一般无明显改变。④ 中度昏迷。对强烈刺激可有反应,浅反射消失,深反射减退或亢进,瞳孔光反射迟钝,眼球无转动,呼吸、血压、脉搏已有明显改变,常有尿失禁。⑤ 深昏迷。对一切刺激均无反应,瞳孔光反射迟钝或消失,四肢张力消失或极度增高,并有尿潴留,呼吸不规则,血压下降。

意识内容障碍常见于以下三种:① 意识混浊。包括觉醒与认识两方面的障碍,为早期觉醒功能低下,并有认识障碍、心烦意乱、思考力下降、记忆力减退等。表现为注意力涣散,感觉迟钝,对刺激的反应不及时、不确切、定向不全。② 精神错乱。患者对周围环境的接触程度障碍,认识自己的能力减退,思维、记忆、理解与判断力均减退,言语不连贯并错乱,定向力亦减退。常有胡言乱语、兴奋躁动。③ 谵妄状态。表现为意识内容清晰度降低,伴有睡眠-觉醒周期紊乱和精神运动性行为。除了上述精神错乱以外,尚有明显的幻觉、错觉和妄想。幻觉以视幻觉最为常见,其次为听幻觉。幻觉的内容极为鲜明、生动和逼真,常具有恐怖性质。因而,患者表情恐惧,发生躲避、逃跑或攻击行为,以及运动兴奋等。患者言语可以增多、不连贯或不易理解,有时则大喊大叫。谵妄或精神错乱状态多在晚间加重,也可具有波动性,发作时意识障碍明显,间歇期可完全清楚,但通常随病情变化而变化,持续时间可数小时、数日甚至数周不等。

(一)病史和检查

任何原因所致的弥漫性大脑皮质和(或)脑干网状结构的损害或功能抑制均可造成意识障碍和昏迷。因此,对昏迷的诊断需要详询病史、做细致而全面的体检以及必要的辅助检查。

病史应着重了解：① 发生昏迷的时间、诱因、起病缓急、方式及其演变过程。如突然发生、进行性加剧、持续性昏迷者，常见于急性出血性脑血管病、急性感染中毒、严重颅脑损伤等；缓慢起病、逐渐加重多为颅内占位性病变、代谢性脑病等。② 昏迷的伴随症状以及相互间的关系。如首先症状为剧烈头痛者要考虑蛛网膜下隙出血、脑出血、脑膜炎；高热、抽搐起病者结合季节考虑乙型脑炎、流行性脑脊髓膜炎；以精神症状开始者应考虑脑炎、额叶肿瘤等；老年患者以眩晕起病要考虑小脑出血或椎-基底动脉系的缺血。③ 昏迷发生前有无服用药物、毒物或外伤史，既往有无类似发作，如有则应了解此次与既往发作的异同。④ 既往有无癫痫、精神疾患、长期头痛、视力障碍、肢体运动受限、高血压和严重的肝、肾、肺、心脏疾患以及内分泌代谢疾病等。

体格检查时，应特别注意发现特异性的体征，如呼吸气味（肝臭、尿臭、烂苹果、酒精、大蒜等气味）、头面部伤痕、皮肤淤斑、出血点、蜘蛛痣、黄疸、五官流血、颈部抵抗、心脏杂音、心律失常、肺部哮鸣音、水泡音、肝脾肿大、腹水征等，以及生命体征的变化。全面的神经系统检查应偏重于神经定位体征和脑干功能的观察：① 神经定位体征。肢体瘫痪如为单肢瘫或偏瘫则为大脑半球病变；如为一侧颅神经麻痹（如面瘫）伴对侧偏瘫即交叉性偏瘫则为脑干病变。双眼球向上或向下凝视，为中脑病变；眼球一上一下，多为小脑病变；双眼球向偏瘫侧凝视，为脑干病变，向偏瘫对侧凝视，为大脑病变；双眼球浮动提示脑干功能尚存，而呈钟摆样活动，提示脑干已有病变（如脑桥出血），双眼球固定则提示脑干功能广泛受累；水平性或旋转性眼球震颤见于小脑或脑干病变，而垂直性眼球震颤见于脑干病变。② 脑干功能观察。主要观察某些重要的脑干反射以及呼吸障碍类型，以判断昏迷的程度，也有助于病因诊断。双侧瞳孔散大，光反射消失，提示已累及中脑，也见于严重缺氧及颠茄、阿托品、氰化物中毒；一侧瞳孔散大，光反射消失，提示同侧中脑病变或颞叶钩回疝；双侧瞳孔缩小见于安眠药、有机磷、吗啡等中毒以及尿毒症，也见于脑桥、脑室出血。垂直性头眼反射（头后仰时两眼球向下移动，头前屈时两眼球向上移动）消失提示已累及中脑；睫毛反射、角膜反射、水平性头眼反射（眼球偏向头转动方向的对侧）消失，提示已累及脑桥。吞咽反射、咳嗽反射消失，提示已累及延髓。呼吸障碍如潮式呼吸提示累及大脑深部及脑干上部，也见于严重心力衰竭；过度呼吸提示已累及脑桥，也见于代谢性酸中毒、低氧血症和呼吸性碱中毒；叹息样抑制性呼吸提示已累及延髓，也见于大剂量安眠药中毒。③ 其他重要体征包括眼底检查、脑膜刺激征等。实验室检查与特殊检查应根据需要选择进行，但除三大常规外，对于昏迷患者，血液电解质、尿素氮、CO_2 结合力（CO_2CP）、血糖等应列为常规检查；对病情不允许者必须先就地抢救，视病情许可后再进行检查。脑电图、头颅 CT 和

MRI,以及脑脊液检查对昏迷的病因鉴别有重要意义。

(二) 判断是否为昏迷

临床上可见到特殊类型的意识障碍,呈现意识内容活动丧失而觉醒能力尚存。患者表现为双目睁开,眼睑开闭自如,眼球无目的地活动,似乎给人一种意识清醒的感觉;但其知觉、思维、情感、记忆、意识及语言等活动均完全丧失,对自身及外界环境不能理解,对外界刺激毫无反应,不能说话,不能执行各种动作命令,肢体无自主运动,称为睁眼昏迷或醒状昏迷。常见于以下三种情况:

1. 去大脑皮质状态

由于大脑双侧皮质发生弥漫性的严重损害所致。特点是皮质与脑干的功能出现分离现象:大脑皮质功能丧失,对外界刺激无任何意识反应,不言不语;而脑干各部分的功能正常,患者眼睑开闭自如,常睁眼凝视(即醒状昏迷),痛觉灵敏(对疼痛刺激有痛苦表情及逃避反应),角膜与瞳孔对光反射均正常。四肢肌张力增高,双上肢常屈曲,双下肢伸直(去皮质强直),大小便失禁,还可出现吸吮反射及强握反射,甚至伴有手足徐动、震颤、舞蹈样运动等不随意运动,双侧病理征阳性。

2. 无动性缄默

或称运动不能性缄默,以不语、肢体无自发运动,但却有眼球运动为特征的一种特殊类型意识障碍。可由于丘脑下部-前额叶的多巴胺通路受损,使双侧前额叶得不到多巴胺神经元的兴奋冲动而引起。但临床上以间脑中央部或中脑的不完全损害,使正常的大脑皮质得不到足够的脑干上行网状激活系统兴奋冲动所致者更为常见。有人把前种原因所致者称无动性缄默Ⅰ型,后者称无动性缄默Ⅱ型。主要表现为缄默不语或偶有小声稚语,安静卧床,四肢运动不能,无表情活动,但有时对疼痛性刺激有躲避反应,也有睁眼若视、吞咽等反射活动,有觉醒-睡眠周期存在或过度睡眠现象。

3. 持续性植物状态

严重颅脑损伤后患者长期缺乏高级精神活动的状态,能维持基本生命功能,但无任何意识活动。

神经精神疾病所致有几种貌似昏迷状态:① 精神抑制状态。常见于强烈精神刺激后或癔病性昏睡发作,患者表现出僵卧不语,对刺激常无反应,双眼紧闭,扳开眼睑时有明显抵抗感,并见眼球向上翻动,放开后双眼迅速紧闭,瞳孔大小正常,光反射灵敏,眼脑反射和眼前庭反射正常,无病理反射,脑电图呈现觉醒反应,经适当治疗可迅速复常。癔病性昏睡,多数尚有呼吸急促,也有屏气变慢,检查四肢肌张力增高,对被动活动多有抵抗,有时四肢伸直、屈曲或挣扎、乱动。常呈阵发性,多属一过性病程,在暗示治疗后可迅速恢复。② 闭锁综合征。是由于脑桥腹侧的双侧皮质脊髓束和支配第Ⅴ颅神经以下的皮质延髓束受损所致。患者除尚有部分眼球运动外,呈现四肢瘫,不能说话和吞咽,表情缺乏,就像全身被闭锁,但可理解语言和动作,能以睁眼、闭眼或眼垂直运动示意,说明意识清醒,脑电图多正常。多见于脑桥腹侧的局限性小梗死或出血,亦可见于颅脑损伤、脱髓鞘疾病、肿瘤及炎症,少数为急性感染后多发性神经变性、多发性硬化等。③ 木僵。常见于精神分裂症,也可见于癔病和反应性精神病。患者不动、不语、不食,对强烈刺激也无反应,貌似昏迷或无动性缄默,实际上能感知周围事物,并无意识障碍,多伴有蜡样弯曲和违拗症等,部分患者有紫绀、流涎、体温过低和尿潴留等植物神经功能失调,脑干反射正常。④ 发作性睡病。是一种睡眠障碍性疾病。其特点是患者在正常人不易入睡的场合下,如行走、骑自行车、工作、进食、驾车时等均能出现难以控制的睡眠,其性质与生理性睡眠无异,持续数分钟至数小时,但可随时唤醒。⑤ 昏厥。仅为短暂性意识丧失,一般数秒至 1 min 即可完全恢复;而昏迷的持续时间更长,一般为数分钟至若干小时以上,且通常无先兆,恢复也慢。⑥ 失语。完全性失语的患者,尤其是伴有四肢瘫痪时,对外界的刺激均失去反应能力,如同时伴有嗜睡,更易误诊为昏迷。但失语患者对声光及疼痛刺激时能睁眼,能以表情来示意其仍可理解和领悟,表明其意识内容存在,或可有喃喃发声,欲语不能。

(三)昏迷程度的评定

目前国内外临床多根据格拉斯哥昏迷评分(Glasgow coma scale,GCS)进行昏迷计分。

1. 轻型

GCS 13~15 分,意识障碍 20 min 以内。

2. 中型

GCS 9~12 分,意识障碍 20 min 至 6 h。

3. 重型

GCS 3~8 分,意识障碍至少 6 h 以上或再次昏迷者。有人将 GCS 3~5 分定为特重型。

GCS 昏迷评分标准:

自动睁眼 4分,	正确回答 5分,	按吩咐动作 6分,
呼唤睁眼 3分,	错误回答 4分,	刺痛能定位 5分,
刺痛睁眼 2分,	语无伦次 3分,	刺痛时躲避 4分,
不睁眼 1分,	只能发音 2分,	刺痛时屈曲 3分,

不色言语　1分，　　刺痛时过伸　2分，　　肢体不动　1分。

昏迷的判定以患者不能按吩咐做动作，不能说话，不能睁眼为标准。一旦说话或睁眼视物就是昏迷的结束。因醉酒、服大量镇静剂或癫痫发作后所致昏迷除外。

（四）脑死亡

脑死亡又称不可逆性昏迷，是颅内结构的最严重损伤，一旦发生，即意味着生命的终止。许多国家制定出脑死亡的诊断标准，归纳起来如下：① 自主呼吸停止。② 深度昏迷，患者的意识完全丧失，对一切刺激全无知觉，也不引起运动反应。③ 脑干反射消失（眼脑反射、眼前庭反射、光反射、角膜反射和吞咽反射、瞬目和呕吐动作等均消失）。④ 脑生物电活动消失，EEG 呈电静止，AEP 和各波消失。如有脑生物活动可否定脑死亡诊断，但发生中毒性等疾患时，EEG 可呈直线而不一定是脑死亡。上述条件经 6～12 h 观察和重复检查仍无变化，即可确立诊断。

二、病因分类

昏迷的病因诊断极其重要，通常必须依据病史、体征和神经系统检查，以及有关辅助检查，经过综合分析，做出病因诊断。

（一）确定是颅内疾病或全身性疾病

1. 颅内疾病

位于颅内的原发性病变，在临床上通常先有大脑或脑干受损的定位症状和体征，较早出现意识障碍和精神症状，伴明显的颅内高压症和脑膜刺激征，提示颅内病变的有关辅助检查如头颅 CT、脑脊液等通常有阳性发现。① 主要呈现局限性神经体征，如颅神经损害、肢体瘫痪、局限性抽搐、偏侧锥体束征等，常见于脑出血、梗死、脑炎、外伤、占位性病变等。② 主要表现为脑膜刺激征而无局限性神经体征，最多见于脑膜炎、蛛网膜下隙出血等。

2. 全身性疾病

全身性疾病又称继发性代谢性脑病。其临床特点：先有颅外器官原发病的症状和体征，以及相应的实验室检查阳性发现，之后才出现脑部受损的征象。由于脑部受损为非特异性或仅是弥散性机能障碍，临床上一般无持久和明显的局限性神经体征和脑膜刺激征，主要是多灶性神经机能缺乏的症状和体征，且大都较对称。通常先有精神异常，意识内容减少。一般是注意力减退，记忆和定向障碍，计算和判断力降低，尚有错觉、幻觉，随病程进展，意识障碍加深。脑脊液改变不显著，头颅 CT 等检查无特殊改变,不能发现定位病灶。常见病因有急性中毒、内分泌与代谢性疾病、感染性疾病、物理性与缺氧性损害等。

(二)根据脑膜刺激征和脑局灶体征进行鉴别

1. 脑膜刺激征(十),脑局灶性体征(一)

(1)突发剧烈头痛:蛛网膜下隙出血(脑动脉瘤、脑动静脉畸形破裂等)。

(2)急性发病:以发热在先,如化脓性脑膜炎、乙型脑炎、其他急性脑炎等。

(3)亚急性或慢性发病:真菌性、结核性、癌性脑膜炎。

2. 脑膜刺激征(一),脑局灶性体征(十)

(1)突然起病:如脑出血、脑梗死等。

(2)以发热为前驱症状:如脑脓肿、血栓性静脉炎、各种脑炎、急性播散性脑脊髓炎、急性出血性白质脑病等。

(3)与外伤有关:如脑挫伤、硬膜外血肿、硬膜下血肿等。

(4)缓慢起病:颅内压增高、脑肿瘤、慢性硬膜下血肿、脑寄生虫等。

3. 脑膜刺激征(一),脑局灶性体征(一)

(1)有明确中毒原因:如酒精、麻醉药、安眠药、CO 中毒等。

(2)尿检异常:尿毒症、糖尿病、急性尿卟啉症等。

(3)休克状态:低血糖、心肌梗死、肺梗死、大出血等。

(4)有黄疸:肝性脑病等。

(5)有紫绀:肺性脑病等。

(6)有高热:重症感染、中暑、甲状腺危象等。

(7)体温过低:休克、酒精中毒、黏液性水肿昏迷等。

(8)头部外伤:脑挫伤等。

(9)癫痫。

根据辅助检查进一步明确鉴别。

三、急诊处理

(一)昏迷的最初处理

1. 保持呼吸道通畅

窒息是昏迷患者致死的常见原因之一。通常引起缺氧窒息的原因有头部位置不当、咽气管分泌物填塞、舌后坠及各种原因引起的呼吸麻痹等。有效方法包括:

① 仰头抬颏法。食指和中指托起下颏,使下颏前移,舌根离开咽喉后壁,气道即可通畅。简单易行,效果好。② 仰头抬颈法。一手置于额部使头后仰,另一手抬举后颈,打开气道。③ 对疑有颈部损伤者,仅托下颌,以免损伤颈髓。④ 如有异物,需迅速清除,或在其背后猛击一下。如仍无效,则采用 Heimlich 动作。⑤ 放置口-咽通气道。⑥ 气管插管或气管切开。⑦ 清除口腔内异物。⑧ 鼻导管吸氧或呼吸机辅助呼吸。

2. 维持循环功能

脑灌注不足影响脑对糖和氧等能源物质的摄取与利用,加重脑损害。因此,尽早开放静脉,建立输液通路,以利抢救用药和提供维持生命的能量。

3. 使用纳洛酮

纳洛酮是吗啡受体拮抗剂,能有效地拮抗 β-内啡肽对机体产生的不利影响。应用纳洛酮可使昏迷和呼吸抑制减轻。常用剂量每次 0.4~0.8 mg,静注或肌注,无反应可隔 5 min 重复用药,直达效果。亦可用大剂量纳洛酮加入 5% 葡萄糖液缓慢静滴。静脉给药 2~3 min(肌注 15 min)起效,持续 45~90 min。

(二)昏迷的基本治疗

1. 将患者安置在有抢救设备的重症监护室

原则上应将患者安置在有抢救设备的重症监护室内,以便于严密观察,抢救治疗,加强护理。

2. 病因治疗

针对病因采取及时果断的措施是抢救成功的关键。

3. 对症处理

(1)控制脑水肿、降低颅内压。

(2)维持水电解质和酸碱平衡。

(3)镇静止痉(抽搐、躁动者)。

4. 抗生素治疗

预防感染,及时做痰、尿、血培养及药敏试验。

5. 脑保护剂应用

能减少或抑制自由基的过氧化作用,降低脑代谢,从而阻止细胞发生不可逆性改变,对脑组织起保护作用。

6. 脑代谢活化剂应用

临床上主要使用促进脑细胞代谢、改善脑功能的药物,即脑代谢活化剂。

7. 改善微循环,增加脑灌注

对无出血倾向,由于脑缺氧或缺血性脑血管病引起的昏迷,可用降低血液黏稠度和扩张脑血管的药物,以改善微循环和增加脑灌注,帮助脑功能恢复。

8. 高压氧治疗

提高脑组织与脑脊液的氧分压,纠正脑缺氧,减轻脑水肿,降低颅内压,促进意识的恢复。

9. 冬眠低温治疗

使植物神经系统及内分泌系统处于保护性抑制状态,防止机体对致病因子的严重反应,以提高机体的耐受力;同时在低温环境下,新陈代谢降低,减少耗氧量,提高组织对缺氧的耐受性;且可改善微循环,增加组织血液灌注,从而维护内环境的稳定,以利于机体的恢复。

10. 防治并发症

积极防治各种并发症。

第四节　精 神 异 常

综合医院的神经内科急诊中常常会遇到以精神异常为主诉的患者,接诊医生的首要工作是判断患者的精神异常是由脑部器质性病变(如脑炎、脑血管病)所致的精神症状,还是一类原因不明的脑功能紊乱性疾病(如精神分裂症、情感性精神病)。前者需及时查找病因,做出相应处理;后者则可转精神科进一步诊治。常见的精神症状往往突出表现在感觉、知觉、注意、记忆、思维、情感、行为等方面精神活动的改变,而一些精神症状组成的综合征可以在疾病的某一阶段集中表现出来,是神经系统某些疾病病理生理过程的集中反映,对临床诊断具有一定的价值。常见的有以下几种:

一、谵妄

谵妄是综合医院中最为常见的精神障碍,尤其在重症和老年患者中发生率较高。这是一种以意识障碍为主的急性脑病综合征,系非特异性病因所致,其病理基础是整个大脑皮层的功能障碍。谵妄的诊断主要依据临床表现。谵妄的病因依靠病史、体格检查和实验室检查来确定。

(一)常见原因

主要有脑器质性疾病,如颅内感染、脑外伤、脑血管病、颅内肿瘤、癫痫等;躯体疾病,如感染性疾病、内脏疾病、营养代谢及内分泌障碍、中毒、手术等;心理社会应激,如亲人突然亡故、搬迁到陌生环境等。

（二）临床表现

急性起病,少数患者可见前驱症状,如倦怠、对声光敏感、失眠等。谵妄症状具有波动性,昼轻夜重是其重要特征,有些患者睡眠-醒觉周期颠倒,白天嗜睡,夜间出现症状。持续数小时至数周,总病程不超过 6 个月。

1. 意识障碍

患者的意识呈混浊状态,意识清晰度下降,意识范围缩窄。严重时可进入昏迷。

2. 感知障碍

患者常常伴有幻觉或错觉,尤以幻视和错视多见,内容多为恐怖性或迫害性。

3. 行为障碍

患者常常呈现精神运动性兴奋,躁动不安,在恐怖性视幻觉、视错觉的影响下,可出现逃避或攻击行为。部分患者可表现为精神运动性抑制,反应迟钝,甚至呈现木僵或亚木僵状态。

4. 认知障碍

患者早期表现为注意力不集中,随后出现逻辑推理能力降低,理解困难,思维不连贯,记忆减退或记忆错误,定向障碍,尤以时间和地点的定向最易受损。可有短暂、片断妄想,内容多为被害妄想。

5. 情感障碍

患者早期可表现为轻度抑郁、焦虑、易激惹;病情严重时,情感较淡漠,有时可有恐惧、激越或欣快感。

（三）鉴别诊断

当谵妄患者幻觉、妄想明显时注意与精神分裂症、躁狂症等精神疾病相鉴别。前者具有特征性的意识障碍和定向力障碍,幻觉以恐怖性幻视为主,脑电图检查常见弥漫性慢波,其他辅助检查也可发现器质性疾病的证据;后者无意识障碍和定向力障碍,幻觉以言语性幻听为主,辅助检查未见特殊异常。

（四）护理

意识障碍的患者失去自理生活和自卫的能力,还可危及他人安全。医护人员首先应了解意识障碍的原因、特点及程度,掌握病情。对于意识朦胧状态的患者,医护人员应主动关心,加强生活和安全护理,严密观察意识状态的进展情况。对于严重意识障碍的患者,应将其安置在安静的房间,避免不良刺激;患者受错觉、幻觉或妄想的影响,可能烦躁不安,甚至发生攻击性行为,应设专人护理或设置床档,必要时可暂时给予保护性约束;密切观察生命体征的变化,夜间尤应注意。加强生活护理,保证饮食营养的摄入量。

二、兴奋躁动状态

兴奋躁动状态又称为精神运动性兴奋,是指患者的动作和言语明显增加,患者常因缺乏自我保护导致外伤,或扰乱他人、毁坏物品。当患者较长时间处于兴奋状态时,体力消耗过度,加之饮食和睡眠不足,容易导致脱水、电解质紊乱或继发感染,甚至全身衰竭。

(一)常见原因及症状特点

1. 精神分裂症

表现为不协调性精神运动性兴奋,常见于精神分裂症青春型,表现为言语凌乱,思维散漫,情感喜怒无常,行为幼稚、愚蠢、怪异、冲动,性欲及食欲亢进,可伴片段的幻觉和妄想,有时会出现攻击他人或毁物的行为。

2. 心境障碍的躁狂发作

多数表现为协调性精神运动性兴奋,包括情感高涨或易怒好斗;言语增多,联想加速,甚至音联意联,随境转移;动作增多,整日忙碌,但做事虎头蛇尾。典型的躁狂症状较易诊断,若既往有抑郁发作史,则更支持躁狂发作诊断。

3. 癔症

表现为情感暴发,即在精神刺激后出现哭闹不休以宣泄委屈,夸张做作色彩浓重,严重者可号啕大哭、捶胸顿足、撕衣毁物、在地上打滚、以头撞墙或有自杀姿态等。每次发作持续一至数小时。发作前有精神因素、癔症人格、症状的表演性和情感发泄的特点均有助于诊断。

4. 急性应激障碍

急剧的、强烈的精神刺激后数分钟至数小时突然起病,表现为高度警觉状态,强烈恐惧体验的精神运动性兴奋,激越或情感爆发,行为有一定盲目性。一般持续数小时至 1 周,通常在 1 个月内缓解。根据诱因、发病过程、临床表现与精神因素密切相关等特点可以明确诊断。

5. 精神发育迟滞

患者在智力低下的基础上,因自我控制能力降低,易出现冲动性兴奋,如被激怒时发生毁物、自伤或伤人，但持续时间很短。诊断主要依靠智商测定、生长发育史及学习成绩。

6. 癫痫

（1）患者在癫痫发作后可出现意识模糊状态，同时表现出恐惧、愤怒、行为混乱，可有毁物、伤人等行为，持续几分钟至几天不等，终止突然，清醒后对发作情形遗忘。

（2）精神运动性发作的患者在发作时除意识障碍外，可出现自言自语、喊叫、奔跑等行为异常。有癫痫发作史，脑电图检查可发现尖波或棘波，均有助于诊断。

7. 器质性精神障碍

躯体疾病、中毒或感染等脑器质性精神障碍出现类躁狂症状，患者呈现情绪高涨、言语多、动作多，呈阵发性发作。诊断主要依靠病史、阳性体征和实验室检查的结果。

（二）护理

躁狂状态患者表现为心境高涨、思维奔逸、动作增多。这类患者不仅影响病房的管理秩序和安全，持续兴奋躁动还可导致全身衰竭。应将患者安置在安静的环境，尽量减少刺激，以减缓患者的兴奋性。护理人员要尊重患者，态度温和、避免用言语激惹或挑逗患者。对于难以安静的患者，可以适当安排参加简单可行的工娱活动，分散注意力，以缓和其兴奋状态。对于极度兴奋的患者，应安置于隔离房间，给予适当约束。患者处于兴奋状态，体力消耗较大，应及时补充水分和营养，加强个人卫生护理，保证充足的睡眠。

三、缄默/木僵状态

缄默是指患者在意识清晰状态下沉默不语，或用表情、手势或书写表达自己的意见。木僵状态是指患者在意识相对完整时出现的普遍的精神运动性抑制，表现为随意运动完全抑制，全身肌肉紧张，不说、不动，对外界刺激毫无反应，一般需持续 24 h 方有诊断意义。症状较轻的患者表现为言语和动作明显减少、迟缓，称为亚木僵状态。

（一）常见原因及症状特点

1. 器质性木僵

器质性木僵见于各种病因，如感染、中毒、脑肿瘤、脑血管病、脑外伤、癫痫等所致的严重的急性脑损害。患者除了木僵症状之外,尚有意识障碍和病理反射等体征。

2. 紧张性木僵

紧张型患者可表现为缄默不语或用书写作答,也可表现为紧张性木僵,出现违拗行为,不语、不动、不食、不饮,双目凝视,面无表情,大小便潴留,口含涎液,全身肌张力增高,甚至出现蜡样屈曲或空气枕头的症状。紧张性木僵持续时间不一,可与紧张性兴奋交替发生,后者表现为突然由木僵状态转变为兴奋、冲动,有时会危及自身和他人安全。

3. 抑郁性木僵

抑郁性木僵见于严重的抑郁发作,多为不完全性木僵,随着患者情绪低落的加重,运动减少,可逐渐进入木僵状态。患者通常无违拗表现,肌张力正常。耐心询问可获微弱回答,或者以点头、摇头示意。

4. 心因性木僵

是由突然而强烈的精神创伤引起的心因性木僵,常伴有意识模糊。心因性木僵持续时间短,恢复后患者对木僵期间的经历多不能回忆。

5. 癔症性缄默症

患者以点头、手势、表情或书写来表达自己的意思,且对病况泰然处之。癔症性缄默症患者发病前的精神因素和癔症人格有助于诊断。

6. 药物性木僵

常在某些抗精神病药物治疗早期、快速加量或药物剂量较大时发生,常伴有急性锥体外系反应,如肌张力增高等,减药或停药可减轻木僵程度。

(二) 鉴别诊断

1. 缄默需与以下症状相鉴别

(1) 癔症性失声症,患者不能发音或仅发耳语声,发病与精神因素有关。

(2) 构音障碍,患者发音困难或发音异常,常见于双侧皮质脑干束受损(假性球麻痹)或舌咽、迷走、舌下神经损害(真性球麻痹)影响发音器官的功能所致。

(3) 运动性失语症,患者能讲单词但不成句,呈"电极式言语",严重者完全不能说话,系大脑的言语运动中枢受损(如脑卒中、外伤)所致。

2. 木僵与昏迷的鉴别

前者无意识障碍,各种反射均保存,患者通常注视检查者,或追视移动物体,常抗拒检查,可出现违拗行为,木僵解除后患者可回忆木僵期间发生的事情;而后者有严重意识障碍,各种反射减弱或消失,常闭眼,无违拗行为,清醒后不能回忆昏迷期间发生的事情。

（三）护理

木僵患者终日卧床、缄默不语、身体僵住保持一定姿势,生活完全不能自理。因此要加强基础护理,定时做口腔护理,床铺整洁,保护皮肤清洁干燥,定期翻身,更衣,预防褥疮。注意饮食护理,保证营养摄入,必要时可鼻饲或静脉输液。注意大小便情况。有的患者可突然转为兴奋状态,出现攻击性行为,对此要警惕观察,进行护理干预,保护患者及他人的安全。

四、幻觉/妄想状态

急性幻觉状态是指患者突然出现大量持久的无客观事实依据的虚幻知觉。幻觉以听幻觉和视幻觉为多见,也可出现触幻觉、味幻觉和嗅幻觉等。幻觉内容多为负性的、对患者不利的、引起不愉快情绪的,如听到辱骂、威胁或恐吓的声音。多数患者出现幻觉后可以继发妄想,且多为被害妄想。患者常伴有恐惧、愤怒的情绪反应,并可出现逃避、自伤、自杀或暴力攻击行为。

急性妄想状态是指患者突然出现大量持久的病理性的歪曲信念。妄想内容杂乱,如被害妄想、关系妄想、物理影响妄想等混杂在一起或者彼此交替出现。患者的言行常常受到其妄想支配,产生拒食、逃避或攻击行为。

（一）常见原因及症状特点

1. 精神分裂症

精神分裂症急性期可出现大量幻觉、妄想,通常以言语性幻听和被害妄想为主,妄想内容多荒谬怪异。急性幻觉/妄想状态下患者常显情绪激动,甚至产生自伤、自杀、躲避或冲动伤人行为。

2. 心境障碍

严重抑郁症患者可出现片段的听幻觉,内容多为负面的评论性内容;也可以罪恶妄想、虚无妄想和被害妄想为突出症状。患者常有情绪极度低落等抑郁症状群。严重的躁狂症患者,可出现夸大妄想、非血统妄想,亦可有与心境障碍不相协调的被害妄想等。

3. 精神活性物质所致精神障碍

（1）酒精性幻觉症:酒依赖患者在意识清晰状态下可出现丰富的听幻觉、被害妄想和嫉妒妄想;在震颤谵妄时也可有明显的听幻觉和视幻觉（多为小动物或昆虫)。

(2)致幻剂或麻醉品引起的幻觉症:摄入致幻剂(如印度大麻)或麻醉品(如可卡因)后,可出现急性幻觉状态,患者有听幻觉、视幻觉和时空感知综合障碍等。服用精神活性物质史,血、尿中该物质或其代谢产物检测阳性,均有助于诊断。

4. 急性器质性精神障碍

谵妄时可有大量恐怖性的视错觉和视幻觉,或为内容多变的片断妄想如关系妄想、被害妄想,可有逃避反应。常见于脑和躯体的急性器质性疾病。意识障碍、脑或躯体疾病的症状和体征有助于诊断。

(二)护理

妄想状态的患者对妄想内容坚信不疑,并可支配患者的思维、情感和行为,有时可能造成意外的发生。护理时应该根据妄想的内容特点和疾病的不同阶段进行护理。入院时妄想状态患者多数不肯暴露妄想内容,拒绝住院治疗,为此,医护人员态度要和蔼,言语要恰当,取得患者信任。症状活跃期,患者对妄想内容十分敏感,医护人员不可贸然触及患者的妄想内容,以免引起反感;对于主动诉说的患者,要耐心倾听,不必与其争辩。当患者妄想开始动摇或自知力开始恢复时,应加强心理护理,帮助患者认识疾病。

对于因被害妄想而拒食的患者,应鼓励其自行取饭,集体进餐,以减轻或消除疑虑;对于有自罪妄想的患者,常为赎罪无休止地参加劳动或吃剩饭,医护人员应给予劝阻,关心照顾其生活,保证患者正常进食,防止体力过度消耗;对于有关系妄想的患者,要注意在患者面前不得低声或耳语,以免引起患者的疑虑,使妄想泛化。若患者的妄想泛化及工作人员或其他患者,应减少或避免接触,必要时可暂时将工作人员调至其他病房或给患者更换房间,并要加强观察,以防意外。

(三)辨证论治

1. 痰气郁结

治则:理气解郁,化痰醒神。

代表方:逍遥散合顺气导痰汤加减。

常用药:柴胡、白芍、当归、茯苓、白术、甘草、枳实、木香、香附、半夏、陈皮、陈胆星、郁金、石菖蒲。

2. 心脾两虚

治则:健脾益气,养心安神。

代表方:养心汤合越鞠丸加减。

常用药：人参、黄芪、甘草、香附、神曲、苍术、茯苓、当归、川芎、远志、柏子仁、酸枣仁、五味子。

3. 痰火扰神

治则：清心泻火、涤痰醒神。

代表方：生铁落饮加减。

常用药：龙胆草、黄连、连翘、陈胆星、浙贝母、橘红、竹茹、石菖蒲、远志、茯神、生铁落、朱砂、玄参、天冬、麦冬、丹参。

4. 火盛阴伤

治则：育阴潜阳，交通心肾。

代表方：二阴煎合琥珀养心丹加减。

常用药：黄连、牛黄、黄芩、生地黄、阿胶、当归、白芍、人参、茯神、酸枣仁、柏子仁、远志、石菖蒲、生龙齿、琥珀、朱砂。

5. 痰热郁结

治则：豁痰化淤，调畅气血。

代表方：癫狂梦醒汤加减。

常用药：陈皮、半夏、胆南星、柴胡、香附、青皮、桃仁、赤芍、丹参。

第五节　意识障碍

意识在医学中指大脑的觉醒程度，是中枢神经系统（CNS）对内、外环境刺激做出应答反应的能力，或机体对自身及周围环境的感知和理解能力。意识内容包括定向力、注意力、感知力、思维、记忆力、情感和行为等，是人类的高级神经活动，可通过语言、躯体运动和行为等表达出来。

一、概念

意识障碍包括意识水平（觉醒或清醒）受损，如昏迷和急性意识模糊状态；以及意识水平正常而意识内容（认知功能）改变，如痴呆和遗忘等。本节讨论的内容是指意识水平下降所致的意识障碍。

二、临床分类

意识水平异常以觉醒障碍为特点,可为上行性网状激活系统或双侧大脑半球急性病变所致。

(一)根据意识障碍程度分类

1. 嗜睡

是意识障碍的早期表现,唤醒后定向力基本完整,能配合检查,常见于颅内压增高患者。

2. 昏睡

处于较深睡眠,较重的疼痛或言语刺激方可唤醒,模糊地作答,旋即熟睡。

3. 昏迷

意识水平严重下降,是一种睡眠样状态,患者对刺激无意识反应,不能被唤醒。患者的起病状态、症状体征可能提示昏迷的病因,例如,突然起病的昏迷常提示为血管源性,特别是脑干卒中或蛛网膜下隙出血;数分钟至数小时内,可由半球体征如偏瘫、偏身感觉障碍或失语等迅速进展至昏迷是颅内出血的特征;较缓慢(数日至1周或更长)出现的昏迷可见于肿瘤、脓肿、脑炎或慢性硬膜下血肿等;先有意识模糊状态或激越性谵妄、无局灶性体征的昏迷可能由于代谢紊乱或中毒所致。临床可分为浅昏迷、中昏迷、深昏迷(表1-2)。

表 1-2　昏迷程度的鉴别

昏迷程度	对疼痛刺激	无意识动作	腱反射	瞳孔对光反射	生命体征
浅昏迷	有反应	可有	存在	存在	无变化
中昏迷	重刺激有反应	很少	减弱或消失	迟钝	轻度变化
深昏迷	无反应	无	消失	消失	明显变化

(二)特殊类型的意识障碍

1. 无动性缄默症

患者对外界刺激无意识反应,四肢不能动,出现为不典型去脑强直姿势,肌肉松弛,无锥体束征,无目的睁眼或眼球运动,觉醒-睡眠周期保留或呈过度睡眠,伴自主神经功能紊乱,如体温高、心律或呼吸节律不规则、多汗、尿便潴留或失禁等。为脑干上部或丘脑网状激活系统及前额叶-边缘系统损害所致。

2. 去皮质综合征

患者无意识地睁眼闭眼,瞳孔对光反射、角膜反射存在,对外界刺激无意识反应,无自发言语及有目的动作,呈上肢屈曲、下肢伸直的去皮质强直姿势,常有病理征,保持觉醒-睡眠周期,可无意识地咀嚼和吞咽。见于缺氧性脑病,脑血管疾病及外伤等导致的大脑皮质广泛损害。

3. 谵妄状态

患者的觉醒水平、注意力、定向力、知觉、智能和情感等发生极大紊乱,常伴激惹、焦虑、恐怖、视幻觉和片断妄想等,可呈间歇性嗜睡,有时彻夜不眠;可伴发热,酒精或药物依赖者戒断性谵妄易伴癫痫发作;常见于急性弥漫性脑损害、脑炎和脑膜炎、感染中毒性脑病等。

4. 模糊状态

起病较缓慢,定向力障碍多不严重,表现淡漠、嗜睡、注意力缺陷,见于缺血性卒中、肝肾功能障碍引起代谢性脑病、感染及发热、高龄术后患者等。

三、鉴别诊断

临床上昏迷须注意与闭锁综合征相鉴别。后者由于双侧皮质脊髓束及皮质延髓束受损,导致几乎全部运动功能丧失,脑桥及以下脑神经均瘫痪,表现为不能讲话和吞咽,四肢瘫,可睁闭眼或用眼球垂直活动示意,看似昏迷,实为清醒。脑电图正常。多见于脑血管病或脑桥中央髓鞘溶解症引起的脑桥基底部病变。当检查疑诊昏迷患者时,可让患者做"睁开你的眼睛""向上看""向下看"等动作来进行鉴别。

四、治疗

(一)急救处理

1. 体位

一般取平卧位,头偏向一侧。如颅内压高的患者可抬高床头 30°～45°。

2. 保持呼吸道通畅

患者头偏向一侧,及时清除口、鼻腔的分泌物及呕吐物,深昏迷患者可行气管插管,必要时气管切开。患者呼吸急促或缓慢时,无论是否伴发绀都应吸氧,必要时可予人工气囊辅助呼吸。

3. 定时监测生命体征

定时监测体温、脉搏、呼吸及血压的变化。维持有效的呼吸循环功能。

4. 病因治疗

明确病因,积极治疗原发病。休克的患者,应首先纠正休克,给予患者保暖,静脉补充液体,保持有效的微循环,必要时应用抗休克药物。药物中毒者应及时催吐洗胃、导泻、大量输液以促进毒物的排除。颅内占位病变者如有手术指征应尽快手术治疗。严重感染性疾病应及时应用抗生素,必要时进行药敏试验以提高疗效。对低血糖昏迷应立即静脉输注高渗葡萄糖;对高血糖性昏迷应用胰岛素、补液等治疗。脑血管意外应判断是脑梗死还是脑出血,并分别进行处理。

5. 对症处理

如颅内压增高者行脱水治疗,高热者降温,水电解质紊乱者及时纠正。

(二) 一般护理

1. 维持正常的排泄功能

昏迷患者一般要留置导尿,在导尿或更换尿袋时注意无菌技术操作并做好相关护理,防止尿路感染;有便秘者可给予开塞露,服缓泻药或灌肠。

2. 维持身体的清洁与舒适

定时翻身、被动活动肢体并保持肢体位于正常的功能位置、保持床单整洁、防止褥疮形成。

3. 五官护理

每日 2 次口腔护理,眼睑不能闭合者涂四环素软膏。

4. 预防坠积性肺炎

定时翻身、叩背,及时吸痰。

5. 预防发生意外伤害

及时修剪指甲,避免抓伤皮肤;躁动不安的患者要使用床栏,必要时可适当使用约束带,以防止受伤或自我伤害。

(三) 辨证论治

1. 清热开窍法

方药:安宫牛黄丸,紫雪散,局方至宝丹。

2. 温通开窍法

方药:苏合香丸、通关散。

3. 针灸

主穴:百会、人中、十二井穴、神阙。

配穴:四神聪、风池、大椎、关元。

第六节　步态异常

行走能力是人类一种基本的运动技能,完成行走动作几乎要涉及所有的脊髓节段、全身大部分肌肉及中枢神经系统的许多功能,所以任何这些部位的轻微改变均有可能反映出步态的改变。有些疾病在早期,步态异常可以是唯一表现。在任何年龄,步态的变化都可能是神经系统疾病的一种表现。

行走障碍在老年人中较常见,也是使其丧失独立生活能力和造成跌倒性损伤的重要原因。临床上,步态和平衡障碍有时难以诊断。它可能涉及多种疾病,特别在老年人,往往是多因素共同造成的。客观地讲,每一个行走困难的患者均有一个可探明的原因。

一、正常行走的解剖生理基础

正常的行走可分解为两个基本动作:① 保持平衡,即首先是人体在直立状态下保持平衡。② 行走动作,即能启动并维持节律性的步伐;二者为完全不同但相互有联系的两个部分。

(一)平衡的维持

1. 直立反射

直立是人类完成行走的第一步,它依赖于全身一系列肌肉的协同收缩,带动躯干、肢体的移动,使人体从坐、卧、爬方式改为垂直站立。直立反射弧传入部分是由前庭、触觉系统器官、本体感觉系统及视觉系统共同组成的。

2. 支撑反射

一旦直立的姿势建立后,体内与抗重力相关的肌群立即协同工作,以保持直立身体的平衡,同时纠正体内、外的各种非平衡因素。它还依赖灵活的韧带、肌腱、肌肉以维持下肢足、踝、膝、髋关节的稳定性。

3. 调整反射

姿势的调整反射是躯体一组多突触类型的反射,当牵拉、抬举站立者的肢体时,会使人体重心发生轻微的偏移,人体会依据感觉系统所感知的重心移动程度及既往经验,调整其躯干及下肢为主的远隔部位肌肉收缩,从而建立新的平衡。

4. 挽救性反射

如果上述调整反射失败,人体会启动挽救反射,带动上、下肢体运动来维持平衡。即平衡被打乱后,人体可向不同方向跨出一步或多步,以改变重心,对应外力。而当人体认为迈步不能时(如面临悬崖),则可使用挥动双臂的方法,此反射是随意的。

5. 保护性反射

当挽救性反射失败时,人体不能纠正偏差的重心,从而面临跌倒时,保护性反射被启动,以使双手能拉住某物,阻止或减慢人体的倾倒,或在触地之前用肢体保护颜面、头颅等重要部位免受伤害。

总之,平衡是由前庭、本体感觉及视觉传入经支撑反射弧所产生的反射性肌肉收缩,结合既往的经验而共同维持的。

(二)行走的动作

1. 行走的启动

在行走前,必须有起步的信号启动肢体及躯干运动。下列一组动作是启动步伐所必须完成的:① 重心移向一侧以使另一侧可迈出。② 躯体前移使重心移至前方的一足。许多临床步态异常均影响起步及步伐。

2. 节律性迈步

启动后行走的进行即依赖于躯干肌及肢体的协同运动产生交替的步伐,走的动作受肢体、躯干的骨、关节、肌肉力量及中枢神经系统行走中枢的调节。

正常步态分析:步行周期从某足跟触地开始,以该足跟再次触地结束,其中,一侧肢体约 60% 的时间为支撑时间(与地面接触),40% 为移动时间(不与地面接触)。而双腿支撑时间(即同时触地)应少于 20%,肌电图连续记录可以发现,在移动时间内,主要是屈肌兴奋及收缩;而在支撑时间内,则是伸肌兴奋及收缩为主。

(三)影响行走的解剖结构

1. 周围神经系统

包括体感神经、前庭神经及视觉传入以及广泛分布的运动神经和肌肉,它们构成了行走的最低级结构。

由于双足直立的人类行走方式与四足动物有很大区别,故行走的生理及解剖学研究很难借助动物实验的结果,只能依靠在四足动物的基础上结合临床观察及推测而得。

2. 脊髓

游离脊髓是所有脊椎动物的行走基本中枢,在横断脊髓后,猫的四肢均可随转轮转动而产生节律性步伐。此结果说明,离断脊髓虽不能保持体位,但在部分哺乳动物中却是动作发生器,进化程度越高,行走越依赖于上级中枢的调控。在人类中,离断的脊髓除产生一些复杂的防御反射外,既不能保持平衡又不能产生其他行为,患者只能通过人造支撑物,结合损伤部位以上的躯干及肢体的提拉牵动瘫痪肢体的移动。四肢瘫痪者不能保持任何形式的平衡也不能行走,所以,人的脊髓只是行走的基本中枢之一,完成行走必须有上级中枢的参与和调控。

3. 脑干

脑干是维持姿势的所有反射的基本中枢,在去大脑强直的动物中,伸肌张力普遍升高,可使动物能尽量保持站立体位。而去大脑后,位于脑桥被盖部的直立反射中枢完整保存,当电刺激背侧脑桥被盖区时,可使站立的猫蹲下,然后躺倒。当刺激腹侧脑桥被盖部时,可使躺下的猫站起,并开始行走。脑干结构的排列方式也与损伤后平衡功能障碍的表现形式有关,在猴中,脑干侧面的损伤以锥体束损伤为主,主要是四肢远端肌肉瘫痪,不出现平衡障碍,而脑干中央的损伤可累及网状脊髓束、前庭脊髓束及顶盖脊髓束,运动障碍以躯干及近端肢体肌肉受累较明显,合并严重的平衡障碍。而临床上神经系统检查时,对运动障碍的检查主要以肢体远端肌肉为主,近端肌力及躯干运动障碍与平衡紊乱常被忽略。

脑干也是行走动作产生的中枢,包括猴在内的哺乳动物,电刺激丘脑底部、中脑尾部或脑桥网状结构等均可诱导动物产生行走动作。最轻度刺激仅导致对侧后肢的短暂轻微运动,最强的刺激可导致动物奔跑。它们对脊髓运动中枢有控制作用,也参与行走的启动。人体也应存在这种调节区域,只是更加依赖于皮质及皮质下的控制。

4. 基底节

双侧电损猴苍白球并不影响行走节律,但明显影响姿势及相关的反射。灵长类多巴胺能神经元与起步及姿势的维持有关,严重帕金森症猴多呈现屈曲姿势,姿势反射消失,肢体僵硬。

5. 小脑

小脑是一个与平衡有关的结构,但其基本原理还不清楚。去小脑的狗可完整保存直立反射、挽救反射和保护性反射。

6. 大脑皮质

在动物实验中证实,皮质在平衡维持中只是起调节作用,在随意性行走过程中必须依赖丘脑、纹状体,但皮质并非必不可少的。犬的皮质完整,但当其额叶损伤时,可出现非对称性转圈运动。同样,猴 brodmann 区 8 区单侧性损伤在早期可造成同侧头和眼的歪斜,一段时间后症状可减轻,但兴奋时可出现向同侧的旋转。皮质对于调节脚的较为精细的活动尤为重要,如通过较窄的平衡木等。猴的皮质损伤后,许多平衡及姿势性反射均消失,提示皮质对灵长类的平衡及姿势性反射较猫及犬等有重要的调控作用。

二、病因及分类

临床上对步态异常的病因及分类常按其损伤部位及临床表现,近年来,随着对行走的解剖基础及生理基础与病理生理的深入了解,逐渐过渡为按受损伤结构水平分析其病因及分类。

三、诊断方法

(一)病史

起病及病情发展的趋势对诊断有重要帮助,绝大多数老年患者步态异常是逐渐发生的,且进展缓慢,病程多为数月、数年,而几天内急性发生的步态异常多为脑脊髓血管性疾病。一般患者均因为跌倒才意识到平衡障碍的存在。脑及脊髓疾病变患者除步态异常外,常可有头痛、腰背痛、感觉障碍、肌力减退等神经系统其他表现。尿急、排尿不连续提示脑特别是额叶皮质下病变或脊髓病变。应查清患者对酒精及其他影响平衡运动的药物的使用情况及既往健康状况,有无肝、肾功能障碍及呼吸系统疾病的病史。对跛行者还应注意有无骨、关节疾病与损伤史。如有步态异常家族史者应考虑遗传性肌病,遗传性共济失调等的可能。视力障碍与眩晕发作病史可提示视觉及前庭病变。

(二)神经系统检查

严格的神经系统检查可帮助定位,由于躯干及肢体近端肌力对行走的影响更大,故应成为神经系统检查的重点。

除常规的神经系统检查外,应着重对步态进行分析,必须认真进行下列针对行走异常的检查:

(1)嘱患者从就座的椅子上站立起来。

(2)维持站立姿势。

(3)承受各个方向(向前、向后及向两侧)的推动。

(4)观察起步,有无僵硬、迟疑。

(5) 行走动作,步基宽度,步幅长度,双足立地时间长短,抬脚力度、节律,双臂摆动情况。

(6) 转弯。

(7) 观察患者在失衡状态下自主性的挽救及保护反射。

通过上述检查可进一步与患者建立良好的沟通,增加对病情的进一步了解,从而提高诊断的正确率。

(三)特殊检查

尽早施行 MRI 检查对诊断有较大的帮助,它可以清晰地显示脑干及小脑的病变,还可进行屏幕测试以确诊脑积水,MRI 对白质异常的表现较为敏感,但应注意,在临床上,T_2 相含水增多的表现是非特异性的,应结合其他的表现来诊断白质疏松症等病变。在许多不明原因的老年性行走异常者,MRI 常可发现脑室旁及半卵圆中心的多发性腔隙性梗死。最后可考虑使用诊断试验包括平台位置图、肌电图连续记录,以进行步态分析。

对步态异常的观察需一定的识别能力,有的颇具特征性,如帕金森病的慌张步态,脊髓疾病所致痉挛性下肢轻瘫步态、僵硬、环行运动和触地反弹,小脑病变则躯干向两侧晃动、双足控制不良,特别是当患者在较窄的环境中行走时调节不良尤为明显,而临床上往往见到的是这些特征性表现被许多非特征性代偿及防御性反应所掩盖,如步基加宽、步幅变小、双足同时支撑时间(一般少于 20%)延长等。还要注意患者因焦虑和对跌倒的恐惧常使表现变得复杂而多样,应仔细评价。

四、鉴别诊断

(一)"低层次"姿势及步态异常

凡周围神经以及骨、关节、肌肉病变所产生的平衡及步态障碍划归此类较容易诊断,如果此时中枢神经系统保持完整,该类步态异常是较容易被适应而逐渐得到改善,如失明、义肢、本体感觉障碍等所造成的行走障碍。

1. 感觉性共济失调步态及平衡障碍

平衡是依靠从视觉系统、前庭系统及本体感觉传入中获得的高质量的信息而维持,当此种信息来源受损,则需要其他系统的代偿,但这种代偿又常不完全,则站立平衡系统不能维持而出现步态不稳。故临床上许多患者的慢性进行性平衡障碍是由于感觉传入系统的疾患所致,当患者已察觉到平衡有障碍时必然会试图调整而呈现谨慎步态,或成为感觉性共济失调,步态不稳,因而常易跌倒。体感性共济失调步态与小脑共济失调步态相比其步基更窄,举足过高,踏地过重(跨阈步态),但迈步节律基本正常,其步行的调节更依赖于视力,可反复跌倒,患者不能在狭窄的空间站立,昂伯氏征阳性。典型表现常出现在脊髓痨或亚急性脊髓联合变性患者,也可见于累及大纤维传入的周围神经病,有可能不出现其他感觉障碍而单独累及步态和平衡功能。部分双侧前庭损伤的患者可不出现眩晕,也仅表现为严重的平衡障碍,此类患者确诊需借助平衡功能的检查。

2. 神经肌肉病变及肌病性步态异常

神经肌肉病变及肌病患者均有不典型的步态异常,周围神经病所致远端肌无力者,常出现抬脚过高以矫正双足下沉,脚跟落地很重,另外这类患者常伴感觉缺失。肌病及肌萎缩导致肢体近端肌无力者,常因不能站起而无法行走,下肢肢带肌无力患者行走时常表现出特殊的骨盆晃动,呈典型的"鸭步"。

(二)"中等层次"步态异常

"中等层次"步态异常往往导致正常体位、步态及协同行为的变形,即中枢神经系统的正常行走及命令在执行中被歪曲,从而表现为步态异常,如小脑性共济失调者虽保存支持及保护反射,可以行走,但其体姿及动作均不协调。"中等层次"步态异常包括痉挛性、共济失调性、肌张力不全性及舞蹈性步态。早期帕金森病步态属于此类,但进展一段时间后则出现平衡失调及起步困难,则属于"高层次"步态异常。

1. 痉挛性步态

痉挛性步态是脊髓损害所表现的特殊步态异常,以躯干及双下肢僵硬、下肢触地反弹、划圈样动作及脚步拖曳为特点,在严重时双侧内收肌过度收缩,肌张力升高,形成剪刀步态,痉挛是上运动神经元损伤的表现之一,多数源于脊髓,也可由脑部疾病所致。

多数老年人出现这种步态是由于颈关节强直所致,它常被内科及骨科医生所忽略,直到出现神经系统症状,随年龄增长,颈关节囊增生,韧带肥厚,造成椎管狭窄,使脊髓受到压迫,同时也挤压了脊髓血管,出现脊髓供血不足,最常表现为下肢轻瘫,伴站立不稳及膀胱功能障碍(尿急、尿频),常可无颈痛及神经根痛,部分可诉说手麻及活动不灵活,典型时可出现下肢痉挛性共济失调步态,还可因跌伤而加重病情。该病诊断除以临床脊髓压迫的表现外,MRI 还可发现颈椎增生性改变、椎管狭窄及脊髓早期受压的证据。此病的病程因人而异,多可相对静止,部分可呈进行性加重。

脊髓外伤及脱髓鞘疾病是年轻人痉挛性步态的常见原因,多发性硬化可通过MRI及脑脊液检查而诊断。同时应注意排除脑膜及脊髓血管的先天性异常。

少数痉挛性瘫痪可由于脑部损伤所致及大脑性瘫痪(脑瘫),可波及上肢,并出现失语等症状,成年患者多由于脑血管病及脱髓鞘性疾病所致,而婴幼儿则与产伤及宫内窒息有关,表现为轻度双侧瘫痪及智能发育迟滞。

2. 锥体外系步态

帕金森病是老年常见神经系统疾病,危及15%的65岁人群。帕金森病具有特征性的前倾姿势和慌张步态,老年患者有时仅表现为僵硬和步态异常,并不出现上肢震颤和动作迟缓,近1/4运动迟缓性强直综合征后来被证实为非特发性帕金森病,其诊断包括进行性核上性麻痹、纹状体-黑质变性、皮质-基底节变性等均应考虑到,特别是在患者出现姿势保持困难及对左旋多巴不敏感时更应考虑。

亨廷顿病患者的步态异常主要表现为突发性舞蹈样动作,而肌张力不全及肌肉痉挛患者则表现为肢体僵硬、固定,躯干常呈屈曲(脊柱前凸、侧屈)样,慢性抗精神病药物所致步态异常以迟发性运动障碍为主。而部分神经地西泮剂则可因损害平衡支撑反射而致频繁跌倒,此现象在停药后数日才可恢复。

3. 小脑性步态

小脑性步态是最具特点的行走异常,以步伐缓慢及蹒跚、步基加宽为主,在狭窄的地面行走时其躯干不稳更明显,不能完成足跟接足尖直线行走,但患者平衡代偿反射均完好,故在日常生活中并不常跌倒。

成年患者的慢性进行性小脑性步态异常诊断较困难,应首先排除小脑脱髓鞘病及后颅窝占位病变的可能,各种遗传性及获得性小脑变性也应考虑,如橄榄-脑桥-小脑萎缩症,均发病较迟。而以躯干共济失调伴小脑蚓部变性者多与慢性酒精中毒有关。副肿瘤性小脑变性及苯妥英钠中毒也可出现小脑性共济失调步态,但后者系急性表现。

4. 其他

中毒性及代谢性脑病的运动障碍通常是可以治疗的,近年来发病逐渐增多,有的代谢性脑病患者常表现为不稳定步态,且常向后跌倒,最典型的为尿毒症及肝功能衰竭,其扑翼样震颤可影响姿势的维持。镇静药物尤其是长效苯二氮䓬类和神经松弛类可影响姿势反射,从而增加跌倒的危险。

个别老年患者表现步态异常是因为颅内占位性疾病、原发性中枢神经系统肿瘤及代谢性疾病,症状呈亚急性进展且伴跌倒史的患者应排除慢性硬膜下血肿。

(三)"高层次"平衡及步态异常

"高层次"的感觉、运动中枢与我们在不同环境下选择行走及维持平衡的方式有关,在排除骨关节疾病及脊髓、小脑及锥体外系病变后,步态及平衡的异常常与大脑皮质对体位、运动的协调出现差错有关。"高层次"平衡及步态异常的分类依据下列特性:① 平衡障碍的代偿性反应及其障碍。② 表现突出的失衡或姿势控制能力障碍。③ 有无起步困难及行走的行为过程有无障碍。④ 伴随症状。

1. 谨慎步态

谨慎步态的特点是正常或中度增宽的步基、步幅变小、行走变慢、转弯困难、双足同时立地的时间延长、双上肢的协同运动减少等,但起步不迟疑、步伐无拖曳、不僵硬、基本保持正常的步伐节奏。如果推动患者,可发现轻度的平衡障碍,难于保持单腿支撑的姿势,由于患者已意识到平衡有障碍,故主观上加倍小心迈步以防跌倒,此方式的行走异常属于非特异性,正常人在特殊环境下也可出现,如在冰上行走等,但主要还是见于老年人,既往曾被称作老年步态综合征,后来发现许多青年患者也可出现该步态,特别是在疾病早期,包括多发性腔隙性脑梗死、正常颅压脑积水、阿尔茨海默病(Alzheimer's disease)及许多周围神经病等,在疾病特征性表现还未出现时往往以无特征性谨慎步态为主,如正常颅压脑积水等。

谨慎步态是多因素造成的。① 首先,老年人骨、关节系统的灵活性减弱,对肌肉收缩所产生的反应欠灵敏,关节活动幅度减小。② 肌收缩强度减弱。③ 运动系统的调节精确度下降,这可能是由于本体、平衡、视觉等感觉系统传入的轻度异常。④ 中枢神经系统对上述感觉传入的分析处理有错误。谨慎步态还应与癔症性谨慎步态相鉴别,后者缺乏神经系统症状及体征而对跌倒的恐惧非常突出。

2. 额叶性共济失调性步态

(1) 皮质下平衡障碍:其特点为明显的平衡失调伴姿势调节反射缺失或无效。表现为逐渐发生的似木桩样的倾倒,患者肌力感觉常保持完整,但站立时常向后或病变对侧倾倒,平衡障碍也影响了行走动作的完成,造成行走困难或行走不能,同时不出现任何姿势调节反射及保护反射(尽管肌电图等显示这些反射均存在)。急性发病者的症状在起病后几天至几周内可更明显。常见的伴随症状为眼肌麻痹(垂直凝视麻痹、瞳孔改变)、构音障碍及锥体外系表现。多见于进行性核上性麻痹及多发性腔隙性脑梗死累及丘脑腹侧核时。另外,一侧壳核、苍白球和中脑损害后也偶然发生皮质下平衡障碍。

(2) 额叶性平衡障碍:额叶性平衡障碍常指由于额叶占位性病变所造成的严重的平衡障碍,从而使患者无法独立站立或行走。其特点也是以平衡障碍为突出表现,伴姿势反射及动作不当或错位。如患者不能站起(或坐下)、站不稳或根本无法调动躯干及肢体以完成站立的动作。如欲站立时则使躯干向后仰而非正常时的向前倾,在重心以下难以抬起肢体,也根本不能迈动双腿,躯干及肢体运动笨拙、僵硬、可呈类肌强直。伴随症状有智力障碍,额叶释放表现如强握反射、类肌强直、排尿障碍、假性球麻痹、腱反射亢进、病理反射阳性。常见病因有肿瘤、脓肿、梗死或出血及广泛白质病变、脑积水等累及额叶或额叶-脑桥、小脑联系中断。

皮质下平衡障碍与额叶性平衡障碍二者均是以平衡及姿势反射的严重障碍,导致行走动作不能完成,二者的区别在于当患者能够迈出脚步,则倾向于皮质下平衡障碍,相反,当额叶性平衡障碍时,迈腿的运动往往无法完成。许多学者也不同意将额叶性平衡障碍等同于运动不能。首先,额叶性平衡障碍是以平衡及保护反射的倒错、变异为主要表现,运动障碍是次要的。其次,部分坐立运动障碍者可具备正常行走的功能。相反,部分躯干及步态有异常者并无肢体运动不能。

(3)单纯性起步不能:单纯性起步不能的特点为明显的起步困难,伴动作持续异常(如转身缓慢、僵硬),患者无明显的平衡异常,无认知障碍、无肢体运动不能或帕金森病。启动行走后初期,步幅短、抬脚低,形成拖曳,然而当行走一段时间后,步幅延长、抬脚正常、双臂摆动也正常,当分散注意力及穿过较窄的通道及较急的转弯时,重新出现拖曳步态,而数步或试图跨过沟渠等方法可改善其起步困难。患者平衡功能正常,姿势反射、步基均正常,极少跌倒。单纯性起步不能也常发生于脑血管病、脑积水等损伤了额叶白质及其联系纤维,以及基底节部分结构损伤。

由于单纯性起步不能除明显起步及转身障碍外还有拖曳步态、步幅缩短及行进中逐渐好转可与谨慎步态相鉴别。另外,它没有平衡功能障碍,姿势反射及保护反射正常,也无额叶释放的表现,可以鉴别额叶性平衡障碍。

(4)额叶性步态异常:其特点为步基变宽,行走缓慢伴双脚似埋植土中一样难以抬起,故步幅变短、拖曳、起步及转身均迟疑,同时伴有中等程度的平衡障碍。常由于脑血管病造成的双侧额叶白质的多发性病变或双侧半球联系中断所造成的步态异常,如多发性腔隙性脑梗死、脑动脉硬化所致宾斯旺格病及正常颅压脑积水等。该步态异常常伴认知功能障碍,假性球麻痹性构音障碍、额叶释放症状、锥体束征及排尿障碍。

额叶性步态异常的鉴别诊断:由于存在起步及转身迟疑、僵硬及姿势反射的异常,可与谨慎步态相鉴别,但后者是非特异性表现,可随疾病的发展而逐渐转变为前者。另外,由于其平衡障碍较轻,尚能行走,可与额叶性平衡障碍相鉴别,但可能由于其平衡障碍的加重而转变为额叶性平衡障碍,而单纯性起步不能则不存在平衡障碍。

额叶性步态异常与进展阶段的帕金森病性步态及其他运动不能性僵硬的鉴别比较困难,由于二者都有起步困难、僵硬、步幅变小,但如果步基变宽,则不支持帕金森病。另外,患者行走时躯干无前倾、上臂摆动正常是与额性步态异常相吻合的。慌张步态行走时前倾或后仰伴四肢体僵硬则倾向于帕金森病。

应该注意,许多疾病的表现在不同时期是截然不同的,当进行到一定程度后还会出现互相交叉,最终发展成相似的最后状态,如记忆障碍在早期可明确分为额叶性、顶叶性及皮质下性,但在晚期均出现全面性智能障碍。同样,早期的谨慎步态可进一步发展为额叶性步态异常,继而,当平衡障碍加重后则属于额叶性平衡障碍。

3. 精神性步态异常

是神经科最常见的步态异常之一,如无原因的立行不能,症状呈波动性,多见于癔症,暗示治疗常有戏剧性效果。焦虑症患者有跌倒恐惧时呈夸张的谨慎步态,行走如履薄冰或紧扶墙壁,以防止跌倒;忧郁症患者显示精神运动性迟缓,缺乏迈步动力而拒绝行走。

(四)无明确原因步态异常

事实上,临床上所见许多步态异常往往是多因素共同形成的,如脑血管病、颅内肿瘤及颅内转移瘤,很难确定其表现的步态异常是属于哪一层次的,而另一方面,临床上约有15%的步态异常不能找到明确的原因,尽管它们并非属于同一种疾病,多数学者称之为"原发性老年性步态"。

五、治疗

临床已发现,20%~25%的老年性慢性进行性步态异常是由于可治疗的疾病所致,如帕金森病、脑积水、额叶肿瘤及脓肿等,而绝大多数的精神性步态异常均可在施行适当的心理治疗后痊愈;当原发性疾病不明或治疗效果不佳时,还可借助各种有效的康复手段以促进平衡及运动功能的恢复,如对抗阻力的力量训练可帮助身体虚弱者和老年人甚至是80~90岁以上的恢复肌力,从而在一定程度上提高步行的速度及稳定性。感觉性平衡重复训练对前庭及本体性感觉障碍所致谨慎步态有特别的疗效,另外对有平衡障碍的患者应采取有效措施防止跌倒及摔伤,居室的墙上应安装扶手,脚步拖曳者应选择穿适当的鞋子,移动时可借助拐杖等辅助设施,还应请教专业人员视察生活及工作环境,以发现并排除可能的危险因素。

第七节　瘫　痪

一、诊断思路

（一）病史

除详细询问现病史外，尚须收集生育史、生活史及职业等。尤其要注意起病的形式，有无先兆与诱因，伴随症状，以及瘫痪的部位和进展过程等。如血管性及急性炎症性病变，大多数为急骤发病，在短时间内达高峰；而占位性或压迫性、退行性病变，则呈缓慢出现，进行性加重。伴有肌痛者见于肌炎、重症肌无力呈晨轻暮重现象。全身性疾病，如高血压、动脉硬化、心脏病、糖尿病、内分泌病、血液病、风湿性疾病等，对神经系统疾病，尤其是脑血管病尤其重要。过去史，尤其是治疗史应询问清楚，如长期用激素所致的肌病，鞘内注射的脊髓蛛网膜炎，放射治疗后的脑脊髓病等。出生时产伤史、窒息史、黄疸史等对大脑性瘫痪有重要意义。

（二）体检

1. 一般体检

应注意观察一些具有特征性的异常体征，如疱疹病毒性脑炎的单纯或带状疱疹；面部的血管瘤或血管痣；脑囊虫病有皮下结节，神经纤维瘤的咖啡斑或皮下结节；平底颅、颈椎融合畸形的短颈；脊柱裂的臀部皮肤呈涡状凹陷或覆有毛发，或囊性膨出。

2. 神经系统检查

应注意意识和精神状态的改变。颅神经受损的征象，运动、感觉、反射系统及植物功能的变化，必须反复对比观察，才能发现轻度异常。临床上准确判断瘫痪的程度，将肌力评定分为 6 级。0 级：无肌肉收缩。Ⅰ级：能触及或见到肌肉收缩，但无关节运动。Ⅱ级：肢体能在床面移动，但不能克服重力，做抬举动作。Ⅲ级：肢体可克服重力，做抬举动作，但不能克服抵抗力。Ⅳ级：肢体能抗一般阻力，但较正常为差。Ⅴ级：正常肌力。有时为了判明肢体有无瘫痪而做肢体轻瘫试验。上肢：双上肢向前平举，瘫肢旋前，缓慢下落，低于健侧。下肢：患者仰卧，双侧髋、膝关节屈曲并抬起小腿,瘫侧小腿缓慢下落,低于健侧;俯卧时,双小腿抬举约 45°并保持该姿势,瘫侧小腿缓慢下落,低于健侧。在轻微的运动麻痹中,尤其是上运动神经元损害所致者,应仔细观察面部肌力减弱的一侧眼裂变大,鼻唇沟变浅,闭目缓慢和不紧,睫毛征(用力闭眼,短时间后,瘫侧睫毛慢慢显露出来)。

（三）辅助检查

各种辅助检查有助于病变的部位性质和病因的判断,应依据临床的不同情况选择相应的特异方法。如 CT、MRI 对中枢神经系统的病变具有极高的诊断价值;脑脊液的常规、生化及细胞学检查,对出血性、炎症性疾病,有较大价值,对寄生虫病、肿瘤等的判断也有帮助;肌电图主要用于肌病、神经肌肉传递障碍、周围神经病、运动神经元病等;肌肉活检、组织化学分析,则对肌病有特殊意义。

二、病因分类

从发出随意运动冲动的大脑皮质运动区到骨骼肌的整个运动神经传导通路上,任何部位的病变都可导致瘫痪。根据瘫痪的程度,分为完全性瘫痪和不完全性瘫痪,前者为肌力完全丧失,又称全瘫;后者则呈某种程度的肌力减弱,又称轻瘫。根据肢体瘫痪的表达式,可分为:① 偏瘫:呈一侧上下的瘫痪。② 交叉性瘫痪:因一侧颅神经周围性损害,对侧偏瘫。③ 四肢瘫:双侧上下肢的瘫痪,或称双侧偏瘫。④ 截瘫:双下肢的瘫痪。⑤ 单瘫:为一个肢体或肢体的某一部分瘫痪。按瘫痪肌张力的高低,分为弛缓性瘫痪和痉挛性瘫痪,前者呈肌张力明显低下,被动运动时阻力小,腱反射减弱或消失,又称软瘫;后者为肌张力显著增高,被动运动时阻力大,并有僵硬感,腱反射亢进,也称硬瘫。

依据瘫痪的病变部位和性质,可分为以下两大类:

（一）神经元性瘫痪

是由于运动神经传导通路受损所致。其中,上运动神经元损害出现的瘫痪,称为上运动神经元瘫痪,或中枢性瘫痪,又称硬瘫;下运动神经元损害出现的瘫痪称为下运动神经元瘫痪,或周围性瘫痪,又称软瘫。

（二）非神经元性瘫痪

包括神经肌肉接头处及骨骼肌本身的病变两方面,前者名为神经肌肉接头处瘫痪或神经肌肉传递障碍性瘫痪;后者名为肌肉源性瘫痪。

1. 神经肌肉接头处瘫痪

主要是突触间传递功能障碍,典型疾病为重症肌无力。其特征包括:① 骨骼肌易于疲劳,不按神经分布范围。② 肌肉无萎缩或疼痛。③ 休息后或给予药物(抗胆碱酯酶药)有一定程度的恢复。④ 症状可缓解,复发。⑤ 血清中有抗乙酰胆碱受体抗体。⑥ 肌电图呈现肌疲劳现象,即在一定时间的强力收缩后,逐渐出现振幅降低现象。

2. 肌肉原性瘫痪

为肌肉本身损害所致,常见有进行性肌营养不良和多发性肌炎,特征包括:① 肌无力或强直。② 肌肉萎缩或有可能假性肥大。③ 肌肉可有疼痛。④ 无力、萎缩、疼痛均不按神经分布范围,多以近端损害较严重,常呈对称性。⑤ 肌张力和腱反射较正常降低,不伴感觉障碍。⑥ 血清肌酸磷酸酶、谷草转氨酶、乳酸脱氢酶、醛缩酶等在疾病进展期明显增高。⑦ 肌电图呈低电位、多相运动单位。⑧ 肌肉活检有肌纤维横纹的溶解、肌浆中空泡形成,间质中大量脂肪沉积等。

三、临床特征与急诊处理

(一)上运动神经元瘫痪的定位诊断

1. 皮质型

大脑皮质运动区的范围较广,故病变仅损及其中的一部分,引起对侧中枢性单瘫。由于人体在运动区的功能位置是以倒置形状排列,病变在运动区的上部引起对侧下肢瘫痪,病变在下部则引起对侧上肢及面部瘫痪。若病变为刺激性时则出现局限性癫痫,像从大拇指、食指、口角或拇趾之一开始的单肢痉挛发作。如癫痫的兴奋波逐渐扩散,可由某一肢体的局限性癫痫发展为半身或全身性癫痫发作,称杰克逊(Jackson)癫痫。

2. 皮质下型(放射冠)

通过放射冠的锥体束纤维向内囊聚集,病损时则出现对侧不完全性偏瘫;如果丘脑皮质束受损害,可伴有对侧半身感觉障碍;若为视放射损害,可伴有对侧同向性偏盲。

3. 内囊型

内囊区域狭窄,锥体束、丘脑皮质束和视放射的纤维聚集紧凑,病损时出现对侧完全性偏瘫,如同时损害内囊后肢后部的丘脑皮质束及视放射时,可伴有对侧半身感觉障碍和对侧同向性偏盲,称为三偏综合征。

4. 脑干型

一侧脑干病变,由于损害同侧颅神经核及尚未交叉的皮质脑干束和皮质脊髓束,引起病灶同侧周围性颅神经瘫痪和对侧中枢性瘫痪,称为交叉性瘫痪,是脑干病变的一个特征。

(1) 延髓损害:一侧延髓损害主要是引起病灶同侧的舌咽、迷走、副、舌下神经及部分三叉神经受损的征象,对侧肢体的中枢性偏瘫和感觉障碍。

(2) 脑桥损害:一侧脑桥下部腹侧损害时,可产生病灶侧面神经、外展神经瘫痪及对侧中枢性偏瘫和感觉障碍,称为 Millard-Gubler 综合征。

(3) 中脑损害:一侧中脑的大脑脚损害时,可产生病灶侧动眼神经瘫痪,对侧面部、舌及上下肢中枢性瘫痪和感觉障碍,称为 Weber 综合征。

5. 脊髓型

当脊髓半侧病损时,则出现脊髓半切综合征,即病变以下深感觉障碍及中枢性瘫痪,对侧痛觉、温觉障碍;当脊髓横贯性病损时,则出现病变以下感觉障碍、瘫痪(中枢性或周围性)及括约肌功能障碍。

(二) 下运动神经元瘫痪的定位诊断

下运动神经元瘫痪的特点是腱反射减弱或消失、肌张力减低及肌萎缩等。各个部位病变的特点如下:

1. 前角损害

该部位病变出现节段性、弛缓性瘫痪,肌张力低、肌萎缩、腱反射减弱或消失,可有肌纤维震颤,无感觉障碍。前角细胞对肌肉的支配呈节段性分布,即一定节段的前角细胞有其支配的肌群。前角大部分细胞聚合成分界清楚的细胞群,每群各支配某些功能相关的肌肉,故前角病变产生的弛缓性瘫痪呈节段性。

2. 前根损害

与前角损害相似,但常与后根同时受损害出现根性疼痛和感觉障碍。当前根受刺激时,常出现纤维束性震颤。

3. 神经丛损害

神经丛由多条神经干组成,损害时具有多条神经干受损的征象,表现为多组肌群有弛缓性瘫痪、多片(常融合为大片以至一个肢体)感觉障碍及植物神经障碍。

4. 周围神经损害

大多数周围神经为混合神经,病变时出现弛缓性瘫痪、疼痛、感觉障碍以及植物功能障碍,与周围神经的支配区是一致的。多数周围神经末梢受损时,出现对称性四肢远端肌无力、肌肉萎缩,伴有末梢型感觉障碍。

（三）处理原则

1. 病因治疗

既要针对病变的不同性质（如血管性、炎性、占位性、退行性变）采取针对性强的相应措施，更要依据病因进行有效的处理，如对细菌、病毒、寄生虫等抗病原的药物治疗，以及血管疾病的改善循环、代谢等治疗。

2. 防治并发症

瘫痪常伴有感觉和植物神经（大小便）障碍，容易有并发症。因此，加强护理、防治并发症是极其重要的。包括预防褥疮、防治肺炎、泌尿系感染等。

3. 对症支持治疗

加强对症支持治疗，维持水、电解质平衡，应用抗生素防治感染，给予大剂量维生素及细胞代谢活化剂如 CoA、ATP 等。

4. 加强瘫痪肢体的功能锻炼

早期注意保持瘫痪肢全位于功能位，适当进行被动活动；恢复期更应强调主动和被动的功能锻炼，配合针灸、理疗等，以防止关节僵硬、肢体挛缩，促进功能早日恢复。

第二章　神经系统的定位诊断

在临床上,根据询问病史和体格检查(包括神经系统检查)发现的症状与体征,并以此判断病变位置,称为定位诊断。在 CT 及 MRI 等诊断技术普及应用的今天,了解病变部位与症状、体征的对应关系仍然是十分必要的。目前,常用的定位诊断方法仍然沿用脑沟回解剖位置和布罗德曼提出的 47 个脑功能区两种定位方法(图 2-1)。根据这些功能定位所划分出的区域都是相对的,各区之间可互相移行,并非截然分开的。此外,有些脑功能区出生时即存在,如运动、感觉、视觉和听觉皮质区等均属于此类;而有些则是出生后在劳动、生活及与社会和自然的广泛联系,集中于优势半球内逐渐形成的,如语言中枢和运用中枢属于此类。

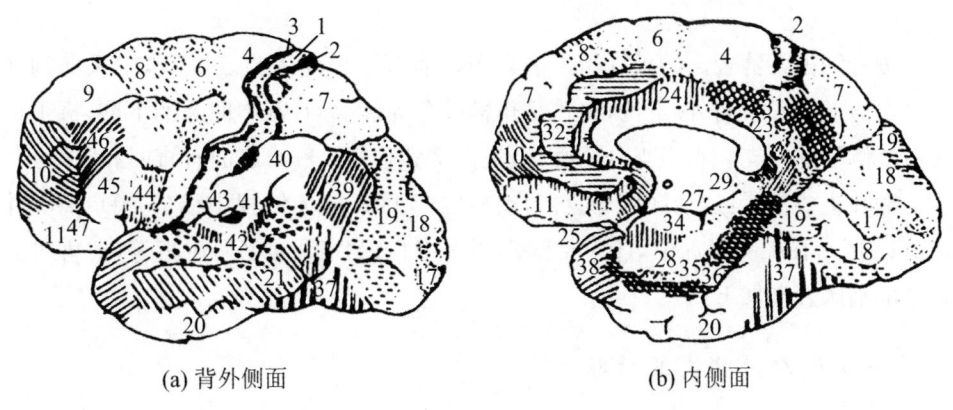

(a) 背外侧面　　　　　　　　　(b) 内侧面

图 2-1　脑功能区划分

在分析病变部位时,如果由于病变直接压迫某部分神经结构,出现典型的临床症状和体征或综合征,确定病变位置则比较容易;而若病变位于静区,如前额叶或颞叶前部,或位于脑室内,由于缺乏定位的症状和体征,以致确定病变的位置就十分困难。

有些临床检查所发现的体征不能反映病变的真实部位,如展神经麻痹和双侧病理体征,由于其为颅内压增高所致,常无定位意义。又如颅后窝病变可引起脑室系统一致性扩大,而扩大的第三脑室压迫视交叉部所产生的双颞侧偏盲属于远隔症状,并非病变直接压迫所造成,如不仔细分析,亦可导致病变定位的错误。

在综合临床症状和体征的基础上判断病变的具体位置时，一般应用一个病灶来解释，只有在单个病灶难以解释临床症状与体征时，方可考虑多发病灶存在的可能性。

总之，必须依据临床症状和体征进行定位诊断，这对进一步选择特殊检查方法和确定治疗方案均至关重要。

第一节　大脑半球损害的定位诊断

两侧大脑半球间的裂隙为纵裂，大脑半球与小脑间的裂隙为横裂。每侧大脑半球借中央沟、大脑外侧裂及其延长线、顶枕裂和枕前切迹（枕极前 4 cm）的连线分为额叶、顶叶、枕叶及颞叶，大脑外侧裂的深部有岛叶。

一、额叶损害的定位

额叶约占大脑表面的前 1/3。中央沟以前有中央前沟与之并行，中央前沟前面自上而下有额上沟、额下沟，将该部位额叶分为额上回、额中回及额下回，额下回又由外侧裂的升支和水平支分为眶部、三角部和盖部。额叶底面有直回和眶回。

额叶主要包括：运动区（4 区）、运动前区（6 区）、同向侧视中枢（8 区）、前额叶（9～12 区），在优势半球中，还包括运动语言中枢（44 区）和书写中枢等，损害时其各自的临床表现如下：

（一）运动区损害的症状

1. 运动障碍

多表现为不完全性瘫痪，以偏瘫多见，但也可见单瘫。根据损害部位或范围的不同，瘫痪程度亦有所不同。

（1）运动区全部受损时，产生对侧半身瘫痪，或称偏瘫，即中枢性面瘫和上、下肢瘫痪。在损害初期，多表现为弛缓性瘫痪（软瘫）；而后可转变为痉挛性瘫痪（硬瘫）。偏侧身体各部位的瘫痪程度亦有不同，一般上肢较下肢严重；肢体远端较近侧端严重。

（2）累及运动区下部，可仅出现对侧中枢性面瘫。

（3）累及运动区中部可表现为对侧上肢单瘫。

（4）累及运动区上部，如矢状窦旁或大脑镰旁脑膜瘤，以及运动区上部的胶质瘤可首先出现对侧下肢单瘫。

此外，在运动区下部病变的发展过程中，可先后出现中枢性面瘫、上肢瘫和下肢瘫；运动区上部病变在发展过程中，则依次出现下肢瘫、上肢瘫和中枢性面瘫。这样不仅能了解病变侵犯的范围，而且也可了解病变发起的部位。

2. 部分性癫痫

抽搐局限于身体的某一部分，如面、手、足或一个肢体，为时数秒至数分钟或更长时间，发作时无意识障碍。有时癫痫由身体某部分开始后，抽动逐渐按解剖学的排列顺序向外扩延，最后引起全身性大发作，称为杰克逊癫痫。一般在大发作后，由于大脑皮质细胞功能处于抑制状态，抽动的肢体常有数小时或 $1\sim2\,d$ 的暂时性瘫痪，称为癫痫后瘫痪或称托德瘫痪，不久瘫痪的肢体即可恢复。这种暂时性瘫痪，对病变的定位诊断十分有价值。

此外，运动区病变常同时累及运动前区、感觉区和运动语言中枢等，故多同时伴有邻近区受累的症状。

（二）运动前区损害的症状

运动前区（6区）为锥体外系和一部分自主神经的高级中枢所在，受损时主要表现出以下症状：

（1）肌张力增高，肢体肌力正常，患肢做精细动作困难。

（2）额叶性共济失调：对侧半身虽无瘫痪，但肢体有共济失调表现。这是由于额桥小脑束起于此区，临床上可误诊为对侧小脑半球病变。

（3）抓握（强握）反射和摸索现象：前者表现为以物体接触患者手时，出现物体被紧握而不放松；后者呈患者上肢在空中不自觉地摸索。这些症状均发生于一侧肢体时，即有定位诊断意义，提示运动前区受损，但当两侧肢体均出现这些症状时，多是由于颅内压增高或额叶弥散性损害所致。

（4）自主神经功能紊乱：此区受刺激时，可出现心率、血压和胃肠蠕动等节律性改变。此区的破坏性病变，使对侧肢体出现苍白、发绀，皮肤发凉及肿胀等。

（三）同向侧视中枢损害的症状

额叶的同向侧视（凝视）中枢位于额中回后部，下行的纤维交叉到对侧支配脑桥的同名中枢。当此中枢受刺激时，两眼向对侧同向偏斜，并有眼睑开大和瞳孔散大，同时也伴有头部向对侧扭转，这种症状常在癫痫发作时出现。发生此中枢损害后可有暂时性两眼向患侧偏斜和对侧凝视麻痹。

（四）书写中枢损害的症状

书写中枢位于优势半球额中回后部,邻近头眼转动的同向侧视中枢和中央前回的手区,因书写过程与该两区有密切联系,亦只有识字者才于脑皮质内形成书写中枢。此中枢受损时不能书写或称失写症。

（五）运动性语言中枢损害的症状

运动性语言中枢位于优势半球额下回的后部,即三角部和盖部,又称 Broca 氏回(44 区),受损时产生运动性失语,表现为言语肌肉的失用,患者口、唇、舌运动良好,但丧失说话能力。在不全运动性失语时,患者可以说出简短的几个字,但十分吃力,也很慢。

（六）前额叶损害的症状

前额叶位于额叶的前部,包括 9～12 区,又称额叶联合区。此区为精神和智力的功能区,与精神状态、记忆力、判断力和理解力等有密切关系。一侧前额叶损害多不产生明显的精神和智力缺欠的症状,故有人称此区为"静区"。两侧额叶损害则出现以下症状:① 注意力不集中,判断力和理解力差,患者对事物的反应迟钝。② 记忆力欠缺,特别是近记忆能力障碍。③ 精神和性格变化,如情绪不稳定,好打架、骂人、自夸、滑稽及幼稚,对亲属和朋友不理睬的淡漠表现等。

（七）其他症状

病变侵及运动前回或双侧额叶可出现吸吮反射或啜嘴反射。额叶病损偶可出现木僵症,患者可维持某一固定姿势且无任何疲劳征象。此外,额叶损害还可表现为贪食、性功能亢进,额叶深部病变也偶可出现病变对侧肢体轻微震颤等。味觉的代表区是在中央前回最下部,该处病损很少造成味觉障碍,但受到刺激即有可能出现幻味。

二、顶叶损害的定位

顶叶包括中央后回(1～3 区)、顶上小叶(5、7 区)、缘上回和角回(39 区),损害后引起皮质性感觉障碍、失用症、阅读和计算力障碍。

1. 皮质性感觉障碍

为病变累及中央后回和顶上小叶所致,感觉障碍的特点是浅感觉(触觉、痛觉、温度觉)障碍较轻或不明显,深感觉(位置觉、运动觉、震动觉、压觉)和复合性感觉(实体觉、两点分辨觉)多有明显障碍。

在偏侧感觉障碍中,一般上肢较下肢重;肢体远端较近端重,并可出现单一肢体的感觉障碍。

实体觉属于复合性感觉,若令患者闭眼,递给其钢笔、钱币、钥匙等日常使用的物体,患手辨识困难,则见于顶上小叶的损害。

2. 感觉性癫痫

当感觉区皮质受刺激时,可于对侧身体的相应部位出现感觉异常。如感觉异常呈发作性可称为感觉性癫痫。典型的感觉性癫痫发作时,患者神志清楚,病变对侧某部的肢体或半身出现麻木、刺痛,并按一定方向扩散,如向邻近的运动区扩延时可引起运动性癫痫发作,而在运动性癫痫发作前的感觉异常,可称为感觉先兆。

3. 失用症

优势半球顶叶的缘上回为运用中枢,此区受损表现为两侧肢体失用,即肢体虽无瘫痪,但不能完成日常熟悉的动作和技能。如病变同时累及优势半球缘上回和运动区时,则产生对侧偏瘫和同侧肢体的失用。当胼胝体前部受损害时,由于经胼胝体传至右侧运动区的纤维受损,致使运用中枢不能通过右侧运动区来影响左手的运用功能,以致产生左手失用。

4. 失读症和计算力障碍

优势半球的角回为阅读中枢,是出生后通过视觉建立的识字或词句的中枢,因而此中枢与视觉中枢有密切的联系,只有识字者才可产生此中枢。受损时,表现为不能理解看到的字和词句的意义,产生无识字能力(字盲)和失读症,计算能力亦可发生障碍。

5. 格斯特曼综合征

见于顶叶下后部与颞叶交界处的病变,表现为手指不识症、左右定向障碍(令其右手指左耳时指错)、计算力障碍和书写不能等。

6. 体像障碍

为体像的辨识发生障碍,多见于非优势半球的顶叶下部损害。表现为不感觉一侧身体或某一肢体的存在,对偏瘫的肢体感觉不出或否认有偏瘫,幻想有多余的肢体存在,感觉一侧身体异常沉重或像废用的肢体一样,以及忽视一侧身体的感觉、运动和视觉等。

7. 视野缺损

顶叶病变可累及视放射的上部分纤维,以致产生对侧同向性下 1/4(象限性)偏盲。

此外,由于一部分顶叶病变,累及的结构超出顶叶的范围,故可同时伴有额叶、顶叶或枕叶的邻近区域的症状,如同时侵犯额叶,感觉与运动症状则同时出现。

三、颞叶损害的定位

颞叶主要包括听中枢(41 区)、优势半球的听语言中枢(42 区)、嗅中枢和海马等。损伤时有以下表现:

1. 耳鸣和幻听

在听中枢病变的初期,常产生刺激症状,患者自觉有耳鸣,并可有喧嚷和嘈杂等听幻觉。由于一侧听觉兴奋传导至两侧颞叶听中枢,故一侧听中枢损害不产生听力障碍,只有两侧颞叶听中枢均发生损害时,才产生双侧性耳聋。

2. 感觉性失语

优势半球颞上回听语言中枢(42 区)受损时,患者对听到的声音和语言不能理解其意义,不能重复他人的话语,患者讲话不正确,难以被别人所理解,有人称为言语错乱(错语症)。感觉性失语与运动性失语的区别在于,运动性失语是患者自己苦于不能说话,而感觉性失语是患者苦于听不懂别人的讲话和别人听不懂他的讲话。

3. 命名性失语

当优势半球的颞叶后部(37 区)发生病变时,患者讲话虽流利,但对别人所示的熟悉物体只能说出其用途,而说不出物体的名称,当告诉他物体的正确名称时,患者即点头称是,这种现象称为命名性失语或健忘性失语。

4. 眩晕

颞上回中后部(21、22 区)可能为前庭的皮质中枢,当其受损产生刺激症状时,可出现眩晕欲倒的表现。

5. 记忆障碍

颞叶内侧的海马与记忆功能联系紧密,受损时主要表现为近记忆力丧失,而远记忆仍保持良好,患者智力亦正常,这与额叶病变的记忆和智力均受累不同。

6. 视野改变

视野变化常为颞叶损害症状之一,位于颞叶后部病变可累及视放射的下部纤维,产生对侧同向性上 1/4(象限性)偏盲。若病变继续增大,象限缺损即可逐步变为同向偏盲,这种偏盲可是完全性的亦可是不完全性的,两侧对称或不对称(对称者多见)。

7. 幻觉

包括幻视、幻听、幻嗅等。幻觉多为癫痫发作的先兆,但有时也可单独出现。

颞叶病变所致幻视多为有形的,如看到奇形怪状的人或物,一般多于视野缺损侧出现,每次发作内容可能一样,也可能不同,有人认为病变越偏颞叶前部,越易出现幻视。听觉的皮质代表区位于颞横回,幻听时患者可闻及声音的变大或变小,以及鼓声、喧哗声等,幻听多伴有前庭皮质性眩晕发作。嗅觉皮质可能位于钩回和海马回前部,故颞叶前内侧部病变者可出现嗅幻觉,幻嗅多属于一种令人不愉快的恶臭。

8. 颞叶癫痫

见于颞叶的前内侧部病变,主要表现为幻嗅、幻视、恐惧、发怒、熟悉感或陌生感、梦境、意识朦胧、自动症(自伤、伤人、毁物、奔跑、神游)和遗忘等。颞叶病变可致癫痫大发作或局限性抽搐,此多系病变向上侵犯运动区所致。颞叶癫痫与精神运动性癫痫几乎是同义词,前者系因癫痫发作伴有脑电图颞叶异常放电而命名;后者则根据临床症状而命名。此类癫痫具有一定特点,即其发作先兆可以是多样的,如幻觉、眩晕(前庭性先兆)、胃肠不适(烧心、刺痛、恶心等)以及精神异常(如非现实感、似曾相识症、恐惧感、生疏症)等,个别病例也可以感觉性失语为先兆,但甚少见。钩回发作是颞叶癫痫的典型表现,发作时患者突然嗅到或尝到一种异常的恶臭或怪味,这种情况可为发作的全部,也可以是局部抽搐或全身性癫痫的先兆,患者继之陷入睡梦状态,出现抽搐。局部抽搐常见的表现有咀嚼、咂嘴等动作。此外,也可表现出自动症、梦游、精神及行为方面的异常等。

9. 精神症状

精神症状是颞叶病变较常见的表现,仅次于额叶。颞叶精神症状主要是人格改变、情绪异常、记忆障碍、精神迟钝及表情淡漠等,多发生于主侧颞叶。

10. 其他

病变影响锥体束、内囊或大脑脚,对侧可出现不同程度的偏瘫;压迫动眼神经出现睑下垂、眼球运动障碍及瞳孔变化等;侵及基底节使对侧肢体震颤、手足徐动等;岛叶受侵偶有自发性内脏疼痛;影响颞桥小脑束发生共济失调等。

四、枕叶损害的定位

枕叶主要包括纹状区(17区)的视觉中枢和其周围的视联合区(18、19区)等,受累时主要表现如下:

1. 视幻觉

视觉中枢受刺激时产生星光、火光和各种色带等简单的视幻觉。而枕叶的外侧面病变,亦可产生复杂的物形幻觉。

2. 视野缺损

一侧枕叶损害,可产生对侧同向偏盲,但黄斑纤维常不受损(黄斑回避),即中心视野保留的特点。在早期,可出现受累侧视野的色觉丧失,即用颜色视标检查受累的半侧视野,患者看不到,称为偏色盲。如病变很小,可出现岛状的视野缺损,或称为暗点。如两侧纹状区受损,即导致两眼视力丧失,但瞳孔对光反应仍正常,称为皮质盲。

3. 视觉认识不能

优势半球的视觉联合区(18、19区)管理视觉的认识和视觉的记忆。此区受损时,患者虽能看,但看到的人或物体不能识别或不能记忆,即主侧枕叶病变可发生失读症。这与认识文字和符号的角回不同。

4. 视物变形

患者对看到的物体产生大小变化、倾斜或变形等。

五、内囊损害的定位

内囊为大脑皮质连接丘脑、脑干和脊髓所有传入和传出投射纤维的通道,是运动、感觉和视觉等纤维密集通过之处,故小病灶亦可产生较广泛而严重的症状。当病变累及内囊大部时,可出现偏瘫、偏侧感觉障碍和同向偏盲的"三偏"症状。

1. 偏瘫

表现为对侧肢体(颜面、上肢和下肢)的瘫痪,极少出现单肢瘫痪,瘫痪的程度也较皮质运动区损害严重,上肢和下肢瘫痪大致相同。

2. 偏侧感觉障碍

与内囊的运动纤维受损相似,可同时影响面部、上肢和下肢的感觉功能,浅感觉、深感觉和复合性(精细)感觉亦均受损,各种感觉受损的程度相似,而且感觉障碍多较皮质感觉区的损害严重。

3. 同向偏盲

由于通过内囊后肢的视放射纤维受损而引起病变对侧的同向偏盲。

4. 同向侧视障碍

由于额叶和脑桥两侧视中枢间的纤维在内囊受损,出现两眼向患侧凝视,即对侧凝视麻痹。

此外,由于内囊靠近丘脑和纹状体,或有时病变来自这些结构,故可伴有丘脑性自发疼痛和不自主运动。

内囊上方为半卵圆中心,有大量的投射纤维(放射冠)通过,受损时症状与内囊损害十分相似,较大脑皮质损害严重,而较内囊损害轻。

六、基底节损害的定位

基底节包括尾状核、豆状核(苍白球和壳核)和丘脑底核(路易小体)等结构,为锥体外系的重要组成部分,在大脑皮质的支配下参与运动系统的功能。基底节区损害所产生的不自主运动(多动症)是一种脱抑制现象,即基底节与大脑皮质间的联系发生障碍,致使大脑皮质控制作用丧失,临床表现如下:

1. 张力增高和运动减少综合征

病变主要累及苍白球和黑质,临床表现为肌张力增高,当前臂伸展或屈曲时,呈间断性齿轮征。震颤较为缓慢但有节律性,多见于肢体的远端,手指如搓药丸或数钱样动作,多发生于肢体静止时;而当肢体做某些有意识的动作时,则震颤减轻或消失。患者表现为特有姿势,身体前弯、背后弓,上肢和下肢关节屈曲,步态缓慢,小步前进,起动和停止运动时均迟缓,表情呆板,形如假脸,声音低哑而单调。

2. 张力减低和运动增多综合征

见于舞蹈病、扭转痉挛、手足徐动症和偏身投掷症等。病变主要侵犯新纹状体(尾状核、壳核)和丘脑底核,临床主要表现为肌张力减低,运动增多呈大挥、大舞的大幅度运动,其中主要表现为以下几种:

(1)舞蹈样运动:为无目的、无定形、突发、快速、粗大和急跳等类似舞蹈样的不自主动作,并可出现挤眉、弄眼、歪嘴、伸舌等扮鬼脸样动作。当清醒或运动时明显,休息时减少,睡眠时则停止。病变主要发生在壳核,多见于风湿病或变性疾病所产生的舞蹈病。

(2)扭转痉挛:患者走路时,颈部、躯干和肢体的近端发生螺旋形扭转运动,病变较广泛地侵犯锥体外系结构,见于脑炎后和肝豆状核变性等。

(3)手足徐动样运动:为肢体远端特别是手指和足趾产生间歇而缓慢的伸屈或分开的蚯蚓样蠕动,肌张力减低。病变主要侵犯尾状核,见于先天性脑发育障碍和肝豆状核变性等。

(4)偏身投掷样运动:表现为一侧肢体的大幅度和有力的活动,躯干和面部一般不发生类似投掷、踢打或舞蹈样的动作。病变主要累及丘脑底核(路易小体),见于脑动脉硬化和颅内肿瘤等。

七、胼胝体病变

胼胝体的功能是连接两侧大脑半球,其临床意义尚未完全明确。由于胼胝体缺如可无任何临床症状,故胼胝体病变与其邻近部位病变的鉴别诊断较为困难。曾有人报告,胼胝体的中 1/3 损害,可产生失用症或不能完全精细运动,前 1/3 损害则引起失用症及失语症。急性损害可有情绪兴奋、模糊及激动,以后则会出现淡漠、嗜睡、人格改变、偏瘫或截瘫,最后可呈木僵或昏迷。其中部分症状可由胼胝体本身的病变所引起,而另一些症状可能是邻近结构(例如放射冠及扣带回)受损的结果。

第二节　间脑损害的定位诊断

间脑位于两侧大脑半球之间,连接中脑和端脑(图 2-2)。间脑前界以室间孔与视交叉上缘的连线为界,后界相当于后连合至乳头体后缘的连线,并借此与中脑分界。左右间脑之间的矢状窄隙为第三脑室,其侧壁为左右间脑的内侧面,间脑的外侧壁与大脑半球相延续。从功能和发生上,通常将间脑划分为丘脑、上丘脑、下丘脑、后丘脑和底丘脑 5 部分。丘脑位于下丘脑的背侧和上方,两者间以第三脑室侧壁的丘脑下沟为界;左右丘脑之间借中间块连接。上丘脑居丘脑的后上方,第三脑室顶的周围,包括松果体、缰三角和丘脑髓纹。底丘脑又称腹侧丘脑,位于中脑被盖和丘脑间的过渡区域,内含丘脑底核及部分黑质、红核,与纹状体有密切联系,属锥体外系的重要结构。

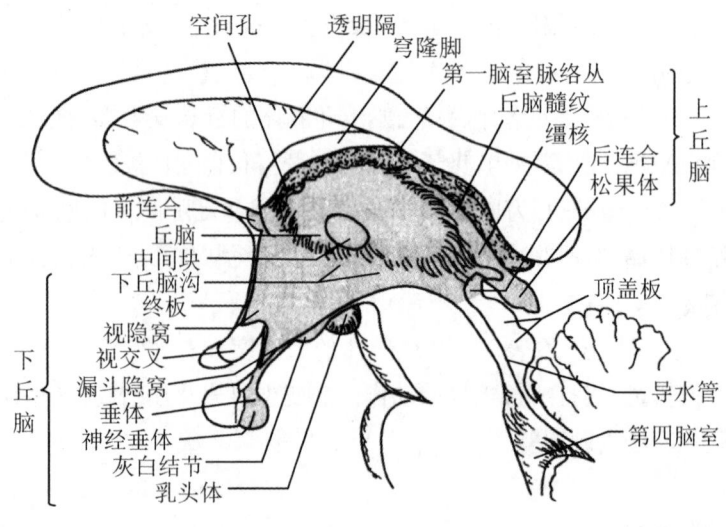

图 2-2　间脑(灰色部分)

一、丘脑损害的定位

丘脑为感觉传导通路的中转站,并与锥体外系有着密切的联系。丘脑损害的临床表现如下:

1. 感觉障碍

丘脑损害引起对侧偏身感觉障碍,一般上肢障碍较下肢明显;肢体远端较近端明显;痛、温觉较深部感觉或皮质觉明显。有时可出现感觉倒错,如触觉刺激引起疼痛,冷刺激引起灼热感等。

由于接受小脑纤维的核团受累,深感觉系统传导障碍,患者不能正确了解肢体的确切位置和运动方向而导致共济失调,出现脊髓性共济失调步态。

2. 自发性疼痛

丘脑疾病可产生自发性疼痛,多发生在躯干部位,呈持续性剧痛,烧灼性或冰冷感觉。但这种症状临床上并不多见。

3. 不自主运动

由于丘脑与纹状体有密切联系,故丘脑损害可产生舞蹈样或手足徐动样运动。

4. 三偏症状

除常见的偏身感觉障碍外,由于病变侵及邻近的内囊及其后部的外侧膝状体,故还可伴有偏瘫和同向偏盲的三偏症状。

5. 对侧面部表情运动障碍

丘脑病变破坏了控制面部表情肌情感性反射活动的丘脑-苍白球-面神经核神经通路,使对侧面部表情肌瘫痪,患者表情呆板。

6. 睡眠障碍

患者呈持续睡眠状,严重时甚至昏迷。此为上行网状激活系统经丘脑前核及内侧核向大脑皮质投射径路中断所致。

此外,丘脑病变累及下丘脑时,亦出现下丘脑损害的表现。

二、下丘脑损害的定位

丘脑下部主要由许多弥散的神经核团构成,主要核团有:① 视前核,位于视交叉前缘和前连合之间。② 视上核,在视交叉外端的背外侧。③ 室旁核,位于第三脑室上部的两侧。④ 漏斗核,位于漏斗深面。⑤ 视交叉上核,在中线两侧,视交叉上方。⑥ 乳头体核,位于乳头体内。⑦ 下丘脑外侧核,在穹隆柱的外侧,分散存在于下丘脑的外侧区。下丘脑为皮质下自主神经中枢,其前部为副交感神经中枢,后部为交感神经中枢,与垂体腺和网状结构等有密切联系,功能活动比较复杂,受损时主要有如下表现:

1. 尿崩症

为丘脑下部受损的常见症状,主要原因为病变侵犯视上核或视上核垂体束,以致抗利尿激素分泌障碍,因而导致大量排尿,一般尿比重在 1.005 以下,尿量在 4000 mL/d 以上。

2. 体温调节障碍

丘脑下部的前部有散热中枢,当鞍区手术致此中枢受损时,散热功能发生障碍,患者手术后将出现高热。下丘脑的后部有保热中枢,受损时保热功能发生障碍,以致产生体温过低。

3. 肥胖性生殖器退化症

丘脑下部腹内侧核受损时,由于脂肪代谢障碍患者呈现向心性肥胖,面如圆月,躯干亦显著肥胖,但四肢则不明显,亦称脑性肥胖。当结节漏斗核受损时,因促生殖激素分泌障碍可引起性腺萎缩、生殖器不发育、阴毛稀少或缺无,性欲减退或消失。

4. 饥饿和拒食

丘脑下部外侧区存在食欲中枢,病变初期若此中枢受刺激,即产生病理性饥饿,出现多食现象;至疾病晚期食欲中枢受累,又拒绝进食,以致身体极度消瘦。

5. 嗜睡

为下丘脑病变的常见症状之一,由丘脑下部后外侧区的网状激活系统受损所致。见于鞍区和第三脑室肿瘤,亦可见于外伤和炎症。嗜睡亦可表现为发作性,患者呈现不能抗拒的睡眠表现,甚至骑车或进食时亦可入睡,多见于发作性睡病。

6. 胃肠出血

亦称脑-胃综合征,可因胃黏膜缺血而发生大面积糜烂,形成应激性溃疡,常引起顽固性消化道出血,呕吐咖啡样物和排黑便,严重者可出现胃穿孔。

7. 视力和视野改变

当丘脑下部病变累及视神经、视交叉或视束,可产生相应的视力障碍和视野缺损。

此外,在下丘脑后部有呼吸管理中枢,受损时产生呼吸减慢,甚至呼吸停止。丘脑下部病变亦可出现顽固性呃逆和打哈欠等症状。

三、上丘脑损害的定位

松果体区病变损害上丘脑,其主要症状如下:

1. 上视运动障碍

两眼上视困难,称为帕瑞诺综合征,为中脑上视中枢受损所致,若出现两眼下视亦不能,则提示中脑下视中枢亦受损,或垂直运动中枢全部受损。

2. 瞳孔改变

表现为瞳孔散大,对光反射消失。由于病变累及四叠体上丘和顶盖前区,使光反射路径和动眼神经艾-魏氏核受损所致。

3. 性早熟

以儿童或青少年患者多见,由于病变侵犯松果腺使抑制青春的褪黑激素分泌减少,因而出现性早熟。男孩可表现为生殖器官过早发育,长出阴毛,阴茎长大,亦伴有声音变粗和长胡须等现象。

4. 其他症状

肿瘤压迫中脑导水管上端,早期出现颅内压增高;如累及结合臂和下丘,可产生小脑共济失调和听力障碍。

第三节　小脑损害的定位诊断

小脑功能为维持身体平衡、调节肌肉的协同运动和调节肌张力,因而它是平衡、共济运动和肌张力的反射器官。根据病变侵犯小脑半球和蚓部的不同,临床表现亦不同。

一、小脑半球损害的诊断

小脑半球病变主要表现为同侧共济运动障碍和肌张力降低,临床表现如下:

1. 步态紊乱

走路不稳,呈蹒跚(醉汉)步态,不仅由于平衡受损,也是共济运动失调的结果。患者走路时两腿分开,身体左右摇摆不定,有向患侧倾倒的趋势,并有时跌倒。

2. 共济运动失调

肢体各组肌肉之间,在运动上不能互相协调,如指鼻和跟-膝-胫试验异常,在动作开始时尚属正常,但动作接近最后时出现震颤不稳,而且越接近目标物震颤幅度越大,称为意向性(或动作性)震颤。

3. 联合运动障碍

又称协同(或伴随)运动障碍,如走路时,正常人两上肢不断前后摆动,而小脑病变者患侧上肢不摆动。又如后仰时,正常人膝关节呈调节性前屈,以免后倒,而小脑病变者膝关节不前屈,仍呈伸直状态,故容易跌倒。又如让患有小脑疾病的患者平卧,嘱其两臂抱于胸前,然后让其试行坐起,可发现患者缺乏正常的两下肢伸直做抵床的联合动作,而是两下肢同时上抬,形成"两头翘"的表现。

4. 平衡不稳

站立时,患者两足扩大距离,以增加支持面积,从而维持身体重心的稳定。患者不能单用一腿站立,也不能沿一条直线走行。当站立时,嘱其闭目,两足靠拢,则身体摇摆不能站稳,睁眼时亦不能使其平衡稳定,这与后索损害引起的感觉性平衡失调不同,后者闭眼时身体摇摆,睁眼时平衡获得稳定。

5. 眼球震颤

以水平型眼球震颤多见,垂直或旋转型者少见,而且向患侧注视时震颤比较剧烈。一般认为,此症状是由于眼球运动诸肌之间的共济运动失调所致,但亦有人认为可能是病变累及脑干前庭核的结果。

6. 言语呐吃

说话不流利,发音急促,有如爆发式,声音忽高忽低而无规律,或呈中断性、吟诗式语言,此症状是由于唇、舌、喉等与说话有关的肌肉共济运动失调所致。

7. 轮替运动不能

患者两手同时做急速地旋前和旋后或握拳再伸开的交替运动,可看到患侧手连续动作缓慢和不规则,这是由于主动肌与拮抗肌之间运动不协调的结果。

8. 肌张力减低

患侧半身肌肉松弛无力,被动运动时关节运动过度。如嘱患者将两上肢向前水平伸直时,患侧上肢较健侧者低落。又如嘱患者坐在检查台上两腿下垂,敲膝腱使下肢前后摆动时,可见患腿摆动幅度较大,称为"钟摆膝"。

9. 反跳现象

嘱患者在胸前用力屈其肘关节,检查者尽力外拉其前臂给予阻力,然后突然放松拉力,健侧前臂的屈曲运动很快停止,而患侧前臂却不能停止,而呈过度活跃,反击到患者的胸壁或面部。

10. 辨距不良

亦称动幅(尺度)障碍。嘱患者拾起针、钉等小物体,可看到患侧拇指和食指分开过大。又如嘱患者以其示指触碰前面的物体,然后闭眼做同样的动作,可发现患者手指指空或错过目标物向外侧偏。又如嘱患者两手掌面向上前伸,然后令其两手掌迅速向下翻转,可发现患侧手掌旋转过度。令患者写字,可看到字迹颤动,并写得过大。

二、小脑蚓部损害的症状

小脑蚓部与脊髓和前庭器官联系紧密,受损时可出现明显的平衡障碍,蹒跚步态,站立时摇摆不稳,转弯时症状更为明显,常需举起上肢以保持稳定。由于蚓部病变引起躯干性共济失调,上蚓部病变,易向前倾倒;下蚓部病变,易向后倾倒,严重时不能站立甚至不能坐起。一般无眼球震颤,肌张力多无改变,肢体共济失调症状亦不明显。如病变偏向一侧累及小脑半球时,将伴有一侧肢体共济失调。

此外,小脑半球和小脑蚓部占位病变容易压迫第四脑室,引起脑脊液循环梗阻,出现颅内压增高的征象。

第四节　脑干损害的定位诊断

脑干内有第Ⅲ～Ⅻ对脑神经核,以及下行的锥体束和上行的感觉束等通过。因此,脑干损害的主要表现是病变平面出现脑神经瘫痪,据此可以确定病变部位。病变平面以下可出现锥体束征和感觉障碍,如一侧脑干受累,即产生同侧脑神经瘫痪和对侧偏瘫的交叉性瘫痪,此为脑干病变的特征性表现。

一、中脑损害的定位

1. 大脑脚损害综合征

多由于小脑幕切迹疝或肿瘤的直接压迫所致。主要表现为同侧动眼神经瘫痪、对侧中枢性面瘫和上、下肢瘫痪,称为韦伯综合征(图 2-3)。如网状结构同时受累即出现昏迷。至病变晚期中脑全部受损时,则出现两侧瞳孔散大、固定,四肢痉挛性瘫痪,呈过伸性去脑强直状态。

2. 四叠体损害综合征

见于松果体区肿瘤、脑炎、血管疾病和颅后窝占位病变引起的小脑幕切迹上疝等,症状与丘脑上部损害的定位表现相似,即两眼上视运动障碍、瞳孔散大、对光反射消失;如中脑集合核(Perlia 核)受累,则出现辐辏运动麻痹;累及中脑导水管者,常早期出现颅内压增高。

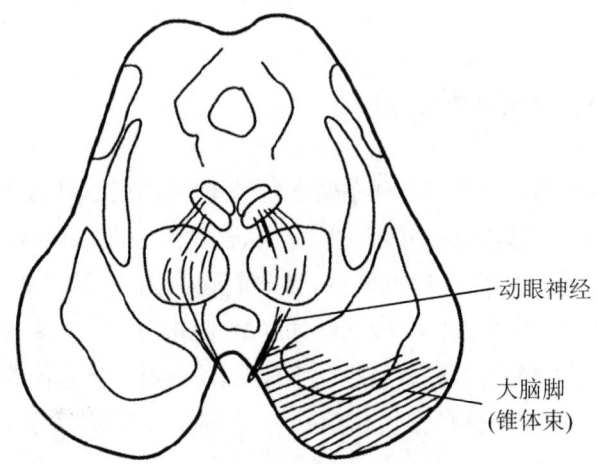

图 2-3　韦伯综合征的中脑损害部位

3. 中脑内侧部损害

可同时累及动眼神经纤维和红核,而锥体束不受损,称为 Benedikt 综合征(图 2-4),即同侧动眼神经瘫痪伴对侧肢体肌张力增强和震颤。

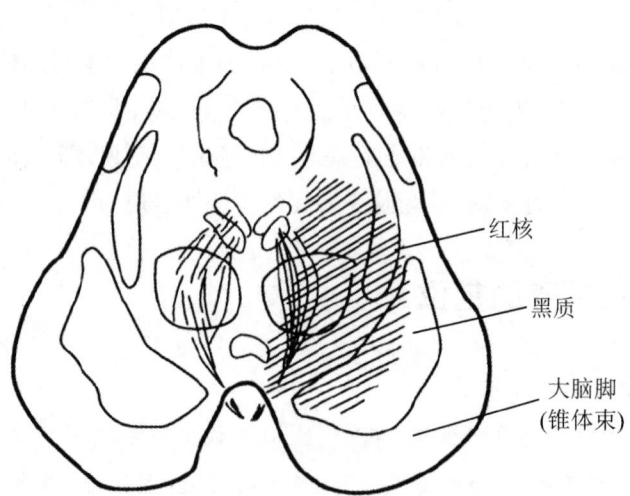

图 2-4　Benedikt 综合征的中脑损害部位

二、脑桥损害的定位

1. 脑桥半侧损害

主要表现：① 同侧展神经瘫痪和对侧上下肢瘫痪，称为福维尔（Foville）综合征。② 同侧外展和面神经周围性瘫痪，对侧上下肢瘫痪，即称为米亚尔-居布勒（Millard-Gubler）综合征（图 2-5）。

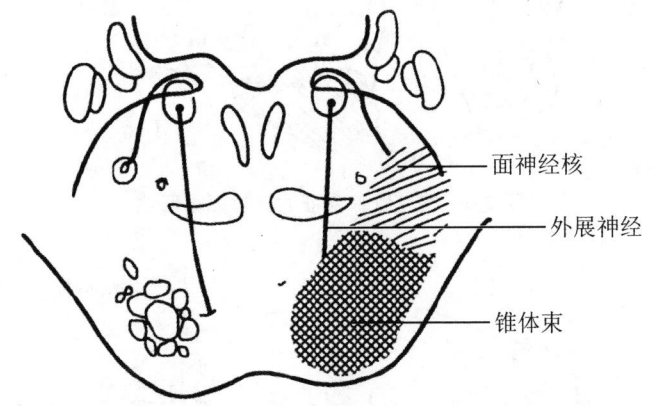

图 2-5 米亚尔-居布勒综合征的脑桥损害部位

面神经核

外展神经

锥体束

此外，累及耳蜗和前庭核，出现听力减退、眼球震颤和眩晕，内侧纵束受损时出现眼球同向运动障碍。脑桥的同向侧视中枢损害时，两眼向健侧偏斜（患侧凝视麻痹）。

2. 脑桥被盖部损害

主要表现为一侧或两侧展神经瘫痪；一侧或两侧面神经周围性瘫痪（假脸症），若结合臂受累将出现共济失调；但锥体束一般不受累。

3. 脑桥基底部损害

主要为锥体束受累的表现，一侧受累时出现对侧上下肢瘫痪，两侧受累时产生四肢瘫痪。但缺乏脑神经受累征象。

三、延髓损害的定位

1. 延髓半侧损害

主要表现：① 杰克逊综合征（图 2-6），表现为同侧舌下神经瘫痪，对侧上下肢瘫痪。② 阿费利斯综合征，呈现同侧第Ⅸ、Ⅹ 对脑神经瘫痪、对侧上下肢瘫痪。

③ 施密特综合征,同侧第Ⅸ～Ⅻ对脑神经瘫痪,对侧上下肢瘫痪。④ 交叉性感觉障碍,表现为同侧面部感觉障碍,对侧躯干和上下肢痛、温觉障碍,见于延髓外侧病变,累及三叉神经脊束核和脊髓丘脑束所致(图 2-7)。

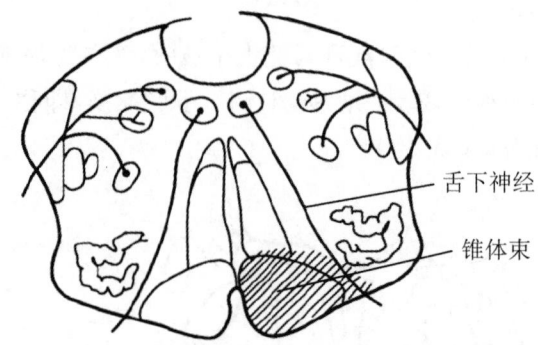

图 2-6 杰克逊综合征的脑桥损害部位

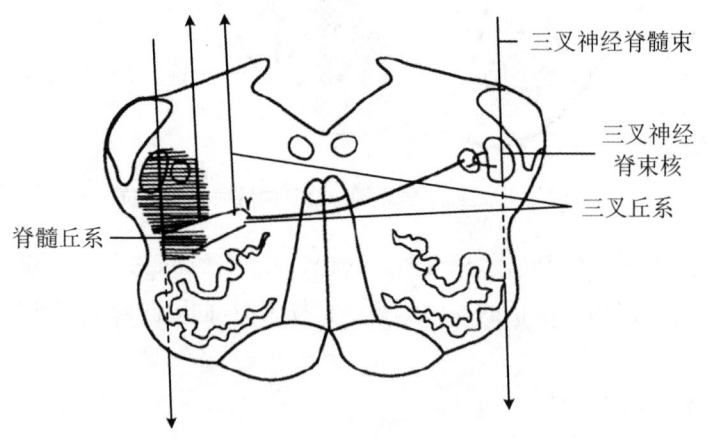

图 2-7 交叉性感觉障碍延髓损害部位

2. 延髓后外侧区损害

见于小脑下后动脉闭塞引起延髓后外侧区的软化,病变累及疑核、三叉神经脊束核、脊髓小脑束、网状结构内的交感神经纤维和脊髓丘脑束等。临床主要表现为患侧软腭和声带麻痹、霍纳综合征、面部痛觉和温度觉消失、平衡不稳和共济失调、对侧躯干和上下肢痛觉和温度觉消失,称为延髓背外侧损害综合征,或称瓦伦贝格综合征(图 2-8)。

3. 延髓两侧性损害

主要表现为两侧下组脑神经瘫痪,如吞咽困难、声带麻痹、舌肌麻痹和萎缩,为真性延髓性麻痹,两侧锥体束受损为假性延髓性麻痹,两者功能障碍相似,但真性延髓性麻痹有时表现为肌肉明显萎缩和电变性反应阳性。

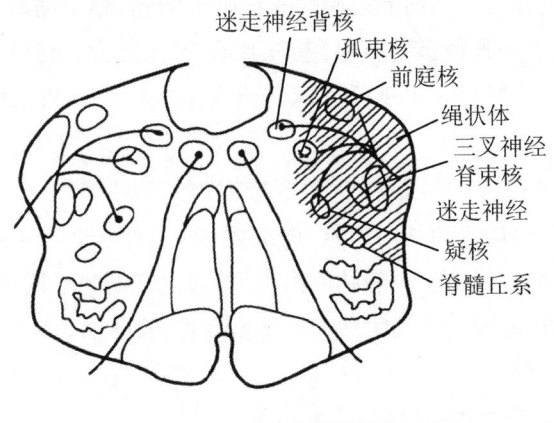

图 2-8　延髓背外侧损害

第五节　脑底部病变的定位诊断

一、颅前窝病变的定位

颅前窝病变多见于颅前窝骨折或嗅沟部脑膜瘤等,临床主要表现为一侧或两侧嗅神经或视神经损害,出现一侧或两侧嗅觉或视力的减退或丧失,眼底检查呈现原发性视神经萎缩。如肿瘤压迫一侧视神经可出现同侧视力障碍,视乳头呈原发性萎缩,对侧眼底检查可出现由于颅内压增高引起的视神经盘水肿,即称福斯特-肯尼迪综合征。

二、颅中窝病变的定位

1. 视交叉部综合征

病变累及视交叉部,多见于鞍区的肿瘤和炎症,主要表现:① 视力障碍:为病变直接压迫或侵犯视神经所致,视乳头呈原发性萎缩。② 视野改变:根据视神经或视交叉受累的部位不同而出现各种不同的视野缺损症状。视神经受累,可出现向心性视野缩小;视交叉中央部受累,出现双颞侧偏盲;视交叉外侧受累,则表现为患眼的鼻侧偏盲。③ 病变区邻近结构受累,以下丘脑损害症状多见。

2. 眶上裂综合征

多见于眶上裂或蝶骨槽内侧脑膜瘤和额眶部砸伤,累及动眼、滑车和展神经及三叉神经第 1 支,出现眼球运动障碍、上睑下垂、瞳孔散大、角膜反射减弱和前额部皮肤感觉减退等症状。有时由于眼静脉回流受阻或肿瘤突入眼眶内,还可引起患侧眼球突出。

3. 海绵窦综合征

见于海绵窦血栓形成和颈内动脉-海绵窦瘘等脑血管疾病或畸形。临床症状与眶上裂综合征类似,但由于眼静脉回流受阻,常出现明显的眼球突出和结合膜水肿。如为颈内动脉-海绵窦瘘则眼球突出呈搏动性,且于头部和眼眶部可闻及持续性杂音。

4. 三叉神经半月节综合征

见于半月节神经鞘瘤、脑膜瘤、软骨瘤和胆脂瘤等。主要表现:① 患侧面部麻木和疼痛,角膜反射减弱或消失。② 咀嚼无力,颞肌和咀嚼肌萎缩,张口时下颌偏向患侧。③ 邻近结构受累者则出现动眼和展神经瘫痪;若向颅后窝扩展,可表现出共济失调和听力障碍等。

5. 岩骨尖综合征

见于岩骨尖部骨髓炎或肿瘤等,主要表现为第 V、VI 对脑神经受累,出现患侧面部疼痛和展神经瘫痪,称为 Gradenigo 综合征。

三、颅后窝病变的定位

1. 小脑脑桥角综合征

见于该部位的肿瘤和炎症,主要表现:① 第 V~VIII 对脑神经受累,且多出现于病变的早期;极少累及第 IX~XI 对脑神经,并出现于疾病的晚期。② 小脑症状,来自肿瘤压迫小脑半球,出现步态蹒跚、眼球震颤和共济失调等。③ 颅内压增高,因病变发展引起脑脊液循环受阻所致。

2. 颈静脉孔综合征

见于颈内静脉孔部肿瘤和颅后窝骨折。主要表现为第 IX~XI 对脑神经受累,出现声音嘶哑、吞咽困难、饮食呛咳、舌后 1/3 味觉消失、胸锁乳突肌和斜方肌麻痹等。颈内静脉回流受阻时,可出现明显的颅内压力增高症状。

3. 枕大孔区综合征

见于该部的肿瘤和畸形,主要表现:① 上颈部神经根受压,引起枕颈部放射性疼痛。② 头后仰或前屈受限的强迫头位。③ 当上颈段脊髓受累时,可引起横贯性损害,出现四肢瘫和呼吸肌麻痹。④ 脑脊液循环受阻,出现梗阻性脑积水,导致颅内压增高。⑤ 有时可见后组(第Ⅸ～Ⅻ对)脑神经障碍,出现声音嘶哑、吞咽困难和舌肌萎缩等症状。

第六节　脊髓损害的定位诊断

脊髓病变的定位,主要根据其在脊髓横断面上所累及的结构和上下纵行所累及的脊髓节段来确定,前者称为横定位,后者称为纵定位。

一、脊髓病变的横定位

脊髓在横断面上所遭受的损害可分为脊髓半侧损害,脊髓完全横断损害,脊髓中央部损害,脊髓前角、后索和侧索损害等。

1. 脊髓半侧损害综合征

又称为布朗-色夸综合征,见于脊髓肿瘤、椎间盘突出、脊椎病及脊柱骨折脊髓损伤等,其主要表现:① 病变同侧受损平面以下出现上运动神经元损害的表现,肢体痉挛性瘫痪、腱反射亢进、病理反射阳性。② 病变同侧受损平面以下位置觉、运动觉和震动觉等深感觉障碍。③ 在受损的神经根和脊髓节段出现条状的周围性运动和感觉障碍,此条状区内各种感觉均减退或消失,早期有感觉过敏带。④ 病变对侧受损平面以下出现痛觉和温度觉障碍(图 2-9)。

2. 脊髓完全横断损害综合征

见于脊柱骨折脊髓损伤、不能切除的椎管内肿瘤和脊髓炎等。主要表现:① 损害平面以下所有深浅感觉均消失,损伤初期其上缘可有感觉过敏带。② 运动障碍,于损害平面脊神经支配区出现下运动神经元瘫痪,损害平面以下出现上运动神经元瘫痪,初期可有数周的脊髓休克期。③ 括约肌功能障碍,以及受损平面以下皮肤发凉、发绀、无汗等自主神经紊乱等临床表现。

3. 脊髓中央部损害综合征

见于脊髓髓内肿瘤、脊髓空洞症等。主要表现:① 分离性和节段性感觉障碍,受损的脊髓节段、脊髓丘脑束的交叉部纤维受累,故痛觉和温度觉消失,但后索的部分触觉及深部感觉未受损,故检查时体征仍于正常范围(图 2-10)。② 括约肌功能障碍出现时间较早,皮肤的自主神经功能障碍症状比较明显。③ 锥体束多不受累,运动功能正常。

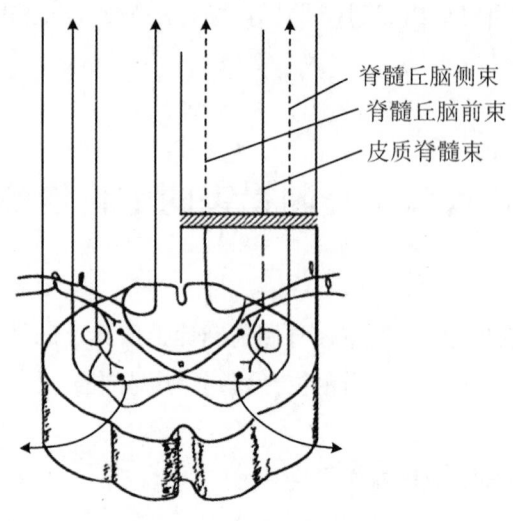

图 2-9　脊髓半侧损害

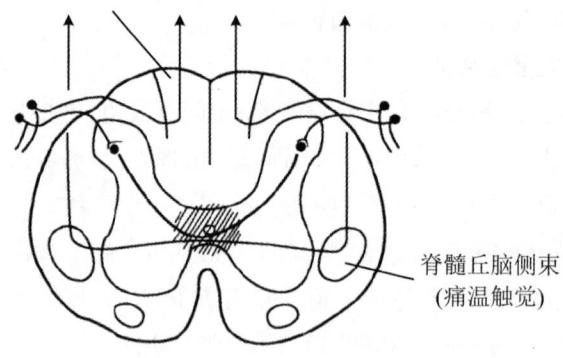

图 2-10　脊髓中央灰质损害

4. 脊髓前角损害综合征

见于脊髓灰质炎、脊髓性进行性肌萎缩和脊髓前动脉闭塞症。主要表现:
① 受损前角细胞所支配的肌肉呈节段性下运动神经元瘫痪。② 可出现肌纤维或
肌束震颤。③ 无感觉障碍。

5. 脊髓后索损害综合征

见于椎板骨折、椎板骨质增生和黄韧带肥厚,以及变性疾病等,系由薄束和楔
束受损所致。主要表现为损害平面以下位置觉、运动觉和震动觉消失,出现感觉性
共济失调或昂白征阳性。痛觉、温度觉和运动功能均正常。

二、脊髓病变的纵定位

脊髓病变的纵定位,主要依据不同平面的感觉、运动、反射和自主神经功能障碍的程度进行分析判断。在分析中应注意:① 前角、前根和后根的症状常是病变的准确位置,对于定位具有重要意义。② 束性感觉障碍,因其上升 2～3 节段交叉后越过中线,故其感觉改变常较病变的实际位置低,尤其在疾病早期,若仅累及脊髓丘脑侧束的外侧部,其感觉改变与病变的实际位置相距更远。③ 少数感觉障碍的上界可高出病变的水平,这是由于急性期病变边缘水肿所致。④ 自主神经功能障碍如皮肤划痕、出汗、立毛等临床试验均具有定位诊断价值。

脊髓各个不同节段的横贯损害表现如下:

1. 高位颈段(C_1～C_4)损害的症状

主要表现:① 膈肌和肋间肌麻痹,出现呼吸困难。② 两侧上下肢的上运动神经元瘫痪。③ 损害平面以下感觉障碍。④ 枕部或颈后部放射性疼痛。⑤ 括约肌功能障碍,尿潴留。

2. 颈膨大部(C_5～T_1)损害的症状

主要表现:① 上肢放射性疼痛。② 两侧上肢于相应的损害节段呈下运动神经元瘫痪。③ 两侧下肢呈上运动神经元瘫痪。④ 损害水平以下感觉障碍。⑤ C_8～T_1节段受损时出现霍纳综合征。⑥ 括约肌功能障碍,尿潴留。

3. 胸段(T_2～T_{12})损害的症状

主要表现:① 胸部呈束带样放射性疼痛。② 两侧下肢呈上运动神经元瘫痪。③ 损害水平以下感觉障碍。④ 尿潴留。

4. 腰骶部(L_1～S_2)损害的症状

主要表现:① 于损害水平有下肢放射性疼痛。② 两下肢在相应损害节段呈下运动神经元瘫痪。③ 损害水平以下感觉障碍。④ 尿潴留。

5. 圆锥部(S_3～尾)损害的症状

主要表现:① 大腿后部和会阴部出现"鞍"形感觉障碍区。② 两下肢无瘫痪,但会阴部肌肉瘫痪。③ 周围性排尿障碍,表现为尿失禁。

6. 马尾部损害的症状

主要表现:① 下肢放射性疼痛。② 双下肢下运动神经元瘫痪。③ 下肢和会阴部感觉障碍。④ 尿失禁。

第三章　血脑屏障与脑水肿

第一节　血脑屏障/神经血管单元

全身组织和器官都需要由血管(毛细血管床)供应氧和必需的营养物质。不同组织和器官的血管网在血管通透性、白细胞通行、血流的调节、血凝和血管张力等方面具有不同的特性,以维持其血供应器官和组织的特有功能。人脑是身体最复杂的器官,脑平均重 1.3 kg,包含 100 亿个神经元和比前者多 10 倍的神经胶质细胞,其相互连接的纤维呈高度复杂的三维排列。信息流传递是由离子通过电压闸门通道横过神经元细胞膜的运动介导的,从而导致电荷流沿着神经轴突传递,其速度可达 400 km/h。神经元间的信息传递一般是由神经递质释放到邻近细胞间的突触所介导。人脑有这类突触数目高达 10^{14} 个,而任何神经元可有数千突触和其他多数神经元相连接,形成一高度复杂的网络,依靠这高度特殊化神经网络的脑活动使人能认识和感知世界事物、控制自我的行动、情感和思想。为使脑能有效地工作,故需要相当大量的能量维持横跨神经元膜的电化学梯度。虽然人脑只占体重的 2%,脑却利用全身供血的 20%。血供应是通过极独特和复杂的毛细血管网实现的,该血管网展开超过 650 km,面积近 20 m^2。脑血管网在血管通透性、调节血流、白细胞通行、血凝和血管张力等方面和其他器官和组织不同。血脑屏障(blood brain barrier, BBB)一词被用以描述中枢神经系统用以调节血液和神经组织间分子、离子和细胞等物质运动的特性;为神经元正常功能提供适当的细胞内外环境;另外,BBB 能限制毒素、病原体和自身免疫系统的物质进入中枢神经系统(central nervous system, CNS)。BBB 是维持 CNS 正常功能必需的血和脑组织弥散屏障,BBB 的内皮细胞区别与身体其他部位的内皮细胞,主要在于其窗孔缺如,缺少饮液囊泡传递,但在内皮细胞衔接处却存在着广泛的紧密连接。紧密连接(tight junctions, TJs)限制亲水分子横过 BBB 的超细胞流通。相反,小亲脂性物质诸如 O_2 和

CO_2则能按其浓度梯度自由的弥散横过质膜。营养物质如葡萄糖和氨基酸等进入脑实质是取道传导器,而受体-介导的胞吞作用介导较大分子如胰岛素、瘦素和转铁蛋白的摄取。BBB是多个血液-中枢神经系统分界面之一,除BBB占此交界面的最大面积外,尚有血-脑脊液屏障、血-视网膜屏障、血-神经屏障和血-迷路屏障,其对CNS生理功能也有重要作用。此外,在某些CNS的关键部位,BBB的结构和功能是不完善的,这些无保护区包括松果体、神经垂体、极后区(area postrema,位于第四脑室尾端的延髓背面,此处内皮细胞无紧密连接结构,允许脑组织和血液以及脑脊液(cerebro-spinal fluid, CSF)分子的自由交换,作为化学收纳器得以探测血中毒物和催吐药物,而促发呕吐)、穹隆下器(subfornical organ,位于穹隆腹侧,在第三脑室背面室间孔水平突入第三脑室,穹隆下器与心血管活动的调节、食欲和能量的动态平衡有关。此外,穹隆下器的神经元有多种血循环中不能通过BBB的激素的受体,诸如血管紧张素、心房钠尿肽、内皮缩血管肽和松弛素等;另外,尚有对血渗透压敏感的渗透压感受器的神经元、调节抗利尿激素分泌神经元活动的神经元和控制口渴的神经元,调节体液平衡)、正中隆起(median eminence,是下丘脑下缘的一部分,居于漏斗后垂体柄顶的灰结节上的小凸起。它是在下丘脑分泌的下丘脑促垂体激素-释放和抑制调节激素进入到门脉系统前予以收集。这些下丘脑促垂体激素包括:促肾上腺皮质释放激素、促性腺释放激素、促甲状腺释放激素、生长激素释放激素和多巴胺。这些激素继续刺激或抑制垂体释放激素)和终板血管器(vascular organ of the lamina terminalis,位于视上隐窝上方,紧靠下丘脑-视交叉后方的下丘脑是机体最重要的体温调节中枢)。这些区域是位于第三脑室和第四脑室边缘的中线结构,故统称为室周器,因此处的BBB缺陷或缺如,则允许血载分子可弥散进入CNS,得以调节内分泌和自主神经系统的功能。

一、血脑屏障/血管神经单元的构造和功能

BBB一直被认为是由毛细血管的内皮细胞所组成,是由紧密连接蛋白构造限制和固定的屏障,以调节其开关。现在认识到BBB事实上是动态的,具有较大的通透范围,其是由内皮细胞和与其连接的星形细胞和神经元的多种细胞通过细胞内和细胞间信号传递等所控制的。近年来,关键观念的进展是认识到BBB实际是血管神经单元的重要核心组成部分。

(一)神经血管单元

1. 神经血管单元的结构

神经血管单元(neurovascular unit, NVU)由多种细胞类型组成。主要为内皮

细胞：单层内皮细胞借紧密连接将每个内皮细胞端对端对接成圆圈状，多个相邻内皮细胞再通过细胞间 TJs 相互粘到一起，而细胞本身和细胞间连接处是三细胞粘连处，内皮细胞环环相连呈管状，构成毛细血管的内壁，动脉血流得以从管腔通过至小静脉。除内皮细胞外，BBB/NVU 还有多种腔外壁细胞以维持其动态性和功能的完整性，主要包括周细胞、非细胞成分的基底膜（由血管和神经元细胞分泌的细胞外基质蛋白构成）、星形细胞（包绕＞98％毛细血管外壁）和神经元等组成（图 3-1）。

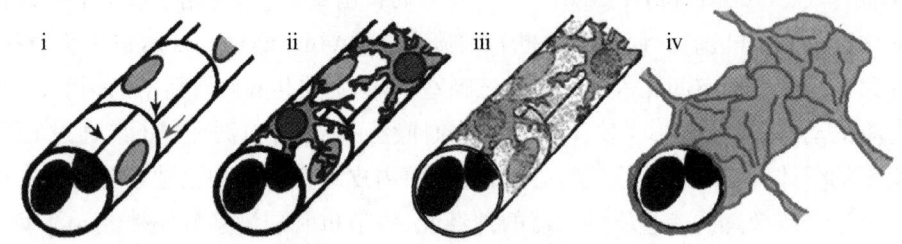

(a) 覆盖毛细血管的主要细胞类型

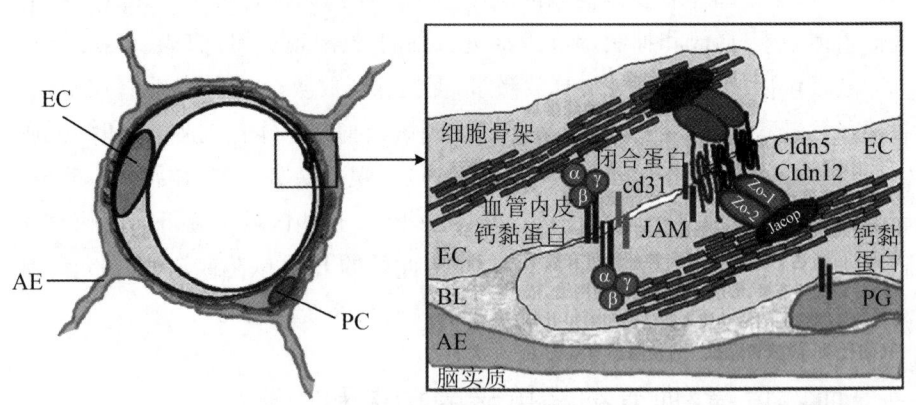

(b) BBB/NVU 的横断面   (c) 内皮细胞间的紧密连接

图 3-1   BBB/NVU 和紧密连接示意图

覆盖毛细血管的主要细胞类型：（ⅰ）内皮细胞形成管状血管，允许血液通过。内皮细胞本身折叠形成细胞内 TJs（紧密连接），它和邻近内皮细胞通过细胞间 TJs 粘连到一起，在细胞内和细胞间结合点形成三细胞粘连；（ⅱ）周围细胞黏附到内皮细胞的腔外面；（ⅲ）内皮细胞形成的管状血管和周围细胞被一层基底层所围绕，基底层是由血管和神经分泌的细胞外基质蛋白所组成；（ⅳ）星形细胞足突插入血管的鞘内。
BBB/NVU 的横断面：内皮细胞（endothelial cell，EC）、周围细胞（peripheral cell，PC）、基底层（basal layer，BL）、星形细胞足突（AE）。
内皮细胞间的 TJs 是由穿膜蛋白黏合形成的，穿膜蛋白包括紧密连接蛋白，闭合蛋白和连接黏附分子。

（1）内皮细胞：CNS 的毛细血管内皮细胞的特点是形成高度极化细胞，被紧密连接结合在一起，这就更能限制分子和离子在细胞间的运动。另外，CNS 的内皮细胞无小窗孔,有极低的细胞饮作用/吞胞转运作用,这就限制了分子通过细胞的运动。

CNS 内皮细胞的高度极化性质使其能发展特殊的传导功能,如表达流出传导器,其具有排除有被动弥散通过细胞膜能力的亲脂性毒素,以及表达特殊的传导器使必需营养物质能通过 BBB 进入脑内。大分子和亲水性分子几乎被 TJs 和细胞膜完全排除在 CNS 外,而小分子和疏水性分子将能很好地通过 BBB。然而,很多这些分子被流出传导器而排出 CNS 外。另外,内皮细胞腔面内衬一层多糖-蛋白质复合体,该复合体是 BBB 的主要屏障,为内皮细胞提供滤网,得以限制分子和细胞的相互作用。虽然,BBB 绝大多数功能是在内皮细胞实施的,但 NVU 的其他细胞类型和血细胞也参与其功能的实施。

(2) 壁细胞:① 内皮细胞的腔外面包绕着壁细胞,包括血管平滑肌细胞和周围细胞。平滑肌细胞(vascular smooth muscle cells,VSMs)只包绕毛细血管动脉侧的较大血管,有较厚的动脉壁。在动脉和小动脉,这些细胞都有肌球蛋白纤维,有收缩能力,通过控制血管扩张/血管收缩来控制血流。② 周围细胞在毛细血管腔外面形成一不完全的层面。其发出手指状的突出以 N-钙黏蛋白介导的聚乙二醇销栓和插座连接相结合。周围细胞功能包括血管的形成、血管重塑、血管张力和 BBB 的形成和功能。其作为 NVU 的多功能膜具有以下功能:a. 调节内皮细胞定向,丰富内皮细胞紧密和黏连蛋白以及总体流动、吞胞转运作用(充满流体的囊泡穿内皮传送)。b. 调节新形成脑微血管的稳定和结构。c. 分泌和调节基底膜的细胞外基质蛋白水平。d. 调节毛细血管的直径和血流。e. 提供脑的清除和吞噬功能。

周围细胞和内皮细胞通过几型整合素连接和共享同一基底膜。在基底膜缺如区域,周围细胞和内皮细胞膜呈指状交错,被称为销栓和插座连接,其形成周围和内皮细胞两者的直接接触,且含有几种不同的跨膜蛋白。其中 N-钙黏蛋白为周围和内皮细胞的关键黏连蛋白。成对的缝隙连接蛋白或结合素 43(con-nexin 43,CX43),半渠道各自表达在周围和内皮细胞,形成裂隙连接允许周围和内皮细胞间分子的传导。黏着斑块和细胞桥粒(desmosomes,上皮细胞膜中局部增厚的部分)相似,含有纤维连接蛋白或纤连蛋白沉积在周围细胞和内皮细胞间隙。CX43 在星形细胞-内皮细胞以及星形细胞-神经元界面也很丰富。各种类型的紧密联合蛋白、紧密联合调节器蛋白和黏附连接直接调节内皮细胞-内皮细胞的联系,从而构成 BBB 的解剖基础。

(3) 基底膜:身体所有毛细血管都被肌底膜(basement membrane,BM)包绕,其作为构造基质,担任细胞和分泌分子,与血管黏合和相互作用。BM 由 4 种主要成分组成,包括有Ⅳ型胶原、层黏蛋白、巢蛋白和类肝素蛋白多糖,另外,还有其他多种糖蛋白。在CNS,毛细血管是由两层BM包绕,即内部的内皮细胞BM和外部的脑实质BM。内皮细胞BM是由包埋在其中的内皮细胞和周围细胞分泌所得;脑实质BM是星形细胞分泌所得,通过由营养不良蛋白聚糖等介导的蛋白-蛋白交互作用连接星形细胞足突到BM。两种BM由不同的分子组成,内皮细胞BM富有层黏蛋白α_4和α_5,而实质BM富有层黏蛋白α_1和α_2。所以,分子和细胞进出脑实质不只要求能通过内皮细胞,也需要穿越两层BM。

(4) 星形细胞:是CNS的主要胶质细胞,它发出复杂的细胞突出插入突触、郎飞结和血管,这就使得星形细胞能感知和调节神经元活动和血管功能,并综合这些过程达到调节动脉收缩/扩张,旨在反应神经元活动调节区域特殊的血流。星形细胞也证实能调节毛细血管内皮细胞紧密连接和传导器的功能。星形细胞足突插入血管的鞘中,表达水通道蛋白4,它是CNS水内环境稳定的重要调节器。

(5) 免疫细胞:一系列的各种免疫细胞与BBB相互作用在屏蔽处介导免疫力。血管周围的巨噬细胞寄居在星形细胞足突和血管壁之间,依靠吞噬细胞残碎片提供一连串的防卫作用。这些细胞是源自血源性祖细胞,动物实验证实这些细胞80%于3个月内被替换。在CNS特殊区域肥大细胞和血管关联,但它在CNS免疫和BBB调节中的作用尚不完全清楚。在CNS实质,寄居小胶质和单核细胞系列,它们作为抗原呈递细胞启动适应免疫反应。小胶质的亚型与CNS血管相互作用,并能调节免疫细胞通过BBB。

2. 血脑屏障/血管神经单元的分子组成成分

(1) 内皮细胞的紧密连接由紧密连接和黏附连接组成。

① 紧密连接:超微构造上,TJs是一连串膜内绳股状物跨越临近内皮细胞的细胞间裂隙。TJ的细胞成分是由3种细胞整合的穿膜蛋白:claudin、闭合蛋白和连接黏附分子组成,以及多种细胞质辅助蛋白,包括小带闭合蛋白如ZO-1、ZO-2、ZO-3和扣带素。这些细胞质辅助蛋白的作用是将膜蛋白和细胞骨架蛋白-肌动蛋白连接在一起,这样才能维持内皮细胞构造和功能的完整性。这些穿膜蛋白磷蛋白是TJs的主要细胞外成分,构成旁细胞屏障。它们取道同种的交互作用,介导细胞-细胞的粘连,可能还有调节BBB通透性和白细胞穿内皮细胞的迁移功能。

② 黏附连接:黏附连接(adherent junction, AJs)介导内皮细胞间的相互粘连,调节旁细胞的通透性。AJs由膜钙依赖蛋白,即穿膜蛋白钙黏蛋白取道中介蛋白连环蛋白形成细胞间的黏附联系,也与骨架蛋白-肌动蛋白相连接。

另外,内皮细胞选择黏附分子的蛋白质,具有连接黏附分子-1的类似功能,与紧密衔接点-1及紧密连接跨膜蛋白如闭合素、claudin-5一起,参与调节内皮细胞间的连合。TJ 和 AJ 的各种成分,特别是几种 ZO 和 catenins 是已知的最有交互作用和更能限制跨越内皮细胞通透性的成分。

内皮细胞选择黏附分子的蛋白质,具有连接黏附分子-1 的类似功能,与紧密衔接点-1 及紧密连接跨膜蛋白如闭合素、claudin-5 一起,参与调节内皮细胞间的连合。

(2) 传导器:CNS 内皮细胞高度极化性质造成其内腔膜和腔外膜成分截然不同。在 CNS 内皮,不同细胞膜特殊表达不同的传导器,其与高阻抗的 TJs 结合决定血和脑组织之间分子和离子的运动。现已发现一系列的分子传导器,其在 CNS 的内皮细胞比非神经组织的内皮细胞要丰富得多,两者都具备清除毒素和输送营养物质的功能。

几个外流传导器包括 MDR1/P-糖蛋白(MDR1 即 multidrug resistance 1,是多药耐药 1 的简称;P-glycoprotein 是渗透性糖蛋白,简称 P-gp 或 Pgp),表达在 CNS 的内皮细胞,起到限制外源物进入 CNS。

Pgp 是 ATP-结合的盒子传动器和一个整合膜蛋白,使用 ATP 的水解能量催化分子跨膜迁移。它表达在 CNS 内皮细胞的腔面,转送多种不同的分子进入血液。了解传动器的意义在于:虽然 TJs 提供紧密屏障允许亲水分子和亲脂性分子能被动弥散通过细胞膜,但是很多这些分子却被外流传动器阻止不能进入 CNS。动物实验证实 Pgp-缺陷表现为白细胞粘连的极大增加。

(3) 白细胞黏附:白细胞黏附分子是表达在内皮细胞表面的分子,LAMs 启动白细胞的黏附作为进入组织的第一步,随后跟随多步过程,包括滚动黏附到内皮细胞,牢固黏附和血细胞渗出。几个表达的 LAMs 有 E-选择蛋白和 P-选择蛋白(滚动黏附)、细胞内黏附分子 1(ICAM1)和血管细胞黏附分子 1(牢固黏附)。正常时这些分子在 CNS 内皮细胞的表达比周围内皮细胞要低,但当 CNS 炎性发生在如卒中和 MS 等时这些分子的水平皆上调。另外,质膜囊泡联合蛋白也是在 BBB 崩溃的病例情况下上调,伴随小窗孔的形成、细胞内吞作用的摄取和白细胞的穿过。

3. 血管神经单元的生理功能

神经血管单元是维持脑功能正常的动态平衡。脑依靠持续的血液供应得以维持生存和正常功能,脑血流的中断会导致大脑功能障碍和死亡。所以,需要有精细复杂的脑血管控制机制来确保大脑的血液供应,以满足其能量的需要。因此,神经活动引起脑血流量(cerebral blood flow,CBF)大量增加(功能性充血),可以为脑活动输送能量物质基质和排除毒性副产物。脑血管的自我调节可使 CBF 在一定的血压范围内保持恒定,保护脑不受灌注压波动的不利影响。内皮细胞上的特殊受体能转换机械性(剪切性应激)和化学刺激,以及释放有效信号分子,诸如一氧化氮、内皮素和前列腺素。这些内皮介质能促进多种功能，如局部血流分布、免疫监视（与血管周细胞协作）和止血平衡。大脑内皮细胞之间的紧密连接，附加高度特殊化的膜传输器对血液和脑之间分子交换进行调节，这就是 BBB 的基础。相反，血管腔内侧的传输器能清除脑的代谢副产物。当内皮生长因子配合成神经细胞迁移和分化时，内皮细胞对脑的发育、神经可塑性和修复发挥了关键的营养作用。

生理和病理刺激影响功能 NVU 的机能调节是通过复杂的细胞-细胞、细胞-细胞外基质相互作用和旁分泌细胞-细胞信息传递来完成的。所以，调节局部脑血流、BBB 的通透性、传送机制、神经免疫反应和神经血管重塑（血管新生，angiogenesis）等主要功能整合都是在 NVU 实施的。

（二）血脑屏障生理情况下的开启

BBB 为 CNS 提供一特殊的微环境，使其不受血浆成分或循环中能使神经元功能紊乱的神经活性物质的突然波动的影响。然而，适度和可逆性的 BBB 的开启还有生理学的作用。血浆是正常脑修复过程所需因素的丰富源泉。BBB 的生理性开启也允许 CNS 的免疫学检测和神经元取样血浆成分作为脑在正常调节机制中脑关键功能的一部分。BBB 生理性开启是很好调整的过程，在对局部释放物质的反应时出现。有能力改变 BBB 通透性的化学性分子起源于三个主要方面：神经血管单元的内皮细胞、星形细胞和紧接毛细血管的神经元终末。已发现介导 BBB 开启的介质有：谷氨酸盐、天门冬氨酸盐、腺苷三磷酸、内皮缩血管肽-1、一氧化氮、肿瘤坏死因子-α、白细胞介素 1-β。其他影响 BBB 通透性的体液因子有缓激肽、5-羟色胺、组织胺、P 物质等。BBB 生理性通透性增加是由于 TJ 旁细胞通路的暂时性开放。

二、疾病状态的血脑屏障改变

血脑屏障开启的病理生理：BBB 开启在 CNS 某些疾病的发生和发展中起着至关重要的作用。BBB 通透性的增强是原发性脑病损的反应，普遍伴随各种脑损伤发生，包括外伤性脑损伤、缺血性卒中、脑实质内出血、原发性和转移性脑新生物、炎性疾病（脑膜炎、脑室炎和脑脓肿）和严重的中毒代谢性脑病。BBB 特别的病理改变，诸如内皮细胞紧密联合的开启、胞吞作用的增强、细胞外基质的损害、上调穿膜水传导器改变营养的运输和小孔形成和导致屏障的衰竭。虽然造成脑病损的最初病理不同，但导致 BBB 完整性丧失的最后共同通路却相同。

很多神经系统疾病的病理改变和发病机制中，BBB 起着重要的作用，如卒中、多发性硬化、脑水肿和脑外伤、阿尔茨海默病、帕金森病、肌萎缩侧索硬化和癫痫、缺血/再灌注和炎症反应等。这些病理情况能够造成 BBB 破坏使离子和分子功能崩溃及免疫细胞浸润。这种崩溃对疾病的病理状态可能是有益的，如允许免疫成分进入 CNS 对病损的残骸进行清理和修复损伤；但这种崩溃对疾病过程更是有害的，因其造成神经元的功能障碍、损伤，最终导致神经元变性。广泛的 BBB 破坏可导致脑血管源性水肿，由于水和血浆蛋白运转进入 CNS 运动的增加，导致脑体积相应增加，轻度增加时能借减低 CSF 和脑血液体积得以代偿；在严重的病例中将造成颅内压增高、血低灌注和脑组织缺血，甚至脑疝和死亡。由于 CNS 的细胞结构不同，血管源性水肿影响 CNS 的部位也不同，白质因水最易沿着其轴突纤维束运转故最易受损。水肿能导致髓鞘的崩溃、星形细胞反应和神经元功能障碍。在多数疾病情况下，BBB 破坏是继发于原始疾病的病理生理改变，如外伤性脑损伤和卒中。以外伤性脑损伤为例：脑外伤造成 BBB 破坏是由基质金属蛋白酶-9（matrix metalloproteinase 9，MMP-9）和水通道蛋白（aquaporin 4，AQP4）作为媒介所致。在损伤的早期，血管机械性破裂造成脑实质内出血，导致对血液的炎性反应连续损害 BBB。巨噬细胞的募集和小胶质细胞的激活将造成自由基和蛋白酶的释放。脑室内 CSF、MMP-3 和 MMP-9 水平的增高对 BBB 的开发和脑损伤的继发性出血都有重要的关系。

第二节 脑 水 肿

脑水肿可简单定义为液体过度积聚在脑实质内（脑组织的细胞内和（或）细胞间隙中），简单来讲，人们将脑水含量增加超过正常含量的 80% 左右定义为脑水肿。脑水肿见于多种神经内外科病理情况。

一、病理生理机制

脑水肿的细胞分子水平病理生理机制很复杂，简单来讲，是由于损伤细胞的肿胀、受损血管的渗漏和吸收通路的阻塞迫使液体进入脑组织所致。细胞和血管损伤激活一系列级联反应过程：首先，谷氨酸盐释放进入细胞外间隙，谷氨酸刺激使细胞膜上的钙和钠的进入开放的通道。细胞膜的腺苷三磷酸酶（ATPase）泵排出 1 个钙离子置换 3 个钠离子进入。钠在细胞内积聚产生渗透压梯度，从而使水过度进入细胞,致使细胞体积增大,从而造成细胞功能障碍,最终,缺氧耗竭细胞的能量储备,使钠-钾 ATPase 功能丧失和钙置换降低。

因为细胞膜能量依赖的钠泵失效,钠积聚于细胞内,而水则从细胞外流入细胞内以维持渗透压的平衡。钙在细胞内的积聚激活细胞内的细胞毒性过程。该过程的炎性反应是借诸如 c-foc 和 c-jun,即早期基因和细胞活素类等物质的形成而启动的。小胶质细胞被激活,并释放自由基和蛋白酶等侵袭细胞膜和毛细血管的物质,一旦细胞膜被破坏,细胞再不可能恢复正常。

自由基对细胞有毒性作用。反应性氧自由基,如过氧化离子、过氧化氢和氢氧(羟)离子是花生四烯酸的系列反应产物。花生四烯酸释放的脂肪酸等为损害性分子的供应源泉。一氧化氮(NO)也是自由基的源泉。巨噬细胞和小胶质细胞通过可诱导或免疫 NO 合成酶(iNOS)作用形成 NO。

当中枢神经系统外伤和缺血时,诸如谷氨酸、自由脂肪酸或细胞外高钾等介质成分被释放或激活,这将造成神经细胞的二级肿胀和损伤。其他物质如组织胺、花生四烯酸和自由基包括 NO 也考虑为脑水肿的介质,但这些成分的作用不如缓激肽清楚。在脑水肿级联反应过程中,上述各种介质可能相互增强。BK 可能在冷冻病损、脑震荡、脊髓外伤和缺血性脑损伤情况下的脑水肿中发挥更重要的作用。脑水肿的结果造成的继发性病损是颅内压增高,继发脑灌注减低和脑组织缺血。因为脑组织、血液和脑脊液三种成分构成颅内组织的总体积,三者被包裹和限制在坚硬的颅骨内,各自体积为脑 1400 mL、脑脊液 150 mL 和血液 150 mL,正常情况下持续不变。若三者成分之一的体积增加,势必会导致其他成分的体积减小和总体积的增加。脑水肿时脑内水分过度增加使脑体积增大,但颅骨容量不增,故其内所有成分都受到程度不同的压迫。此外,原发血流紊乱也会进一步加重脑水肿。当脑组织、血或 CSF 体积继续增高时,调节机制失效,颅内压(intracranial pressure, ICP)则会进一步增高。ICP 严重增高最终将造成全脑的脑血流降低。最严重广泛的脑缺血会产生脑死亡。程度较轻的 ICP 增高和血流的降低能造成相对较轻的脑梗死,但范围仍很广泛。ICP 增高和脑灌注压,即脑血管内平均的血压之间的差异及其降低的持续时间是脑损伤的主要决定因素。若 ICP 增高和脑灌注压延续不断降低,将导致预后恶劣的脑疝出现,脑疝预期不可逆的脑损害和死亡。但必须认识到 ICP 增高是脑水肿的一个重要结果,但脑水肿绝不是 ICP 增高的同义词,因为 ICP 增高也可由其他多种发病机制造成。

二、临床分类

脑水肿主要分为血管源性脑水肿和细胞毒性脑水肿两种;另外,还有根据病原而不是按照实际解剖学部位的分类包括间质性或液体静力学脑水肿、渗透性脑水肿和充血性脑水肿等。血管源性脑水肿和细胞毒性脑水肿在神经科临床中有重要的意义,两者独立存在的很罕见,多为两种类型重叠并存或先后出现。

1. 血管源性脑水肿

血管源性脑水肿是因构成 BBB 的毛细血管内皮细胞的紧密接头处和星形细胞突出破坏造成血管内的液体和溶解质如蛋白等流入脑实质的血管外间隙所致。这是最常见的脑水肿类型,一旦血浆成分通过 BBB 造成的水肿,其将迅速广泛地扩张,因为水进入脑白质,会在细胞外沿着轴突的纤维束迅速扩张,故血管源性脑水肿以白质受累最突出,但灰质也可受累。影像学上该型脑水肿低信号现居于皮层下脑白质,皮层灰质不受累,使灰白质的交接面显现的更明显。该型脑水肿多见于出血性脑挫伤、脑瘤、局部炎症、脑静脉梗阻、脑缺血后期有梗死继发性出血时和高血压脑病。血管源性脑水肿是由于 BBB 功能障碍所致,造成 BBB 功能障碍的机制:① 高血压造成的物理性脑毛细血管破坏,压力直接作用迫使液体直接从毛细血管内渗透至脑细胞外。② 脑外伤合并出血。③ 肿瘤促进释放血管活性和内皮破坏成分的肿瘤-促进释放[如花生四烯酸、兴奋性神经递质、十二烷样物质、缓释肽、组织胺和自由基,以及有减弱 BBB 紧密连接作用的血管内皮生长因子(vascular endothelial growth factor,VEGF)]。该水肿亚型如脑瘤对类固醇治疗(如地塞米松对减低 VEGF 有效)和渗透压疗法有效;而其他血管源性水肿,如缺氧和水中毒所致脑水肿可能对渗透压疗法有效,而对类固醇治疗无效。

2. 细胞毒性脑水肿

该型脑水肿 BBB 保持完整,水肿是由于 ATP-依赖的离子传导(钠和钙泵)衰竭所致,结果造成钠和水在细胞内潴留和脑细胞肿胀,多见于头颅外伤和缺氧。肿胀的脑细胞包括胶质细胞、神经元和血管内皮细胞,故细胞毒性脑水肿主要影响灰质,也影响白质。脑细胞肿胀始于病损后几分钟,可能是由于嗜中性颗粒白细胞和细菌释放的毒性因子所致。影像学可见灰质为主和白质的低密度,正常灰质和白质的界面丧失。多见于缺血性卒中早期、中毒、缺氧和头颅外伤。

3. 间质性脑水肿

间质性脑水肿见于梗阻性脑积水,当 CSF 流出受阻和脑室内压力增高时。该型脑水肿是由于 CSF-脑屏障破溃,导致 CSF 横过室管膜外溢进入脑室周围白质的细胞外间隙。间质性脑水肿和血管源性水肿的区别在于该型脑水肿的渗出物为CSF,几乎不含有蛋白。该型水肿对类固醇激素治疗无效,对渗透压治疗亦不佳。

4. 渗透压型脑水肿

正常 CSF 和脑细胞外液的渗透度轻度低于血浆的渗透度。当血浆被过量的水稀释时,脑渗透度将会超过血浆的渗透度,从而产生异常的压力梯度,结果水从血流向脑组织造成脑水肿。常见的病因有过量水饮入或低钠、抗利尿激素分泌不当综合征(syndrome of inappropriate antidiuretic hormone secretion,SIADH)、高渗透压高血糖状态快速降低血糖高渗透压非酮体酸中毒。

三、常见病因

(一)脑水肿的常见病因

1. 神经系统疾病

颅脑创伤、脑瘤,缺血性卒中和脑实质内出血,所有病原的脑膜炎和脑炎,其他脑感染如囊尾幼虫病和弓形虫病。

2. 非神经系统疾病

糖尿病酮酸中毒,乳酸酸中毒昏迷,恶性高血压,高血压脑病,爆发性病毒性肝炎,肝性脑病,Reye综合征,全身中毒(CO和铅),低钠(如抗利尿激素分泌不当,SIADH)。鸦片药物滥用和依赖,某些爬行动物和海洋动物咬伤,高海拔性脑水肿(HACO)。

(二)不同病因所致的脑水肿

不同病因所致的脑水肿类型和发病机制各有不同,同一疾病在疾病的不同阶段也不尽相同。

在此以创伤性脑损伤为例简述如下:创伤性脑损伤后的脑组织损伤由两种不同的病理过程所决定。在原发创伤当时,CNS遭受剪切力伤害,导致BBB神经血管单元的机械性变形。脑毛细管渗透性增加和其后出现的血管源性脑水肿是TBI后脑组织水分增加的主要原因。继发于BBB障碍的蛋白血管外渗出,使细胞外蛋白增加了渗透梯度和异常液体的积聚,其程度超过脑室和蛛网膜下腔能代偿的能力,血管外渗出蛋白也阻碍液体从脑中清除。

继发性脑损伤本质是缺血性质的,且诱发细胞成分造成水肿形成——细胞毒性脑水肿。这是因为继发于TJ蛋白的破坏,释放炎性介质诸如细胞内黏附分子和血管内皮生长因子(VEGF)和线粒体功能障碍。基质金属蛋白酶9(MMP-9)的激活造成神经血管单元的基底膜的蛋白质水解和组织损伤的进一步发展。

除以上机制外,跨膜水传送在脑肿胀过程也起相当作用。正常脑中,水通道蛋白在毛细血管周围的星形细胞足突上表达。TBI造成反应星形细胞的AQP4上调。AQP4 上调不只限于 TBI 也见于其他颅内疾病。AQP4 表达和增强 CT 确定的脑水肿程度有明显的相关性。治疗策略旨在减轻水肿形成的不同阶段,重点放在处理 TBI 后 BBB 的动力学。最近有研究证实早期外科干预,如颅骨切除减压术和脑挫伤清除术有降低 MMP 的水平和限制 BBB 崩溃的病理过程。

四、治疗

脑水肿治疗应针对不同病因给予病因治疗,不同类型的脑水肿和疾病不同阶段发生的其他类型的脑水肿也应给予相应的治疗。这里不再详述。

第四章　脑血管的病理生理

第一节　脑血流量的概念

一、脑血流量

脑血流量是系指在单位时间内供应100 g脑组织的血液流量。正常成年人,典型CBF为750 mL或15％的心排出量,相当于50～54 mL/(100 g·min)。局部脑血流量是指单位时间内流经局部脑组织的血液量。由于脑功能活动类型的差异,大脑局部血流量差异亦较大,如脑灰质的CBF约为20 mL/(100 g·min),而脑白质则高达70～100 mL/(100 g·min)。CBF由多种机制严格调节以适应脑的代谢需要。脑血流量过多会导致充血,进而引起颅内压增高,压缩和损害脑的精细组织。若CBF低于18～20 mL/(100 g·min)则出现脑血流过少(缺血);而当CBF低于8～10 mL/(100 g·min)时,脑组织将死亡。故临床上对常见的CBF障碍如休克、卒中和外伤性脑损伤都采取措施,旨在维持适当的CBF。CBF取决于多种因素,诸如血的黏稠度、血管扩张的程度和血流进入脑内的净压力,该净压力称为脑灌注压,其是由全身血压所决定的。脑血管有能力借改变本身的直径以调节通过血流量,该过程称作自身调节,当系统血压升高时,脑血管通过自身调节血管收缩;当系统血压降低时,则血管扩张。小动脉也对血液中化学物质的不同浓度进行收缩和扩张的自身调节,例如小血管对系统血液的高CO_2分压($PaCO_2$)反应以扩张,而对高氧分压(PaO_2)反应以收缩。

二、脑灌注压

脑灌注压(cerebral perfusion pressure,CPP)是促使脑血流到脑组织(脑灌

注)的净压力梯度。CPP 必须维持在一个狭窄的范围,因为压力过小会导致脑组织缺血,而压力过大会导致颅内压增高。这是因为颅骨是一坚硬的盒状外壳,包括血液、CSF 和极柔软的脑组织三种成分,其中血液和 CSF 能接受压缩的容量有限且能力很弱,而脑组织柔软更易被压缩,结果出现脑组织缺血损害。

(一)按颅内压定义

按颅内压的定义,CBF 的公式为

$$CBF = MAP(平均动脉压) - ICP(颅内压)$$

成人正常心率时,MAP=1/3(收缩压-舒张压)+舒张压。心率过快时,计算应做相应调整。正常值为 70~110 mmHg。

(二)按血管阻力定义

CPP 可定义为造成 CBF 的压力梯度,公式为

$$CBF = \frac{CPP}{CVR} \quad (CVR 为脑血管阻力)$$

按影响 CPP 和影响 CVR 的因素考虑,CVR 受 4 个主要机制控制:① 代谢控制(或代谢性自我调节)。② 压力自我调节。③ 化学控制(动脉 $PaCO_2$ 和 PaO_2)。④ 神经控制。

第二节　脑血流量的测定

近年来,随着现代影像学技术及生物医学工程设备研究制造水平的提高,测量脑血流量的方法越来越多,下面简单介绍几种临床常用的方法,在此不做技术方法的详述。

1. N_2O 测定法

N_2O 测定法被认为是检测大脑半球血流量的金标准,其原理是单位时间内组织吸收指示剂的量等于动脉血带入组织的量与静脉血从组织带出量之差。

2. 经颅多普勒超声

经颅多普勒超声(transcranial doppler,TCD)是具有无创性,且廉价、操作简单、可重复性好的检测颅内血流动力学的方法,目前已广泛应用于临床。TCD 不能直接定量测定脑血流量,但能间接反映受检血管的血流动力学变化和脑血管的状况,如血流的速度、方向,脉动指数及阻力指数,血管的狭窄、痉挛和闭塞等。

TCD 技术应用于缺血性脑血管病的再通与预后的判断、脑血管畸形、脑血管痉挛、颅内压增高以及脑死亡和其他有关疾病的诊断、监护和科研。

3. 正电子发射断层扫描显像

正电子发射断层扫描显像(positron emission tomography,PET)是目前核医学和医学影像界高档次的方法。PET 是目前研究脑功能,特别是研究缺血性脑血管病的病理生理和监测其在治疗过程中脑血流和脑代谢变化的最有效工具。其优点是:准确性和分辨率高;无创性,采用的放射性核素均为人体生命的基本元素,危险性小。它不仅可以进行脑血流的定量测定,还可用于脑组织葡萄糖、蛋白质和氧耗量以及脑神经受体和脑肿瘤抗体等显像研究。脑组织葡萄糖代谢显像反映大脑皮层各叶、丘脑、小脑及基底神经节和神经核团的葡萄糖代谢状况,主要定量指标为全脑和局部脑的葡萄糖代谢率(CMRglc 和 rCMRglc);脑蛋白质代谢显像主要用于脑肿瘤氨基酸代谢及增殖率的测定;脑氧代谢显像的主要定量指标有全脑和局部脑氧代谢率(CMRO$_2$ 和 rCMRO$_2$)以及氧提取分数(OEF 和 rOEF)的测定;在脑血流和血容量显像方面,PET 不仅能够得到血流影像,还能够获得全脑和局部脑组织的血流量和血容量的精确定量参数。PET 的缺点主要是价格昂贵,且所用正电子核素必须用回旋加速器生产,但因其物理半衰期很短,必须同时配置回旋加速器等,故目前尚难用于临床实践。

4. 单光子发射计算机断层扫描

单光子发射计算机断层扫描(SPECT)原理是将能释放单纯 γ 光子的放射性核素经标记化合物后注入和吸入人体,以显像仪准直器的探头收集所检部位或脏器发出的 γ 射线,并以 CT 技术进行断层显影和重建,以三维显像技术使探测的脏器成像。虽然 SPECT 在精确定量和动态反映脑血流改变方面还存在一定困难,但它仍是临床上比较容易接受和推广的一种检查脑血流的方法。

监测脑血流的其他方法还有近红外光谱技术(near infrared spectroscopy,NIPS)、稳态氙增强 X 线 CT 扫描(Xe/CT)、功能磁共振、脑血流图(rheoencephalography,REG)和放射自显影技术等。NIRS 用于测定新生儿脑氧饱和度和研究脑血流动力学,Edwards 用 NIRS 对新生儿进行脑血流测定,其结果与[133]Xe 清除法和 PET 监测结果相同。NIRS 测得的脑血流量值往往偏低,且变异性较大。

Xe/CT 是一种比较敏感且具有高度空间分辨率的定量测定局部脑血流量影像学技术,其精确性与 Xe 清除法不相上下。

另外,还有其他检测方法,但价格昂贵[如功能性磁共振成像(functional magnetic resonance imaging,fMRI)],有些仅适用于动物实验(如放射自显影),有些则临床应用价值还有待进一步探讨。

第三节　脑血流的调节

一、脑血流生理情况下的调节

1. 静态自身调节

在正常情况下(MAP 为 70～110 mmHg；ICP 为 100～150 mmH_2O)，由于自身调节保护作用，平均脑血流(即平均记录>5 min 或>1 h)是相当稳定和持续不变的。事实上，CBF 可有高或低于平均正常范围 10% 的变异。超过自身调节范围，平均动脉压增高(NAP)则 CPP 增高，而 ICP 增高则 CPP 降低。正常成年人，CPP 介于 70～90 mmHg 范围，CPP 不能持续低于 70 mmHg，否则将造成缺血性脑损伤。但也有将 CPP 正常范围限定为：正常成人为 50～150 mmHg，儿童至少不低于 60 mmHg。

2. 动态自身调节

在自身调节调节范围内，一旦 CPP 压在几秒内急速降低，脑阻力血管将扩张，脑血管阻力的下降致使脑-血体积的增加，因此，CBF 在几秒内恢复到正常基线值。这种血压快速的改变的适应性能，和发生在几小时或几天的改变相反的静态自身调节不同，称之为动态自身调节。

二、脑代谢与脑血流的自动调节

无论是在全脑或局部水平上，脑血流均与脑代谢密切相关。为了维持脑的动态平衡需依赖氧和葡萄糖供应的动态调节以配合脑代谢的需要，现已确定脑活动的增加，迅速出现(1～2 s)区域特殊的氧和葡萄糖摄取和代谢的增加。为此目的，氧和葡萄糖必须从在毛细血管水平增加血流而获得，所以功能性充血或神经血管耦合(functional hyperemia 或 neurovascular coupling)。这是由于脑组织几乎没有能量储存，脑代谢、氧摄取和脑血流之间相互影响，形成正常生理情况下必备、病理情况下须在一定限度内调节的匹配或耦合关系。脑代谢与脑血流相匹配的自动调节机制保证脑血流量适应代谢的需求，即脑血流量随氧代谢率增加而增加(如在癫痫和发热时)；随着氧代谢率的减少而减少(如全身麻醉和昏迷时)。当灌注压或血液黏滞度发生变化时,压力和黏滞度的自动调节机制保持脑血流量恒定在相应水平上,以适应脑代谢的需要。脑血流量的增加可以短暂地超过脑氧代谢率的增加(过度灌注);多发生在颈内动脉剥脱术和支架术后等情况下,称作高灌注综合征。

低温可引起脑氧代谢率的降低,通过脑血流-脑代谢耦合关系而降低脑血流。每降低 1℃ 可使脑血流量降低 5%～7%,脑温度降低 15℃ 可减少正常体温时脑氧代谢率的 10%。低温可以降低基础代谢和中枢神经系统功能代谢,而麻醉剂则仅影响脑氧代谢率。

在脑代谢-脑血流匹配、耦合的关系中,一氧化氮起着重要的作用。它不仅影响着脑血管的基础张力和调节着内皮依赖性血管舒张反应,而且局部神经元代谢或功能活动的增强可通过一氧化氮引起脑血管扩张。单独或联合使用腺苷和一氧化氮的拮抗剂,虽然不能完全抑制由于神经细胞代谢活动增加而致的脑血流量的增加,但可以降低其增加的程度。其他如氢离子、钾离子、前列腺素及血管活性肠肽等物质也都是为适应脑代谢的需求,是自动调节脑血流量(即脑代谢和脑血流匹配、耦合关系中)的重要中介物。

三、脑血流量的化学调节

脑血流量的化学调节主要涉及氧、二氧化碳,以及血液和脑脊液的酸碱状态和离子等因素。

1. 二氧化碳对脑血流量的调节

二氧化碳是最强的血管扩张剂,脑血液循环对二氧化碳分压的变化异常敏感。正常情况下,在 25～75 mmHg 的变动范围内,二氧化碳分压每增加 1 mmHg,脑血流量相应增加 2%～4%。二氧化碳分压变化后数秒内脑血流即发生变化,并在 2 min 之内达到完全均衡。脑血管床对二氧化碳反应之所以如此快捷是由于二氧化碳能快速弥散透过血脑屏障,并进入血管周围组织间隙和血管平滑肌细胞,引起血管周围组织间隙 pH 下降,由此导致脑血管扩张和脑血流量的增加。碳酸氢盐离子和二氧化碳是通过改变细胞外液的 pH 而对脑血管床产生作用的。虽然二氧化碳分压是强力的脑血管扩张剂,但动脉内的 H^+ 对脑血管并不能产生作用,因为它们不能快速弥散通过完整的血脑屏障,不能降低脑血管周围组织间隙的 pH。因此,代谢性酸中毒和碱中毒不会对脑血管张力产生影响,而呼吸性酸中毒和碱中毒则可以对脑血管张力产生影响。当二氧化碳分压＞70～80 mmHg 时,脑血流量很少再增加。这可能由于脑血管已接近最大扩张,其自动调节功能消失。二氧化碳含量过低,如低碳酸血症时脑血管收缩。当二氧化碳分压<20 mmHg 时,脑血管不再继续收缩,说明已接近脑血管对低碳酸血症反应的极限。

2. 二氧化碳对脑血流量调节的机

二氧化碳对脑血流量的影响可能是通过局部递质的调节,而不是通过外周化学感受器。因为去神经支配法并不能改变脑血流量对动脉二氧化碳变化的反应。周围血管 pH 影响脑血管的分子生物学机制尚未被阐明。现已证实一氧化氮参与了二氧化碳介导的脑血管扩张。一氧化氮合酶(NOS)抑制后可明显降低大脑中动脉平均血流速度。然而一氧化氮合酶抑制剂不能完全消除二氧化碳血管反应性,一氧化氮可能是在调节局部而不是全脑的血管反应性方面发挥了重要作用。一氧化氮合酶抑制剂能减弱脑血流量对动脉二氧化碳浓度增加的反应性。与二氧化碳血管反应性有关的递质还有:前列腺素 E_2(PGE$_2$)和环鸟苷酸。前列腺素产物的抑制剂吲哚美辛(消炎镇痛药)有强烈的减弱二氧化碳血管反应性的作用。血管口径和脑血流量也受到脑脊液中二氧化碳分压的影响。二氧化碳可自由透过血脑屏障,通过改变血管周围的 pH 而影响血管口径。二氧化碳对脑血管的扩张作用是由 H^+ 浓度的改变所引起。吸入二氧化碳几分钟后即可发现脑组织和脑脊液中的 H^+ 浓度增加,血液和脑脊液 pH 对脑血流有调节作用。

3. 氧对脑血流量的调节

无论缺氧或高氧状态,机体都通过改变脑血流量等多种方式以保证脑组织的正常氧供应。低血氧时,在自动调节机制作用下脑血管扩张。此时脑血流量增加可使脑的总氧量增加 17%。自动调节对低血氧的血管反应性扩张有一个阈值,当二氧化碳分压约为 35 mmHg 时,方引起脑血管扩张;而当二氧化碳分压<25 mmHg,6 min 后脑血流的自动调节功能丧失。血液中二氧化碳分压增高可引起脑血管收缩,血管收缩和血管阻力增加的结果是造成脑血流量减少。吸氧压为 304.0 kPa(3.5 atm)时,脑血管阻力增加 55%,脑血流量减少 25%。

四、脑血流量的神经调节

超微结构和神经受体的研究证实,脑实质内外的动脉、静脉和毛细血管上均有神经分布,神经控制在脑血流调节中发挥着重要作用。分布在动脉上的神经主要位于外膜或内膜与中层的交界处,不穿过血管壁的平滑肌细胞。越是动脉的末端,神经纤维的分布越少。脑的静脉血管上也有神经分布,但远较动脉为少。支配毛细血管的神经末梢与周围细胞和内皮细胞接近。血管神经单元的周围细胞所含有的肌凝蛋白和肌动蛋白在神经的支配下发挥收缩毛细血管作用。

控制脑血管运动的神经纤维由自主神经系统(交感神经和副交感神经)和感觉神经系统的神经节细胞体发出。支配脑阻力血管的神经起源于脑的内部神经。刺激交感神经可引起脑血流量和脑氧代谢率增加,刺激副交感神经系统则仅引起脑血流量的增加。兴奋中枢交感神经系统比兴奋起源于颅外的周围交感神经系统所引起的脑血流和脑氧代谢率增加得更多。神经对脑血流量的调节是通过释放神经递质或血管活性物质,作用于血管壁上的特殊受体而发挥作用的,诸如去甲肾上腺素和乙酰胆碱、单胺类、神经肽类和气体等。去甲肾上腺素可引起脑血管收缩,乙酰胆碱是脑组织中含量最为丰富的血管周围神经递质,具有扩张脑血管作用。其他神经递质还有神经肽 Y(neuropeptide Y,NPY)、P 物质(substance P,SP)、神经激肽 A(neurokinin A,NKA)、5-羟色胺(hydroxytryptamine,5-HT)、血管活性肠肽、降钙素基因相关肽、垂体腺苷酸环化酶激活性多肽、内皮素-1(endothelin-1,ET-1)和一氧化氮等。

五、肌源性调节机制

肌源性调节机制是指血管平滑肌的基础张力受灌注压或透壁压力变化的影响,同时伴随着平均动脉压增加或降低,血管平滑肌相应地收缩与舒张。大脑自动调节牵涉两种肌源性机制,对血压搏动的快速短暂的反应和对平均动脉压变化的较缓慢的反应,而后者在调节脑血流量中起着主要作用。

六、神经血管单元和脑血流自动调节

脑血流的调控是极其复杂的,其主要有三种调节机制:① 脑压力的自动调节,旨在处于变动的脑灌注压情况下,支持脑血流持续不变。② 血流-代谢耦合旨在脑变更脑血流的能力以配合代谢的活动的需要。③ 神经性调节是指广泛的树枝状分布的血管周围神经也参与调节脑血流。

在这三种调节机制中,关键是神经血管单元,包括的细胞主要有两种类型:即内皮细胞和星形细胞。内皮细胞产生几种对调节脑血流有密切关系的细胞活性因素,诸如 NO、内皮-依赖超进化因素、类花生酸类和内皮缩血管肽或内皮素。星形细胞的足突直接和脑血管相接,在调节脑血流中担任主要角色。星形细胞足突作为血管神经单元的组成部分广泛包绕脑毛细血管,以突触和脑微血管接触。其调节脑血流主要是利用细胞外 K^+ 的缓冲作用,最近发现星形细胞能通过裂隙连接,有细胞-细胞信息交流能力,提示其可能具有调节神经元和血管功能的作用。有证据支持微血管近端的较大血管有调节血管运动反应下游的功能。

NVU 功能的中心是脑毛细血管。现已证实 CBF 是和脑代谢紧密耦合的,但毛细血管血流是否直接被控制以满足脑实质的能量需要还未证实,因为 NVU 的毛细血管缺如平滑肌细胞,所以过去一直认为毛细血管本身无主动或被动的调节功能。然而最近已证实毛细血管本身对血流具有生理控制能力。这种微循环的调节累及多种性质机制:可能累及血流控制的血管内因素包括非牛顿流体流变学、红细胞流量、白细胞黏附、血管活性介质的释放,以及内皮细胞表达糖蛋白。星形细胞是 NVU 的关键调节者,其固有的神经分布也参与调节毛细血管血流。另外,NVU 的周细胞也被证实有收缩能力。基于这些发现,血流控制可能是以"近端整合模式"进行的,即局部的神经活动被邻近的毛细血管探测到,然后血管舒张信号沿着邻近血管传递。此后,信号在毛细血管前小动脉和更上游的小动脉整合,调节毛细血管的血流。

脑血液循环的神经支配包括自主神经系统(交感和副交感)和感觉神经系统。各系统的递质及生物活性物质如图 4-1 所示。此外,内皮细胞所产生的一氧化氮、内皮素和三磷酸腺苷等调节血管张力。

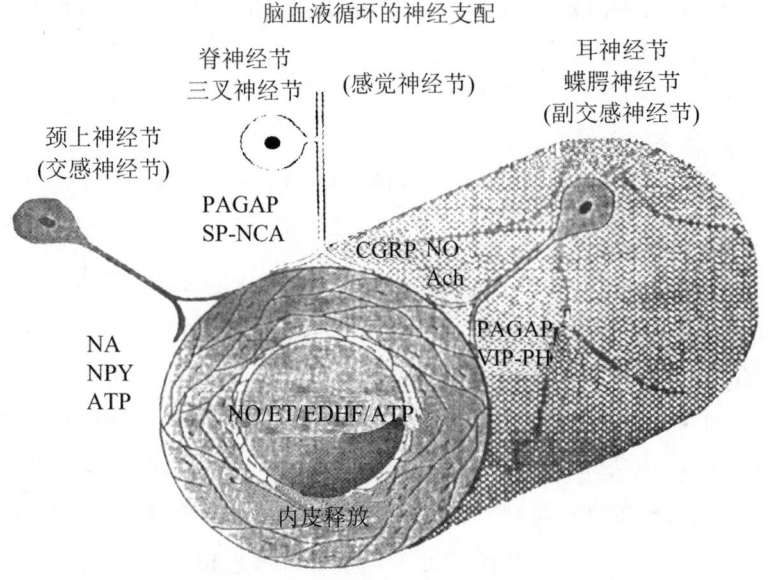

图 4-1 各系统的递质及生物活性物质

第四节　脑血流障碍的临床疾患

一、脑血流降低的临床疾患

低氧血症、高碳酸血症、大剂量使用挥发性麻醉药物,以及一些神经科疾病如缺血性脑血管损害、蛛网膜下腔出血和创伤性脑损伤(traumatic brain injury,TBI)等均可导致脑血管自动调节机制失常。自动调节功能失常的程度可从轻度的损害到完全丧失。

在自动调节功能失常时,血压高极易导致脑出血和脑水肿,血压低又将产生脑缺血甚或脑梗死。因此在治疗上要兼顾到维持有效灌注压和避免脑出血和脑水肿的发生。

神经外科常见的是颅脑创伤后脑血管痉挛,动脉瘤破裂后蛛网膜下腔出血后的脑血管痉挛和颅内压增高。

二、脑高灌注综合征

脑高灌注综合征(cerebral hyperperfusion syndrome,CHS)是发生在颈动脉内膜剥脱术或颈动脉支架术后由于灌注调节失效所致的临床综合征,它和脑高灌注概念不同,脑高灌注患者同侧脑灌注会有 20%~40% 的增加,于数小时后可降至正常,临床上不出现任何症状,所以只有出现临床症状才能诊断 CHS,这是从临床上得以区别的要点。但两者最重要的区别要点是比较测定 CBF 和手术前或基线值的增加程度,以表示脑循环血动力学的参数。一些脑高灌注患者(0.2%~18.9%)手术后慢性脑综合征(chronic brain symdrome,CBS)只有轻度增加,但增加值都少于 100%。而 CHS 患者 CBS 的增加值都远远超过 100%,CBF 增加值超过 100% 的 16.7%~28.6% 都会发生 CHS。

(一)CHS 的病理发生机制

主要是因脑自我调节机制受损所致。微血管自我调节受损的严重性取决于脑原发低灌注的严重性和持续时间,这和同侧颈动脉狭窄的等级、存在对侧的颈动脉闭塞和侧支循环不足相关。第二个重要的 CHA 发病机制是手术后系统血压的增高。其他相关的机制还有颅内去甲肾上腺素水平的增高、取道轴突反射样机制,从血管周围的感觉神经释放的血管活性神经肽、手术期的应急状态和特殊麻醉药的应用。手术后的高血压是多种因素病原,包括药物作为病原机制占 $19\%\sim64\%$。

CBF 的增加超过自我调节机制所能控制的范围,将导致液体的渗出至毛细血管周围的星形细胞和间质,结果造成血管源性白质水肿,特别是后顶叶和枕叶区。组织学检查发现 CBF 和高血压脑病相似,包括内皮细胞的增生、纤维样坏死以及红细胞的血管外溢造成淤斑出血或贯穿形成脑实质内血肿。

(二) CHS 的临床表现

CHS 的临床表现可发生在血管再建手术的几周,一般在手术后头几天。颈动脉内膜切除术(carotid endarterectomy, CEA)患者 CHS 发生的高峰在手术后第 6 天;而颈动脉支架成形术(carotid artery stenting, CAS)患者 CHS 高峰为术后 12 h。临床症状包括意识障碍、精神错乱和头痛,头痛一般为中度到重度,发生在手术动脉的同侧,性质为重击敲打样或为偏头痛样。CHS 的神经系统次生缺陷继发于脑水肿,一般为暂时性,包括皮层功能障碍的表现,如轻偏瘫、偏瘫、意识浑浊和失语,以及癫痫发作,局限性运功发作或伴继发全身发作。共济失调或视觉紊乱不多见。

脑实质内出血是 CHS 致残和致死的原因。脑出血(intracerebral hemorrhage, ICH)在 CAS 患者发生率 0.37%(范围介于 $0\sim1\%$),而 ICH 在 CAS 的发生率平均为 0.74%(范围介于 $0.36\%\sim4.5\%$)。约 0.74% 的 ICH 患者为超急性 ICH,发生在几小时之内。该型 ICH 不多见,但它很难预防(因一般无任何先驱症状),易导致患者死亡。

(三) CHS 的处理

因为 CHS 的发病率低,故无手术期最佳处理方案对比的随机试验资料。ICH 是 CHS 预后的最坏临床表现。所以预防 ICH 的发生是关键,这基于建立认识手术前、手术期和手术后识别高危患者的标准。怀疑 CHS 患者,应迅速诊断和适当的处理。强力的血流动力学监护,包括系统血压的控制、手术后用 TCD 评定 CBF 的改变对于预防 CHS 是最有意义的。多数人认为术后血压应维持在正常或轻度低于正常水平,按 CHS 的病理生理讲,这明显是合理的。然而,CHS 也发生于正常血压患者,或收缩压低于 160 mmHg 的患者,这反映了自我调节机制损伤的重要性。共识意见认为强力血压控制可能限制症状的范围,即或许患者的血压正常,但没有确切的证据支持哪种抗高血压药更好以及收缩压降低水平的指标。脑血管扩张药如双肼屈嗪、硝酸盐或钙通道拮抗剂必须避免使用,虽然这类药物能降低收缩压但却能加重脑水肿。另外,β-阻滞剂应限制使用,因其能加重血管在建后诱发的心率缓慢。不推荐预防性的应用抗癫痫药物。然而,患者癫痫发作时,还是应给予抗癫痫药物治疗。有报告称,CEA 手术前使用依达拉奉(60 mg 溶于 100 mL 0.9%氯化钠溶液,在颈内动脉阻断前 30 min 给予)能降低 CEA 的 CHS 发生率。另外,有报道称 CEA 并发脑氧化应激能在手术前口服双嘧达莫(潘生汀)而减轻。但这些个案报道需要得到更进一步临床试验,特别是随机对照等规范的临床试验证实方可广泛使用。β 脑水肿治疗包括适当地使用镇静剂、过度换气、甘露醇或高渗盐水等。皮质类固醇和巴比妥类药物虽然也用于 CHS,但其临床效果不能肯定。

现在的临床指南都对 CAS 患者建议 24~48 h 出院。这对于拖延性 CHS 的发生必须有措施检测和早期处理,如加强定期随访、社区医生或家庭医生必须认识定时检测和处理血压增加和难以控制的高血压。如患者于手术后 1 周内出现严重的头痛必须返回医院检测和处理。

第五章　脑脊液与脑脊液循环

　　脑脊液是脑室内脉络丛组织分泌的无色透明液体,经过脑室、脑和脊髓蛛网膜下腔内的一系列循环后,通过蛛网膜绒毛或蛛网膜颗粒回流至硬脑膜窦。脑脊液是颅内容物的重要组成部分,约占颅内容积的10%。其不仅对脑和脊髓组织发挥物理屏障和保护的作用,而且还参与调节颅内压力、免疫调节和营养神经的作用。临床医务工作者需全面掌握脑脊液的理化属性、动力学特征及生理作用。

第一节　脑脊液的产生、循环和重吸收

一、脑脊液的产生

　　约80%的脑脊液由位于侧脑室和第四脑室内的脉络丛分泌。正常情况下脉络丛血流的25%过滤成脑脊液。脉络丛是由富于血管的软膜与室管膜上皮组成的脉络组织,向脑室内突出而构成的。其结构主要由三种成分组成:以毛细血管网为中心,周围是源于软膜的结缔组织,脑室面为源于室管膜的脉络丛上皮细胞。毛细血管的内皮细胞有窗孔,这些窗孔被厚约 6 nm 的隔膜封盖,内皮细胞之间并非紧密连接,存在着一定的间隔。脉络丛的上皮细胞富含线粒体和吞饮小泡,细胞侧面基部有突起和内褶、近腔面处相邻细胞之间紧密连接,细胞的腔面有微绒毛。相邻的脉络丛上皮细胞之间的紧密连接具有屏障功能,构成了"血-脑脊液屏障"。这些结构特征决定了离子或分子是主动运输的,水是被动运输的。它们在一定的压力下产生超微过滤,先经由血管内皮的窗孔和细胞间隙进入脉络丛绒毛下方的结缔组织基质,而后经脉络丛上皮细胞的侧面和底面进入该细胞,再由胞质内的小泡将其送到细胞顶端的微绒毛。脉络丛上皮细胞分泌时,这些微绒毛以水泡样破裂的方式最终将这些物质排入脑室,成为脑脊液。研究发现:微绒毛犹如单向开放的

"瓣膜",当毛细血管内压增高时,可促使水和蛋白质分子进入脑脊液,而脑脊液压力增大时液体不会逆流。在脉络丛部位 Na^+、K^+ 的转运由 Na^+-K^+-ATP 酶调节,通过 Na^+-K^+-ATP 酶的作用,Na^+ 进入脑脊液,而 K^+ 进入细胞。水的移动是继发于 Na^+-K^+-ATP 酶建立的渗透压梯度。生理状态下,在 Na^+ 进入脑脊液的同时可伴有 HCO_3^- 的同向转运和 K^+、H^+ 的逆向转运。脉络丛绒毛上皮细胞内 CO_2 在碳酸酐酶的催化下产生 H^+ 和 HCO_3^-,H^+、HCO_3^- 和 Cl^- 跨膜移动的主要作用是平衡 Na^+、K^+ 转运所携带的电荷,维持细胞膜上 Na^+-K^+-ATP 酶调节的正常生理功能。在缺乏 H^+ 和 HCO_3^- 的情况下,脉络丛上皮细胞主动转运 Na^+ 的功能大约降低 50%。

除脉络丛外,脑组织细胞间质和室管膜内皮细胞也参与了脑脊液的产生。有学者利用闪烁摄影技术发现脑和脊髓的蛛网膜下隙本身也是脑脊液的重要来源。室管膜的多种细胞皆可向脑室内分泌物质,其中包括生物活性物质和神经递质等。室管膜上皮产生的物质,除经室管膜上皮间隙直达脑室外,还可由长突细胞主动运入脑脊液。另外,在产生脑脊液的同时,脉络丛的毛细血管和室管膜的长突细胞等均又主动地、有选择地从脑脊液中重吸收一些物质。因此,可以说脑脊液的产生是分泌、滤过和选择性吸收等综合作用的结果。

成人脑脊液的总量在不同人、不同生理情况及不同病理情况下皆有不同。一般认为成人脑脊液总量为 140～150 mL。其中 25% 的脑脊液位于脑室内:每个侧脑室含脑脊液 10～15 mL,第三、四脑室共含脑脊液 5～10 mL。脑蛛网膜下隙内的脑脊液为 25～30 mL,占总量的 17%～20%。脊髓蛛网膜下隙内的脑脊液为 70～75 mL,占 50% 左右。脑室脉络丛分泌脑脊液的速度为 0.3～0.4 mL/min,日分泌量为 400～600 mL。因为各脑室和蛛网膜下隙的总容量只有 140 mL 或 150 mL,由此可见脑脊液在事实上是不断更新的。每昼夜更新 3～4 次,即每 6～8 h 即更新一次,更新速率约为每分钟 0.25%(表 5-1)。

表 5-1　正常脑脊液的生成速度、总体积和压力

类别	儿童		成人
	婴儿	1～10 岁	
生成速度	约为 25 mL/d		0.3～0.35 mL/min(450～750 mL/d)
总体积	5 mL		150 mL(颅内占 50%,脊柱内占 50%)
压力(mmH₂O)	90～120	平均:100 正常小于 150	成人:70～150(大于 180,为异常升高) 青壮年:小于 180～200

影响脑脊液产生的因素很多,已知的有神经、内分泌、营养、年龄、体液出入量、

体温、疾病和药物等。但与脑室、蛛网膜下隙内的压力以及体循环系统的血压似无大的关系。以往的研究证实：在脑室内压显著增高以前，脑脊液的生成与脑室内压无关。当颅内压异常升高导致脑灌注压下降时，随着脉络丛的毛细血管血流量的减少，脑脊液的生成也相应减少。机体温度的改变也会影响脑脊液的产生，动物实验发现：猫在麻醉状态下，在 $31\sim41$ ℃ 范围体温每升高或降低 1 ℃，脑脊液的生成速率将相应升高或降低 11%。在某些原因造成急性血浆高渗状态时脑脊液的产生减少，反之可造成脑脊液的产生增加。此外，由于交感和副交感神经纤维在脉络丛血管及脉络膜上皮中分布广泛，当颈交感神经节受到刺激时，脑脊液的产生显著减少，而刺激副交感神经时脑脊液的产生显著增加，但脉络丛的血流量并不受影响。

二、脑脊液的循环

正常脑脊液循环的大体途径为：由侧脑室脉络丛分泌至侧脑室内的脑脊液，经室间孔流入第三脑室，在此汇集了第三脑室脉络丛产生的脑脊液，经中脑水管流至第四脑室，第四脑室脉络丛也向室腔内分泌脑脊液，各室脉络丛产生的脑脊液除少量进入脊髓中央管以外，大部分经第四脑室正中孔和外侧孔流入小脑延髓池。脑脊液一旦进入小脑延髓池，既可向下流入椎管的蛛网膜下腔，也可向上经小脑幕切迹流向颅顶部的蛛网膜下腔，扩展到整个蛛网膜下隙（图 5-1，图 5-2），最终通过蛛网膜绒毛或蛛网膜颗粒回流至硬脑膜窦。不难看出，所谓脑脊液循环，不是在脑室和蛛网膜下隙范围内周而复始的循环，而是一个半封闭的动态系统，它来自循环系统，最后又回归循环系统。其有特定的产生部位和独特的循环部位或路线，该循环系统与其功能密不可分。

脑脊液的流体静力末压为 $0.294\sim0.588$ kPa。在此压力下，脑脊液不流动。高于此压力后，脑脊液的流量和脑脊液与硬脑膜窦静脉间的压力差成正比，压力差越大流量越大。一般情况下，脑室内的脑脊液为 1.47 kPa 的流体静力压驱动，进入蛛网膜下隙。在正常情况下，蛛网膜下隙内的脑脊液也为此静力压推动，经蛛网膜绒毛或颗粒进入硬脑膜窦。除此之外，脑脊液在蛛网膜下隙内的运动还与呼吸、心血管的搏动、体位、脑脊液的比重、弥散等因素有一定的关系。例如注入小脑延髓池或终池内的一些麻醉药或其他检查用药，可随脑脊液弥散到蛛网膜下隙各处，乃至脑室。上矢状窦的海绵状间隙系统对脑脊液回流亦有调节作用。

脑脊液流体静力压，即通常所谓的脑脊液压或颅内压，是一项重要的生理学指标。正常人脑脊液的压力与检测的部位，及被测者的体位有关。侧卧位时，成人腰

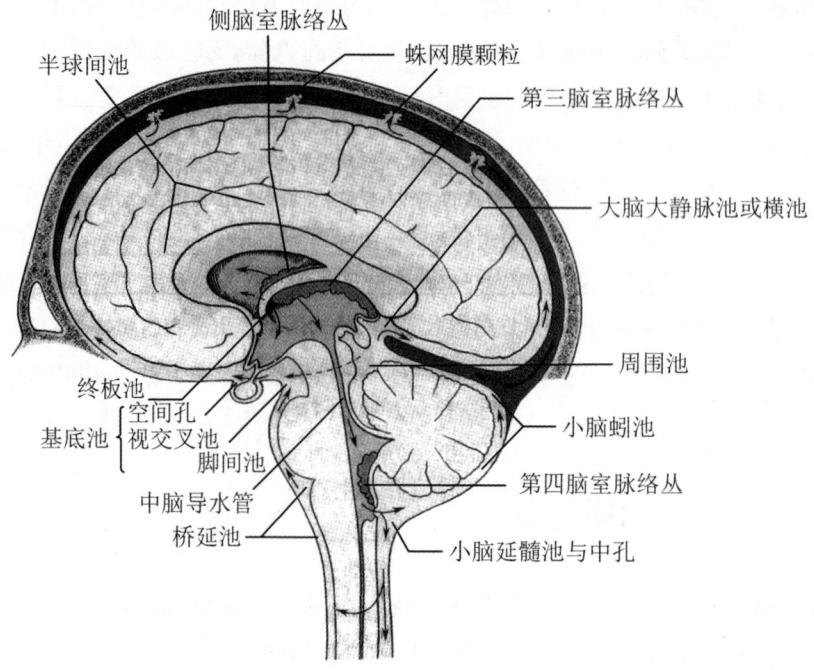

图 5-1 脑脊液循环示意图

图中标注：
- 半球间池
- 侧脑室脉络丛
- 蛛网膜颗粒
- 第三脑室脉络丛
- 大脑大静脉池或横池
- 周围池
- 小脑蚓池
- 第四脑室脉络丛
- 小脑延髓池与中孔
- 终板池
- 空间孔
- 基底池
- 视交叉池
- 脚间池
- 中脑导水管
- 桥延池

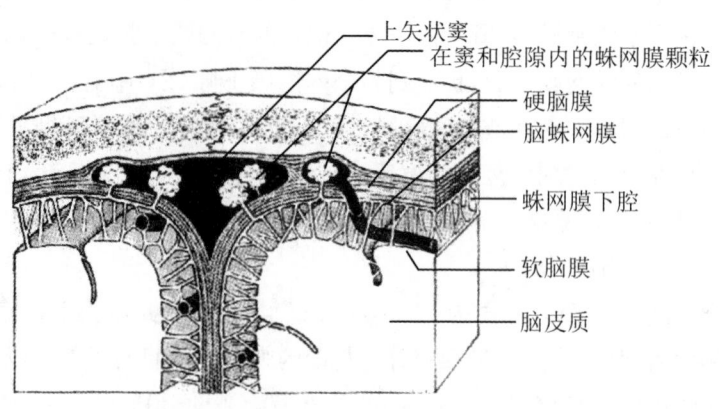

图 5-2 蛛网膜绒毛进入脑静脉窦示意图

图中标注：
- 上矢状窦
- 在窦和腔隙内的蛛网膜颗粒
- 硬脑膜
- 脑蛛网膜
- 蛛网膜下腔
- 软脑膜
- 脑皮质

部脊液的压力是 $100\sim150$ mmH$_2$O($0.98\sim1.47$ kPa)，小脑延髓池为 $80\sim140$ mmH$_2$O($0.79\sim1.37$ kPa)，侧脑室为 $70\sim120$ mmH$_2$O($0.69\sim1.18$ kPa)。端坐位时，腰部的脑脊液压力为 $250\sim300$ mmH$_2$O($2.45\sim2.94$ kPa)，侧脑室压力仅为 $0\sim40$ mmH$_2$O($0\sim0.40$ kPa)。脑脊液流体静力压(颅内压)取决于脑脊液的生成和吸收量。脑脊液的生成和吸收处于动态平衡状态，故脑室和蛛网膜下隙内的压力通常是恒定的。但脑脊液的生成、回流和吸收受到诸如分泌和吸收、脉搏、血压、体温、药物以及某些疾病的影响。生成和吸收任何一方的改变,均可影响脑脊液的静力压。例如循环回路受阻,则脑脊液压力升高。因此,检测脑脊液的压力、性状等对某些疾病的诊断亦具有一定的参考意义。

三、脑脊液的重吸收

脑脊液主要经由上矢状窦及横窦两侧的蛛网膜颗粒引流回归颈静脉。但也有研究发现除了脑、脊神经鞘的淋巴间隙也可吸收脑脊液外,颅内其他部位也可以重吸收脑脊液。其中,颅底部的蛛网膜颗粒或蛛网膜绒毛可将脑脊液导入颅底部的硬脑膜窦、软脑膜和蛛网膜内的毛细血管以及脊神经根附近"墨水套囊"处的蛛网膜绒毛或蛛网膜颗粒大约可吸收 20% 的脑脊液。

脑脊液吸收机制目前较主流的观点是蛛网颗粒上的微绒毛的单向"瓣膜"作用。即脑脊液的压力大于硬脑膜窦内的静脉压时,"瓣膜"开启,脑脊液流入静脉窦;当静脉窦内的静脉压大于脑脊液压力时,此"瓣膜"关闭,静脉血不会逆流入脑脊液。但脑脊液的重吸收机制也许不会如此简单。电镜观察羊的蛛网膜颗粒发现,蛛网膜下隙和上矢状窦之间确实有衬着内皮细胞的细管,这些细管有瓣膜作用。也有证据说,此处有许多大小不等的孔,大分子物质可以通过。但也有相反的报道:蛛网膜颗粒为一层无孔的上皮细胞所覆盖,并不存在管道,脑脊液中的物质不能直接通过,蛋白质和其他大分子物质是通过白细胞的吞噬作用运走的。

第二节 脑脊液的成分

正常脑脊液为无色透明水样溶液,其比重为 $1.004\sim1.007$,pH 为 7.319,略偏于碱性,渗透压大致与血浆平衡,其化学成分与脑的细胞外液接近。

脑脊液中含有微量的蛋白质。在人体生长发育的不同时期,脑脊液中蛋白质的含量略有不同,胚胎时期由于脉络丛组织和脑细胞的蛋白质合成的较多、脑室系统内的脑脊液流速较慢、血-脑脊液屏障的发育尚未成熟,脑脊液中蛋白质含量最高。出生后脑脊液中蛋白质含量随着年龄的增长而下降。此外,在脑脊液循环过程中不同部位脑脊液的蛋白质含量也略有不同。通常,脊髓蛛网膜下腔(腰大池)的脑脊液中含蛋白质 $0.15\sim0.45$ g/L,颅内脑池(枕大池)的脑脊液中蛋白质含量为 $0.1\sim0.25$ g/L,脑室内(侧脑室)的脑脊液蛋白质含量为 $0.1\sim0.15$ g/L。脑脊液的蛋白质中大部分为清蛋白,球蛋白很少,其仅占蛋白总量的 16% ($2.4\sim$ $4.8\ mg/100\ mL$)。在某些病理情况下,例如:颅内或椎管内肿瘤、中枢神经系统炎症时,脑脊液中的蛋白质总量将明显升高,球蛋白的比例也可以增高。

脑脊液中含有少量的葡萄糖,其浓度较血浆中低,生理状态下脑脊液中的葡萄糖浓度为 $2.8\sim4.2\ mmol/L$,脑脊液中葡萄糖的含量与血浆中葡萄糖的含量呈正相关,通常为血糖的 $1/3\sim1/2$。当中枢神经系统出现化脓性炎症等病变时脑脊液中葡萄糖的含量可明显降低。

生理状态时脑脊液中的细胞成分很少,每微升有 $1\sim3$ 个,主要为单核细胞和淋巴细胞。以往文献报道脑脊液中偶尔还有极少量神经胶质细胞、类组织细胞和与脑脊液接触的神经元、神经纤维等。

脑脊液中还含有一些重要的离子成分,如:K^+、Na^+、Cl^-、HCO_3^-、Mg^{2+}、Ca^{2+}。以往认为脑脊液中的离子成分与血浆的超滤液相似,近年来的研究结果表明:脑脊液既不同于血浆,也不同于血浆的超滤液。通过比较发现脑脊液中二氧化碳分压($PaCO_2$)为 $6.398\ kPa$,明显高于血浆中的 $4.799\ kPa$,脑脊液的 pH 为 7.319,略低于血浆,而渗透压为 $314\ mmol/L$,略高于血浆,此外脑脊液中 H^+、Ca^{2+}、K^+ 的含量低于血浆,而 Na^+、Mg^{2+}、Cl^-、HCO_3^-、乳酸含量则高于血浆。脑脊液中还有氨基酸、尿素、维生素、酶、环磷酸腺苷(cAMP)和微量重金属等(表 5-2)。

表 5-2　脑脊液与血浆成分比较

成分	单位	脑脊液	血浆	脑脊液与血浆成分比值
渗透压	mOsm/L	295.00	295.00	1.0
含水量		0.99	0.93	
钠	mmol/L	138.00	138.00	1.0
钾	mmol/L	2.80	4.50	0.6
氯	mmol/L	119.00	102.00	1.2
钙	mmol/L	2.10	4.80	0.4
PCO_2	mmHg	47.00	41.00	1.1
pH		7.33	7.41	
PO_2	mmHg	43.00	104.00	0.4
葡萄糖	mmol/L	3.30	5.00	
乳酸	mmol/L	1.60	1.00	1.6
丙酮酸	mmol/L	0.08	0.11	0.73
乳酸:丙酮酸		26.00	17.60	

成分	单位	脑脊液	血浆	脑脊液与血浆成分比值
总蛋白	g/L	0.35	70.00	0.005
白蛋白	g/L	0.16	36.60	0.004
IgG	g/L	0.01	9.87	0.001

第三节　脑脊液的功能

　　生理情况下,脑脊液肩负多种生理功能。脑脊液作为脑和脊髓的液体垫,可缓冲震动、分散压力,发挥物理保护作用。此外,脑脊液可以为浸泡的脑和脊髓提供稳定的内环境,提供营养供给并清除代谢产物。近年来,脑-脑脊液神经体液通路学说的提出,为脑脊液的生理功能研究开辟了新的方向。

一、支持和保护功能

　　脑和脊髓的结构脆弱,几乎不能承受任何挤压。整个中枢神经系统完全处在蛛网膜下隙中,由脑脊液所形成的液体垫包裹,并且蛛网膜小梁的存在,保证了该层液体垫的恒定厚度。脑组织和脑脊液的比重分别为 1.040 和 1.007。空气中重约 1500 g 的脑组织,浸泡在脑脊液中只相当于 50 g。这 50 g 重量所产生的压力也由大脑镰、小脑幕等的种种分隔和脑脊液液体垫的传递,均匀分布在脑和脊髓的被膜上。如果脑底部面积以 200 cm^2 计算,每平方米受到的压力小于 0.25g,故脑脊液对于抵抗脑本身的重力压迫,维持脑各部分的正常功能具有重要意义。当头部或脊椎受到外力冲击时,由于脑脊液的缓冲作用而有效地减少脑和脊髓的震荡或移位,外界通过颅骨和椎管局部施于脑和脊髓上的力在未达到脑和脊髓之前已被缓冲和分解。故脑脊液对于脑和脊髓发挥着重要的支持和保护作用。

二、维持内环境的稳定

　　正常情况下,人体内中枢神经系统以外的组织中,组织液不断生成,又不断被重吸收,保持动态平衡,故血量和组织液量能维持相对稳定。如果这种动态平衡遭到破坏,发生组织液生成过多或重吸收减少,组织间隙中就有过多的液体潴留,形成组织水肿。而在中枢神经系统中,脑脊液生成的多少、吸收的快慢,在生理条件下皆可与颅内血容量保持某种平衡,使颅内压始终保持在相当恒定的水平上,甚至在病理条件下,也有相当大的代偿能力。例如切除部分脑组织后,颅内空出来的容积可被增加的脑脊液所填补,以维持颅内压的恒定。脑脊液与中枢神经系统的关系十分密切,脑脊液与神经细胞外液的细胞和化学成分较为接近。脑脊液的这些生理功能与外周系统中的组织液十分相似,可以说中枢神经系统中脑脊液扮演着"组织液"的角色。

三、参与神经系统的营养和代谢

脑脊液在中枢神经系统中发挥着淋巴液的功能,为神经组织提供营养和代谢支持。在脑脊液的循环路径上,脑脊液不断地与邻近脑组织的细胞外液进行交换,不但脑细胞外液的成分可以进入脑脊液,脑脊液中的成分也可反向进入脑细胞外液,从而影响脑组织的活动。有研究证实,脑脊液中 Ca^{2+}、K^+、Mg^{2+} 浓度的改变将影响血压、血管反射、呼吸节律、胃肠运动、肌张力调节和情绪稳定性等生理活动。

四、参与神经内分泌转运

脑脊液在中枢和外周内分泌功能中发挥着重要作用。近年来研究发现:脑脊液中存在大量的神经递质、神经激素或神经介质。进一步针对接触脑脊液的神经纤维和神经元的研究又发现脑脊液参与了中枢神经系统的信息交流。因此,在传统的中枢、周围神经系统线性神经通路之外,又提出了由脑脊液中介的神经体液通路。这一通路的结构基础是接触脑脊液的神经元、室管膜及脑-脑脊液屏障的选择性,其往返调节的机制是突触释放和非突触释放。参与调节的物质有神经递质、内分泌激素和其他介质。它们的调节范围广泛,不仅可以实施局部整合(如下丘脑和垂体),也可以实施远距离调整(如睡眠因子)。

第四节 脑脊液检验的临床应用

通常情况下脑脊液具有保护脑组织、调节颅内压力、参与神经系统的营养和代谢等多种生理功能。当中枢神经系统发生疾病时,对脑脊液压力、成分的检测将有助于疾病的临床诊断。脑脊液的压力及动力学检测将在本书其他章节论述,本章节主要对脑脊液的化验检查进行讨论。应该注意的是:任何脑脊液化验检查的分析都应该紧密结合患者的临床实际,正常的化验检查结果并不能完全除外中枢神经系统疾病。

一、脑脊液的外观

正常脑脊液无色透明,若脑脊液浑浊(可呈米汤样或脓样)或呈色(红色、黄色或绿色)则提示为病理性脑脊液。浑浊脑脊液离体后静置 $1 \sim 2\ h$ 可见凝结物沉淀于管底,多见于化脓性脑膜炎。脑脊液静置 $12 \sim 24\ h$ 后出现薄膜样物,提示含有大量纤维蛋白,见于结核性脑膜炎。脑脊液呈红色或粉红色,提示含有血性液,可为穿刺损伤或病理性出血所致。穿刺损伤时流出的脑脊液红色先浓后淡,离心沉淀后上层液体澄清无色;病理性出血时流出的脑脊液均匀一致,离心沉淀后上层液体呈淡红色或黄色。黄色脑脊液常见于颅内出血吸收晚期或神经系统肿瘤导致脑脊液滞留。椎管内肿物导致脑脊液循环不畅、蛋白含量显著增高时脑脊液不但"黄变"且离体后可自行凝固,称为 Froin 综合征。此外,黄色脑脊液还可见于全身黄疸的患者。绿色脑脊液可见于铜绿假单胞菌、脑炎链球菌、甲型链球菌引起的脑膜炎。

二、蛋白检查

脑脊液的蛋白质检测包括定性检查、定量检查、蛋白分类测定、血清与脑脊液蛋白比例测定。其中,定性检查、定量检查、蛋白分类测定在临床上已经普遍被采用,而 tau 蛋白、β_2-微球蛋白、14-3-3 脑蛋白、铁蛋白、髓鞘碱蛋白等一些特殊蛋白测定在中枢神经系统疾病诊断中的应用也越来越受到重视。随着人们对疾病认识的深入和新技术的应用,一些特异性好、灵敏度高的测定指标将会不断被临床采用。

(一)蛋白定性

又称潘迪试验,用于检测脑脊液中的球蛋白。正常情况下脑脊液含微量球蛋白,因此潘迪试验呈阴性。阳性结果提示脑脊液内球蛋白增高,可见于各种脑膜炎、脑炎、脊髓神经炎及颅内出血。此外,腰椎穿刺损伤性出血时潘迪试验也可呈阳性反应。

（二）蛋白定量

正常脑脊液的蛋白含量随着脑脊液采集部位的不同而略有差异，脊髓蛛网膜下腔（腰大池）的脑脊液中蛋白质含量为 0.15～0.45 g/L，颅内脑池（枕大池）的脑脊液中蛋白质含量为 0.1～0.25 g/L，脑室内（侧脑室）的脑脊液蛋白质含量为 0.1～0.15 g/L。与潘迪试验一样蛋白增高见于各种神经系统炎症、肿瘤等。血性脑脊液的蛋白含量可因红细胞的影响而增高，为除去红细胞对脑脊液蛋白含量的影响，临床上可按 700/μL 红细胞可提高 0.01 g/L 蛋白含量来粗略推算：血性脑脊液的蛋白含量减去因红细胞而提高的蛋白量即为脑脊液原有蛋白质含量。

（三）脑脊液与血清清蛋白比例

生理状态下由于血脑屏障及血脑脊液屏障的存在，血中蛋白质难以直接进入脑脊液，正常人脑脊液蛋白含量较低且较为恒定。而当中枢神经系统疾病导致上述屏障损害时，血中的蛋白质可以通过损害的屏障进入脑脊液，使脑脊液与血清清蛋白比例发生变化。由于清蛋白在血中和脑脊液中比例最高而易于检测，且清蛋白较为稳定不易受到其他因素的影响，因此可以通过观测脑脊液与血清清蛋白比例（脑脊液/血清清蛋白）来反映血脑屏障的损害。以往的研究显示年龄在 6 个月以上的正常人脑脊液/血清清蛋白比值 $< 8 \times 10^{-3}$（新生儿 $< 25 \times 10^{-3}$，1 个月幼儿 $< 15 \times 10^{-3}$），在中枢神经系统炎症、脑肿瘤、颅脑创伤等病理状态下，脑脊液/血清清蛋白比值随着血脑屏障损害程度的增加而增高，血脑屏障轻度损害时脑脊液/血清清蛋白比值为 $(8 \sim 10) \times 10^{-3}$，中度损害时为 $(10 \sim 30) \times 10^{-3}$，重度损害时大于 30×10^{-3}。

（四）特殊蛋白质检测

1. tau 蛋白

tau 蛋白存在于正常脑组织的神经元轴突中，参与微管交联。脑脊液中的 tau 蛋白可能来自死亡或退化变性的神经细胞。近年来欧美、日本已经利用脑脊液中的 tau 蛋白测定来诊断中枢神经系统疾病，特别是针对阿尔茨海默病。在阿尔茨海默病早期 tau 蛋白即可比对照组（< 160 ng/L）升高 3～5 倍。

2. β_2-微球蛋白（β_2-MG）

作为组织相容性抗原的一部分，β_2-MG 存在于所有的有核细胞表面。分子量为 11800 D。β_2-MG 在脑脊液中的升高是急性淋巴细胞性白血病或淋巴瘤累及中枢神经系统的一个敏感指标,并且其水平与相应临床症状的出现与消失高度相关。以往的研究显示:脑脊液中 β_2-MG 水平超过血清中 β_2-MG 水平时中枢神经系统受累的可能性更大。β_2-MG 升高还可见于原发性和转移性的恶性肿瘤,而良性肿瘤的 β_2-MG 水平正常。

3. 14-3-3 脑蛋白

正常人脑组织中存在着大量的 14-3-3 脑蛋白,而在血浆中 14-3-3 脑蛋白并不存在。近年来,随着人类对克-雅病(Creutzfeldt-Jakob disease,CJD)-海绵体状脑病(疯牛病)的研究的深入,研究者们发现:正常人脑脊液中 14-3-3 脑蛋白检测呈阴性反应,而在克-雅病患者脑脊液中 14-3-3 脑蛋白测定的敏感性达 96%,特异性为 88%。Zerr I 在一项前瞻性对照研究中证实:脑脊液中 14-3-3 脑蛋白检测对于克-雅病的阳性预计值为 94.7%,阴性预计值为 92.4%。

4. 铁蛋白(FP)

正常人脑脊液中铁蛋白的含量极低,一般为 $2\sim10$ ng/mL。脑脊液中铁蛋白的升高见于绝大多数炎症性病变和转移性肿瘤,而非炎症性中枢神经系统病变和非转移性颅内肿瘤时脑脊液中铁蛋白的含量较低。因此,脑脊液中的铁蛋白测定是中枢神经系统肿瘤和炎症性病变鉴别诊断的灵敏指标,但它的特异性较差。

5. 甲胎蛋白(AFP)

AFP 为一种糖蛋白分子,在卵黄囊中合成。正常人脑脊液中的甲胎蛋白为阴性,当脑脊液中甲胎蛋白升高时提示中枢神经系统内存在着分化较差的胚胎性肿瘤,如原发或转移性绒毛膜癌、来源于原始生殖细胞的肿瘤、畸胎瘤。同时脑脊液中甲胎蛋白的水平可作为监测病情、评价疗效、判断肿瘤复发的重要手段。

6. 髓鞘碱蛋白

髓鞘碱蛋白含有较多的碱性氨基酸,等电点高达 10.6,特异的存在于中枢神经系统髓鞘少突胶质细胞的胞浆内,约占髓鞘总蛋白的 30%。正常人髓鞘结构稳定,极少有髓鞘碱蛋白进入脑脊液,放射免疫法测定的脑脊液髓鞘碱蛋白的正常值 <5 μg/L,血清中不含该蛋白。由于髓鞘外层没有胶质细胞包裹,直接与其他细胞或细胞间隙接触,当髓鞘受损伤,如中枢神经系统创伤、脱髓鞘疾病、感染或肿瘤时,髓鞘碱蛋白向脑脊液中释放,如同时伴有血脑屏障的破坏,髓鞘碱蛋白可出现于血清中,其释放程度与髓鞘破坏的程度成正比,因此有报道认为髓鞘碱蛋白是反映中枢神经系统,尤其是白质损伤程度和判定疾病预后的良好指标。

三、糖含量

临床脑脊液的糖含量检测常包括葡萄糖定性和定量测定。定性常采用五管实验,正常脑脊液五管定性实验为阳性,若出现阴性则提示糖含量降低。定量测定更为准确。正常脑脊液葡萄糖浓度为 2.8~4.2 mmol/L。当中枢神经系统出现感染或脑膜癌等恶性颅内肿瘤时,脑脊液中葡萄糖的含量则降低。值得注意的是,脑脊液中葡萄糖的含量与血浆中葡萄糖的含量呈正相关,通常为血糖的 1/3~1/2,因此糖尿病患者或静脉注射葡萄糖时脑脊液中葡萄糖的含量也会相应增高,临床分析时对此应予以注意。

四、氯化物含量

细菌或真菌引起中枢神经系统感染时,病原菌可将葡萄糖分解成乳酸,导致脑脊液中的氯化物含量降低。正常脑脊液中氯化物的含量为 197.5~214.4 mmol/L。应引起注意的是脑脊液中氯化物的含量与血液中氯化物的含量呈正相关,肾上腺皮质功能不全、长期呕吐的患者也会出现脑脊液中氯化物的含量降低。此外,当某些因素导致血氨升高时,脑脊液中氯化物的含量也将相应降低。

五、显微镜检查

(一) 白细胞计数

正常儿童和成人脑脊液中白细胞数为$(0\sim10)\times10^6/L$,婴儿脑脊液中白细胞数为$(0\sim20)\times10^6/L$(表 5-3)。白细胞轻度增高$[(11\sim30)\times10^6/L]$见于病毒性脑炎、颅内出血、颅内大型肿瘤;中度增高$[(31\sim200)\times10^6/L]$常见于结核性脑膜炎、脊髓灰质炎;高度增加$(>200\times10^6/L)$多见于中枢神经系统化脓性炎症,如化脓性脑膜炎、脑脓肿破溃。

表 5-3　不同年龄脑脊液成分的差别

年龄		白细胞 (/μL)	红细胞 (/μL)	蛋白 (mg/dL)	葡萄糖 (mg/dL)	葡萄糖比值 (脑脊液:血浆)
新生儿	早产儿	10	许多	150	20~65	0.5~1.6
	足月儿	7~8	中等	80	30~120	0.4~2.5

续表

年龄		白细胞 (/μL)	红细胞 (/μL)	蛋白 (mg/dL)	葡萄糖 (mg/dL)	葡萄糖比值 (脑脊液∶血浆)
婴幼儿	1～12 月	5～6	0	15～80		
	1～2 岁	2～3	0	15		
儿童	2～5 岁	2～3	0	20		
	5～15 岁	2～3	0	25		
成年人		3	0	30	40～80	0.5
老年人		5	0	40		

（二）白细胞分类

当脑脊液中白细胞因各种原因出现病理性增加时,应进行白细胞分类。正常脑脊液中,大多数为淋巴细胞(70%),还有少数为单核细胞(30%),极少见到中性粒细胞。中性粒细胞增加多见于化脓性脑膜炎、乙型脑炎及部分早期结核性脑膜炎;淋巴细胞增加常见于结核性脑膜炎、真菌性脑炎、部分脑肿瘤及中枢神经系统病毒感染;嗜酸性粒细胞增加多见于脑囊虫病等颅内寄生虫感染。

（三）红细胞检测

脑脊液中出现红细胞提示中枢神经系统存在损伤出血。应该注意的是:穿刺采样时也可能出现损伤出血,在镜检时这种出血的红细胞形态与自发性蛛网膜下腔出血等其他病理性出血略有不同,前者红细胞形态基本无变化,后者红细胞膜皱缩。但这种观察较为粗略,应结合临床进行判断。

（四）涂片检查

对脑脊液进行离心、沉淀后,取沉淀物进行涂片检查,有时可以发现病原体。再结合临床选择革兰染色、墨汁染色、抗酸染色进行观测,将大大提高病原体的检出率。

（五）肿瘤细胞检测

脑脊液肿瘤细胞检测的阳性率较低,在采样时应注意留取足够的脑脊液标本。在白血病侵犯中枢神经系统出现脑浸润时,脑脊液中可见到白血病细胞;若颅内肿瘤经脑脊液直接播散,脑脊液中可见到相应的肿瘤细胞。

六、细菌和病毒的培养及分离

对临床疑有细菌、真菌感染的病例可以借助细菌培养提高病原体的检出率。培养方法包括：需氧培养和厌氧培养，同时对有菌落生长的脑脊液标本进行药物敏感试验，以指导临床治疗。对临床疑有病毒感染的病例可以借助病毒分离技术查找病原体。近年来人们将聚合酶链式反应（polymerase chain reaction，PCR）技术应用于病原体检测，它不但对多种不易培养、分离的细菌和病毒诊断意义较大，同时检测时间大大缩短，灵敏度较高，对临床的指导意义更大。

七、免疫学检查

脑脊液的免疫学检查有助于间接发现特异性的、明确的中枢神经系统病原体，指导临床诊疗。常用的免疫学检查包括囊虫、血吸虫的酶标实验及补体结合试验，梅毒检测的康华反应以及一些病毒的特异性抗原、抗体测定。近年来，对脑脊液中免疫球蛋白IgG的检测已经越来越受到人们的重视。正常人脑脊液中IgG的含量极低，约为 3 mg/100 mL，而 IgG 的增高见于多发性硬化、脱髓鞘疾病和恶性脑肿瘤，其他中枢神经系统病变导致血脑屏障破坏时脑脊液中 IgG 也可升高。

八、肿瘤生化标志物测定

脑脊液中已被发现存在着多种肿瘤标志物。这些标志物对中枢神经系统肿瘤的临床诊断具有重要价值，许多标志物的血清或血浆检测已被广泛应用，但在脑脊液中的意义和临床价值常被人们忽略。

（一）癌胚抗原

神经组织中不表达癌胚抗原（carcinoembryonic antigen，CEA），脑脊液中癌胚抗原的水平对于能产生癌胚抗原的肿瘤向中枢神经系统转移的监测是一个非常敏感的指标。有研究观测了 204 例不同神经系统疾病（包括 35 例脑肿瘤）患者，共有 10 例脑脊液中的癌胚抗原升高，这 10 例均被证实为转移瘤。在怀疑脑转移性癌的病例中，脑脊液细胞学检查常为阴性，但对于能产生癌胚抗原的乳腺癌、结肠癌、胃癌、肺癌等，脑脊液中癌胚抗原的升高对临床诊断肿瘤向中枢神经系统转移具有重要价值。

（二）绒毛膜促性腺激素

人体中绒毛膜促性腺激素（chorionic gonadotropin，HCG）主要由合胞体滋养层细胞分泌。导致脑脊液中绒毛膜促性腺激素升高的中枢神经系统肿瘤以绒毛膜上皮癌最为明显,然后依次是生殖细胞瘤、胚胎癌及内胚窦瘤。脑脊液中绒毛膜促性腺激素的水平与治疗中肿瘤的增殖活性呈正相关,并且绒毛膜促性腺激素的升高常常早于肿瘤增殖或转移的临床表现和影像学发现。

（三）乳酸脱氢酶

乳酸脱氢酶（lactate dehydrogenase，LDH）在体内分布广泛,许多疾病都可能导致其升高。乳酸脱氢酶虽然较灵敏,但特异性低。在中枢神经系统中感染、创伤、肿瘤等多种因素均能导致脑脊液中的乳酸脱氢酶升高。为了提高其特异性,可对乳酸脱氢酶的同工酶（$LD_1 \sim LD_5$）进行测定。其中,LD_5 的升高多为颅内感染和转移癌所致,在淋巴瘤和淋巴细胞性白血病时乳酸脱氢酶的同工酶谱为“帐篷”形,即 LD_3 和 LD_4 升高明显,而 LD_1 和 LD_5 相对较低。

（四）基质金属蛋白酶谱

基质金属蛋白酶谱（matrix metalloproteinase，MMPx）属于含锌的金属蛋白酶家族成员,是有底物特异性的多种钙离子依赖肽内切酶。现已发现人脑中存在着明胶酶 A（MMP_2）、明胶酶 B（MMP_5）、胶原酶（MMP_1）和基质溶素（MMP_3）等多种基质金属蛋白酶。MMP_x 是以无活性的形式分泌,其活性取决于激动剂、抑制剂等多种因子的平衡调节。在脑肿瘤时中枢神经系统内的 MMP_x 可以过度产生和激活。一项对 66 例细胞数 $<5 \times 10^6/L$ 的脑脊液标本所作的研究显示:所有标本均存在明胶酶 A 前体,而明胶酶 B 前体仅见于原发性脑瘤和转移性脑瘤患者的脑脊液中,研究中所有健康组（19 例）和非脑瘤患者（8 例）均未检出明胶酶 B 前体。明胶酶 A 仅见于脑膜癌和伴脑膜扩散的恶性胶质瘤患者。因此,认为脑脊液中的 MMP_x 测定是中枢神经系统肿瘤诊断的一项灵敏指标,它有助于鉴别脑肿瘤（原发性和转移性）与非脑肿瘤患者,此外,它还有助于判断颅内肿瘤的脑膜扩散。

第六章 先天性肿瘤

第一节 表皮样囊肿和皮样囊肿

一、组织发生

表皮样囊肿和皮样囊肿分为原发性和继发性两种。前者一般认为是在胚胎发育早期3～5周的神经管闭合期间，来源于神经嵴的外胚层上皮组织被包埋于颅内发生异位残留所致。如果异位出现在极早期，此时外胚层上皮尚未发育成皮肤的各种结构，被包埋后将分化为皮肤的各种成分而形成皮样囊肿；如在外胚层上皮细胞已经分化后才被包埋，则仅发育成表皮组织，从而形成表皮样囊肿。亦有人认为表皮样囊肿和皮样囊肿与发育时间无关，如外胚层上皮组织各层均发生异位，则发展成表皮样囊肿；如果仅有表皮组织异位，则发展成为表皮样囊肿。表皮样囊肿仅含有一个胚层，即外胚层成分。皮样囊肿含外胚层及中胚层两个胚层成分。畸胎瘤则含有三个胚层的成分。如果皮样囊肿和表皮样囊肿在形成的过程中累及其上面的皮肤，并导致下面的骨质封闭缺陷，则将形成皮瘘和脊柱裂。皮瘘多见于皮样囊肿，表皮样囊肿少见。

继发性表皮样囊肿和皮样囊肿较为少见，常因外伤、手术、反复腰椎穿刺等操作将皮肤组织异位带入所致。1956年，Choremis等报道了5例疑因反复腰椎穿刺导致的椎管内表皮样囊肿病例（4例腰椎，1例胸椎）；1980年，Gutin等报道了因反复硬膜下穿刺导致的大脑凸面表皮样囊肿病例。

二、表皮样囊肿

1807年，法国Pinson首次对这种疾病加以描述。1854年，Remark提出其来源为异位残留的残余表皮细胞理论。1928 年，Critchley 将其定名为表皮样瘤，亦称为表皮样囊肿，因肿瘤内容为乳白色角质物，及含有胆固醇和脂肪，又被命名为珍珠瘤或胆脂瘤。

（一）病理

表皮样囊肿大小不一，可从针头大小到橘子大小，圆形或椭圆形，外表光滑、不规则或结节状。表面覆有包膜，包膜可有钙化，与周围脑组织分界清楚，但可能与血管、神经、脑膜、脉络丛发生粘连。切面充满柔软的角化物，乳白色，作同心环状排列，呈碎蜡样或干酪样，表面光亮。内容物主要为囊壁复层鳞状上皮细胞退化脱落所致。病变亦可发生中央坏死、液化而呈黏稠状，但大部分表皮样囊肿为实体性。因其表面包膜可与周围的血管、神经粘连牢固，因而全切困难。表皮样囊肿生长缓慢，故有时表皮样囊肿生长到很大体积而患者却没有明显症状。

镜检显示囊壁外层为一薄层纤维结缔组织，其内层为复层鳞状上皮细胞，此层又可分为三层：基底层、颗粒层和角化层。角化层有很多角化细胞，为脱落的细胞空壳排列成行，中心部分大部为细胞碎屑，常含有脂肪、胆固醇结晶。其复层鳞状上皮层表面翻向囊内，不断有细胞角化脱屑形成瘤内容物，使肿瘤体积不断增大（图 6-1）。

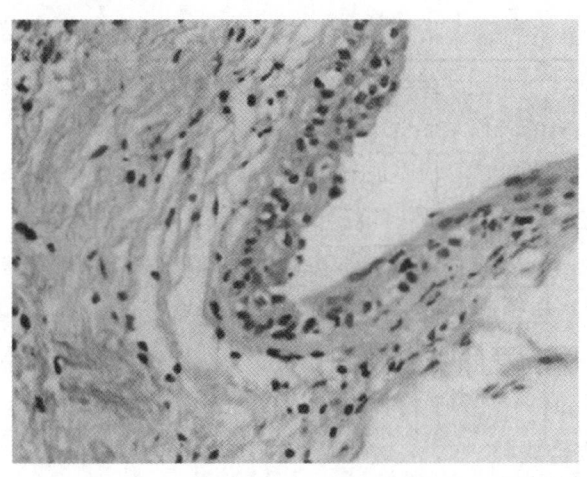

图 6-1　表皮样囊肿切片：复层鳞状上皮覆盖的角化物（HE 染色，40 倍）

表皮样囊肿多为良性病变，亦有表皮样囊肿发生癌变的报道。Goldman 和 Grandy 报道了一例侧脑室表皮样囊肿患者在切除病变后原位发生癌变的罕见病例。Davison 等人报道了 5 例伴有额叶表皮样囊肿发生癌变并累及视神经的病例。此外也有人报道了表皮样囊肿癌变累及周围脑组织的病例。表皮样囊肿癌变后主要通过囊肿破裂并随脑脊液播散转移。

（二）发生率、性别及年龄

国外资料表明表皮样囊肿在颅内占位性病变中占 0.5%～2.9%，国内报道其发生率占 1.2%～2.9%。男性略高于女性。发病年龄可从 1 岁到 80 岁，以青壮年多见，21～40 岁者占 55%～67%。

（三）部位

可发生于颅内各部位，大多位于硬脑膜内。约有 25% 的表皮样囊肿发生于颅骨板障和髓内，病变常会引起所在部位骨质破坏。

发生于硬膜内的表皮样囊肿常见于脑桥小脑角（37%）、鞍旁（31%）、菱形窝（11%）、椎管（5%），比较少见的发生部位有第四脑室、侧脑室、小脑、脑干等。

（四）临床表现

表皮样囊肿生长缓慢，自出现症状至就诊时间最长可达数十年，平均为 8.2 年。病变累及部位较为广泛，体征较多，但多较轻；也有因囊内出血血肿急剧增大致颅内压骤升而急性起病。临床表现无特异性，因生长部位不同而异。常出现脑积水，系因反复无菌性脑炎、脑膜炎或脑室内肿瘤所致。约一半的患者有癫痫发作的症状，若囊肿位于颞叶者，发病率更高。当病变增大到一定程度时，则多出现头痛、呕吐、视盘水肿等颅内压增高症状。

各部位表皮样囊肿的症状体征分述如下：

1. 脑桥小脑角表皮样囊肿

首发症状为三叉神经痛者占 2/3，少数以面肌抽搐、耳鸣、耳聋、头痛起病。晚期常表现为脑桥小脑角综合征。检查可有面部感觉减退、面肌力弱、听力减退、共济失调、吞咽及迷走神经麻痹、病理反射等。个别患者可出现咀嚼肌萎缩、前庭功能减退、偏侧力弱或感觉减退等症状。

2. 鞍区表皮样囊肿

早期主要表现为缓慢进展的视力视野障碍，晚期可致视神经萎缩。个别可有性功能减退、多饮、多尿等垂体损害症状。累及下丘脑可出现中枢性高热、应激性溃疡等症状。瘤体增大可导致第三脑室受压，而出现脑积水、颅内高压；累及大脑脚者可出现锥体束征。

3. 脑实质内表皮样囊肿

大脑、小脑、脑干间脑均可发生，依据肿瘤部位所在部位不同产生相应的症状。

大脑半球肿瘤常有癫痫发作、精神症状及轻偏瘫。发生于小脑者,多有共济失调、眼球震颤等小脑症状。累及脑干者,可出现交叉性偏瘫以及相对应的脑功能障碍。发生于间脑的表皮样囊肿比较少见,仅见于丘脑及松果体区的个例报道。

4. 颅中窝表皮样囊肿

主要表现为三叉神经损害症状,常见面部感觉减退,咀嚼肌萎缩力弱。亦可压迫视神经、视束及眼运动神经,且有视力视野改变及眼球运动障碍,个别耳前有皮毛窦。

5. 脑室内表皮样囊肿

以第四脑室多见,早期无症状或仅有轻微头痛症状,肿瘤增大阻塞脑脊液循环时,则出现颅内压增高症状。侵及周围脑组织时,则可有相应的脑症状。如发生于侧脑室可有癫痫发作及轻偏瘫,个别患者有偏盲或偏侧感觉障碍。第四脑室肿瘤患者可出现走路不稳等。

6. 硬膜外表皮样囊肿

多发生于颅骨板障内,向外生长可见皮下肿物。可长期无症状,不易发现。肿瘤增大后可发现颅骨局部表面隆起,触之如橡胶感,无压痛。

（五）辅助检查

1. 头颅 X 线片

颅骨表皮样囊肿可造成局部颅骨骨质破坏,内板破坏常较外板重,边缘清楚但不整齐,周围可见蜂窝状或硬化圈状压迹。发生于脑桥小脑角或者颅中窝时,可见岩骨尖或者岩骨嵴破坏,累及眶内者可见眶上裂及视神经孔扩大,有时可见钙化。

2. CT 扫描

典型表现为均匀低密度灶,增强后无强化,个别可见边缘有轻微增强。有时可见高密度或等密度病灶,如肿瘤内含有较多角蛋白或有出血时。板障内表皮样囊肿可呈膨胀性破坏,表现为边缘锐利的混杂密度影。

3. MRI 检查

T_1加权像上(图 6-2)表现为略高于脑脊液的低信号,T_2加权像上为高信号,信号多不均匀,增强后可见包膜轻度增强。境界一般较清楚,普通序列难以与蛛网膜囊肿相鉴别,而应用 FLAIR、DWI 等新技术,可比较简便地与之鉴别。

4. 脑脊液检查

正常情况下,脑脊液化验大多正常。当表皮样囊肿破裂时,脑脊液可呈现出一些非特异性的改变,如淋巴细胞增多、葡萄糖降低、蛋白质增高等。因囊肿破裂刺激机体,可出现无菌性脑膜炎,此时脑脊液中的单核细胞升高。

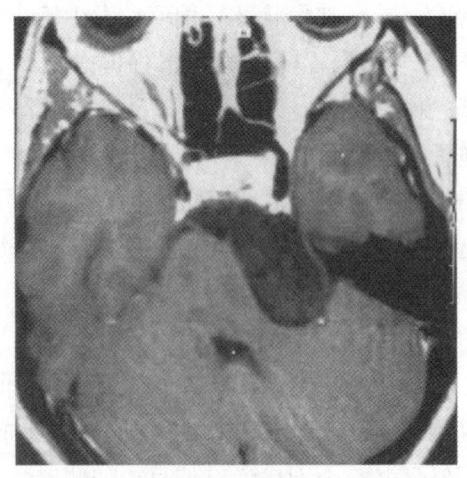

图 6-2 脑桥小脑角区表皮样囊肿 MRI 轴位 T_1 加权像

（六）诊断和鉴别诊断

青年患者出现三叉神经痛或一侧面肌抽搐应考虑本病，结合 CT、MRI 等辅助检查，一般即可确诊本病。但仍需与以下几种疾病鉴别：

1. 蛛网膜囊肿

信号强度与脑脊液相似，且信号均匀。位于脑池的表皮样囊肿，信号可与脑脊液类似，应用 DWI、FLAIR 序列可以鉴别。

2. 脑膜瘤

多见于中年人，脑神经受累较轻，但颅高压出现较早。颅中窝脑膜瘤常见颅底骨质增生或破坏。CT 平扫为均匀的略高密度或等密度影，边界清楚，呈分叶状或球状，注射造影剂可见均匀明显的强化。MRI 扫描为等 T_1、等或稍长 T_2 信号，边界清楚，增强后可见"脑膜尾征"。

3. 神经源性肿瘤

如听神经鞘瘤、三叉神经鞘瘤等。前者多位于脑桥小脑角，常以耳聋、耳鸣起病，MRI 增强扫描可见肿瘤明显强化，多见内听道扩大。三叉神经鞘瘤位于颅中窝，MRI 增强明显且伴有卵圆孔扩大。

4. 皮样囊肿

好发于中线部位，内含脂肪、毛发、骨骼、牙齿等成分，CT、MRI 较易鉴别。

5. 胶质瘤

位于松果体区的胶质瘤有时在 CT 表现为低密度，MRI 表现为长 T_1、长 T_2 信号，不易鉴别，但增强扫描多有强化，且伴有瘤周水肿。

（七）治疗

1. 治疗目的

由于表皮样囊肿缺乏血供,组织脆软,应力争将囊肿及囊壁完全切除。有些肿瘤,如果肿瘤体积较小,无颅腔内扩散或感染,与周围组织粘连轻微,特别是位于第四脑室者,手术可望全切。但如果肿瘤体积过大,与周围神经、血管、脑组织粘连严重,尤其在蛛网膜下腔生长广泛者,应避免全切除,实行次全切除或部分切除。

2. 手术入路

视病变部位不同选择最佳入路。脑桥小脑角病变可采用枕下乙状窦后入路,第四脑室病变可采用枕下后正中入路,第三脑室病变可采用经前纵裂-胼胝体入路,侧裂池和鞍区病变可采用经翼点-侧裂入路。

3. 手术方法

表皮样囊肿脆而软,血供少,易摘除或吸出,应先切除病变的中央部分使包膜塌陷,而后再分块切除病变包膜;当脑神经被包裹时,不宜使用 CUSA 以免造成神经损伤;如包膜与重要结构粘连紧密时,可残留少量包膜,而不强求全切除。切除病变时,周围组织应以棉片保护,防止肿瘤碎屑随脑脊液扩散。切除后用盐水反复冲洗,以防术后无菌性脑膜炎。

4. 术后并发症

由于囊内容物含脂肪酸及胆固醇,对脑组织产生化学性刺激,所以手术后最常见的并发症是无菌性脑膜炎,Yasagil 手术组报告 15% 的受术者有此并发症。对此,术后给予激素治疗,反复腰椎穿刺或引流,一般都可控制。此外,还有感染、脑积水、脑神经麻痹等并发症。

患者预后一般较好,如肿瘤能够全切,复发可较晚出现,部分病例数年以后才复发。

三、皮样囊肿

（一）病理

皮样囊肿一般为球形,或呈分叶状、界限清楚,偶与脑组织有紧密粘连。囊壁光滑较厚,常有瘤组织呈乳头状突入腔内,少数有钙化,囊内含有凡士林样脂性物质,呈淡黄色或灰黄色,黏稠半流体状态,囊内可有皮脂腺和毛发结构。伴有皮瘘的发生率较表皮样囊肿者多,尤其椎管内,皮瘘多位于中线,偶发于侧位。

镜检发现囊壁外层为复层鳞状上皮细胞,其基底层含有较多的纤维组织及真皮层,含有皮脂腺、汗腺、毛囊及毛发结构。囊内容物为湿腻的油脂样物质,混有毛发。与皮肤相连的狭窄通道(皮毛窦)通常为上皮细胞覆盖,含有皮肤的腺样结构。

(二)发生部位

皮样囊肿好发于中线部位,推测可能与其发生学相关。由于生长缓慢,因而肿瘤易朝阻力最小的方向生长,如脑池、脑沟和脑裂等。颅内皮样囊肿中有 1/3 发生于第四脑室,此外三脑室、颅底也可累及。发生于小脑蚓部及邻近脑膜和马尾部的皮样囊肿,常伴有皮毛窦。

在椎管内,多发于腰骶段,肿瘤可位于髓内,亦可位于髓外。

(三)发生率、性别及年龄

本病很少见,仅占颅内占位性病变的 0.1%～0.7%。发生率为表皮样囊肿的 1/10～1/4,性别无显著差异。多见于儿童,大多数在 30 岁以前发病。

(四)临床表现

由于肿瘤生长缓慢,临床进展较慢,从出现症状到确诊平均要 6.8 年;但若因囊肿增大阻塞脑室,则病情发展迅速,自出现症状到就诊时间多在 1 年之内。

最常见的临床表现是头痛和癫痫,其他临床表现与肿瘤所在部位、大小及机体对其内容物的反应有关。肿瘤较小时可无明显症状,随着肿瘤增大则可逐渐出现头痛、呕吐等颅内高压症状。鞍区肿瘤常有视交叉变形,从而引起视力、视野障碍,有时肿瘤可引起垂体功能异常。约 1/3 的皮样囊肿发生于第四脑室,导致头痛、共济失调、走路不稳等。侧脑室皮样囊肿非常罕见,常引起神经精神症状。岩骨皮样囊肿可引起面瘫、三叉神经痛等。若囊肿内容物外漏,可引起无菌性脑膜炎,患者表现出头痛、畏光、颈项强直等类似细菌性脑膜炎的症状。

颅后窝皮样囊肿常伴有皮毛窦,有索条状窦道与肿瘤相连。皮下感染时,细菌可通过皮毛窦进入颅内导致颅内感染,可并发脑膜炎,甚至形成脑脓肿。颅外症状主要见于儿童,表现为无痛性头皮下肿物。

(五)辅助检查

1. CT 扫描

常表现为境界清楚的圆形均匀低密度病灶,CT 值可为 0～150 Hu,内含密度较低的脂肪密度影,注射造影剂后病灶不强化。当有皮毛窦与皮下相通时可见颅骨中断(图 6-3)。有时可见病变含高密度钙化灶。

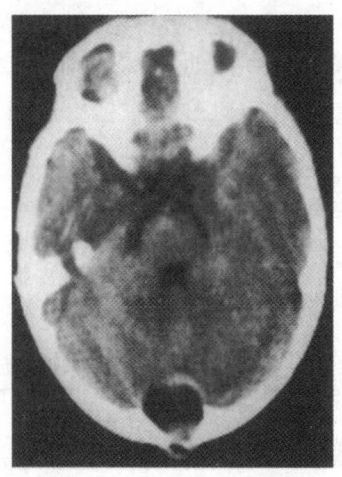

图 6-3 CT 示颅后窝硬膜外的皮样囊肿与皮毛窦相连

2. MRI 检查

典型的 MRI 表现是 T_1 加权像呈高信号,T_2 加权像呈低信号或高信号。依据囊肿内容物的成分不同,含有脂质成分时表现为高信号,含毛发较多时则呈现低信号,脂肪抑制序列显示低信号。增强扫描病灶强化不明显,少数可见囊壁强化(图 6-4)。

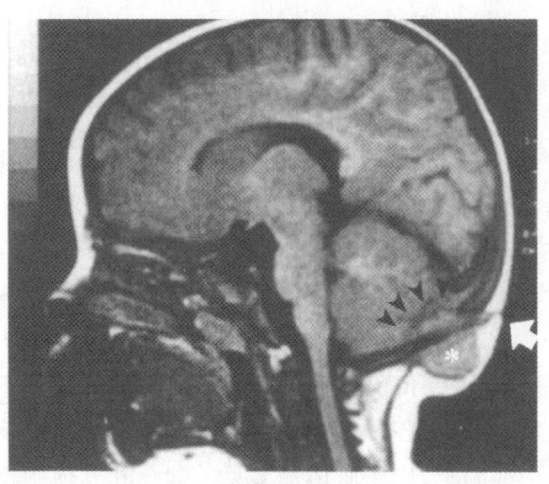

图 6-4 MRI 示颅后窝的硬膜外皮样囊肿与皮下皮样囊肿
相连,白色箭头为皮毛窦

（六）诊断和鉴别诊断

根据发病年龄及临床特点，特别是儿童枕部皮肤有窦道形成的，应考虑皮样囊肿。无皮毛窦者，可根据患者 CT、MRI 检查做出诊断。皮样囊肿需与以下疾病鉴别：

1. 表皮样囊肿

多发生于成年人，好发部位为脑桥小脑角、鞍区等。密度和信号与脑脊液相似，CT 及 MRI 扫描可予鉴别（表 6-1）。

表 6-1　表皮样囊肿与皮样囊肿的鉴别

鉴别要点	皮样囊肿	表皮样囊肿
发病率	占颅内占位性病变的 0.2%～0.7%	占颅内占位性病变的 1.2%～1.9%
性别	男性与女性患病率基本相等	男性患病率略多于女性
年龄	儿童多见	多见于 20～50 岁的成年人
起源	外胚层	外胚层好发
部位	中线部位	中线外侧部位
合并先天畸形	约有 50%常合并有先天性畸形	不常见
CT	极低密度	低密度
MRI	T_1高信号，T_2等信号	T_1、T_2与脑脊液等信号
增强扫描	可有中等强化	少有强化
MR 信号特点	信号混杂	信号均匀
囊壁	含有皮肤附属结构	仅为鳞状上皮
内容物	角质、胆固醇、毛发、皮脂腺	角质、胆固醇
并发脑膜炎特点	可发生反复细菌性脑膜炎	多为无菌性脑膜炎
恶变率	非常罕见	有病例报道
生长特点	鳞状上皮脱屑和皮脂腺、汗腺分泌	鳞状上皮脱屑

2. 脂肪瘤

少见，常位于中线附近，以胼胝体最多见。常合并其他中枢神经系统先天畸形，如脊柱裂、颅骨缺损等。

3. 畸胎瘤

最常见于松果体区，CT 平扫可见脂肪、软组织、钙化影，增强后多有强化。MRI 显示长 T_1、长 T_2混杂信号，增强可见不均匀强化。

（七）治疗

以手术治疗为主。对合并有枕部皮肤病变特别是皮肤隧道形成者,应尽快手术以防止感染。手术应尽量全切,若肿瘤和周围血管、神经等重要结构时粘连紧密,可做次全切除或部分切除。术中应注意保护周围组织,避免囊肿内容物外漏引起无菌性脑膜炎等术后并发症。发生于硬脑膜外的皮样囊肿并伴有皮毛窦者勿切开硬膜,以免感染,同时皮肤窦道也应一并切除。

术后常见的并发症有无菌性脑膜炎、脑室炎,常由内容物外溢刺激机体引起。此外尚有感染、脑积水、局部神经功能缺损等并发症。

肿瘤切除后一般预后良好,复发较晚,癌变率较表皮样囊肿低,癌变者以鳞状细胞癌多见。

第二节　畸　胎　瘤

颅内畸胎瘤为中枢神经系统罕见肿瘤,2007 年 WHO 中枢神经系统肿瘤分类将其归于生殖细胞肿瘤类,属于交界性或未定性的肿瘤,分为成熟畸胎瘤、未成熟畸胎瘤和畸胎瘤伴恶性转化,其中成熟畸胎瘤属于良性范畴,未成熟畸胎瘤和畸胎瘤伴恶性转化属于恶性范畴。

一、病理和部位

颅内畸胎瘤常发生在大脑近中线部位,80％左右的畸胎瘤出现在第三脑室脑室周围,约半数发生于松果体区,其次是鞍区。亦可见于小脑,偶见于大脑半球或侧脑室内。

巨检肿瘤呈球形或结节状,表面光滑,囊壁坚韧。肿瘤内各部硬度不一致,可有囊性变。镜下可见肿瘤内含三个胚层组织,包括外胚层的神经组织、复层上皮组织及牙齿;中胚层的骨、软骨、脂肪及结缔组织;内胚层的消化道腺、甲状腺腺体等。这些组织的分化程度决定了畸胎瘤的成熟程度。未成熟畸胎瘤由分化程度不同的未成熟组织组成。

畸胎瘤伴恶性转化内含恶性肿瘤的转化基因,多转化为横纹肌肉瘤或未分化肉瘤,鳞状上皮细胞癌及肠腺癌少见。

二、发病率、性别、年龄

颅内畸胎瘤少见,约占颅内肿瘤的 0.5%,占生殖细胞肿瘤的 20%。80%～90%的患者在 25 岁以下,发病高峰为 10～14 岁,男性明显多于女性。

三、临床表现

松果体区畸胎瘤易阻塞脑脊液循环,患者颅内压增高症状明显,自发病至就诊大多在半年以内。其他部位者则病程稍长。位于松果体区肿瘤增大可压迫中脑顶盖出现帕瑞诺综合征,表现为眼球共轭运动受损,上视不能,有时有共济失调等,亦可有性早熟。位于鞍区肿瘤的典型临床表现为视力、视野改变,常有尿崩症,生长迟缓等症状。位于脑实质内者依其所在部位产生相应症状。

四、辅助检查

1. 血液检查

未成熟的畸胎瘤能分泌微量的 β-人绒毛膜促性腺激素(β-HCG)和甲胎蛋白(AFP),血 β-HCG 及 AFP 的阳性率较高,一般为轻中度增高,畸胎瘤伴恶心转化 AFP 可明显升高。肿瘤切除后两者可有不同程度的下降,肿瘤全切除的患者可降至正常。

2. 影像学检查

头颅 X 线片多显示颅内压增高,有的可见钙化,个别有牙齿影像。CT 扫描示肿瘤形态不规则,大多为团块状、结节状圆形或者类圆形影,密度不均,部分边界不清,内可有钙化、低密度囊变,位于鞍区者可见鞍底骨质破坏,增强扫描示不均匀强化。MRI 检查显示:畸胎瘤的 MRI 信号复杂,多为不规则长 T_1、长 T_2 混杂信号,部分边界不清楚,可有多房囊变。增强扫描示不均匀强化,脂肪抑制像肿瘤不消失。

五、治疗

成熟畸胎瘤手术切除肿瘤可以治愈。松果体区肿瘤可采取 Poppen 入路、胼胝体穹隆间入路等,后者更容易保护大脑大静脉,易于全切除肿瘤。丘脑底节区肿瘤可采取胼胝体侧脑室入路或脑室额角造瘘入路,鞍区肿瘤可采用额底＋纵裂入路。肿瘤体积较大或贴近重要神经血管难以全切时,可行脑室腹腔分流术以缓解颅内压增高。

　　未成熟畸胎瘤和具有恶性转化的畸胎瘤提倡先化疗,待瘤体缩小并周围浸润局限后再行手术治疗。术后辅以放、化疗可明显延长患者的生存时间。术前及术后的化疗方案均可采用"TPI"方案。对于年龄小于 3 岁的,放疗应视为禁忌,尤其是全脑全脊髓放疗。可先行化疗,待患者能够耐受放疗时再行放疗。

第三节　脊　索　瘤

　　脊索瘤为一种罕见肿瘤,虽分属于骨肿瘤,占所有骨肿瘤的 1%～4%,但通常发生于中枢神经系统。虽然被认为是一种低级别的肿瘤,脊索瘤表现出极易复发的特性,其临床特点与恶性肿瘤类似。Lushka 于 1856 年首次对脊索瘤做出描述:当镜下观察时,此类肿瘤细胞内有特殊的空泡样结构,故也称囊泡内生性骨疣;1858 年,Muller 确认本病起源于胚胎脊索结构的残余组织;1890 年,Ribbert 将其正式命名为脊索瘤。

　　胚胎在发育第 4 周时出现脊索结构,上端分布于颅底的蝶骨和枕骨处,部分与蝶鞍上部的硬脑膜相衔接,在枕骨部分可达到其舌咽面,一部分亦可位于颅底骨板和咽壁之间;脊索下端分布于骶尾部的中央和中央旁等处。在胚胎第 7 周时脊索开始退化,残留为正常人椎间盘的髓核。然而在上端的蝶枕部和下端的骶尾部常可在胚胎后期和出生后仍不完全消退,甚至可保持到成年期。这些脊索残余结构较多见于蝶骨、枕骨底部及其软骨结合处的周围、骶尾部及其余各段脊柱。

　　脊索瘤一度被认为骶尾部发病多于颅底发病。近年来研究表明脊索瘤在颅底、各段脊柱、骶尾部发病率接近(分别为 32%、32.8%、29.2%)。脊索瘤约占骶尾部原发肿瘤的 50%。之所以推断脊索瘤可能来源于残余脊索结构,是因为脊索瘤的好发部位和这些脊索残余结构的部位相吻合。

一、病理

　　颅底部的肿瘤起初在硬膜外生长,上面覆盖有包膜,底部浸润破坏颅底的骨质和侵犯神经。骶尾部肿瘤在椎骨和椎间浸润破坏。肿瘤多呈分叶状,表面光滑,触之有润滑感,灰白色,质软硬不等,早期分界多较清楚,晚期界限不清。切面可见大小不等的囊腔,内含半透明胶冻样或黏液样物质,纤维组织分隔为小叶,可有钙化,常见陈旧性出血、坏死和囊性变。瘤组织质软者产生黏液较多,倾向于良性,质硬者可能钙化较多,恶性倾向较大。

镜检肿瘤细胞可呈立方形、片状多角形或圆形。脊索瘤细胞以胞浆呈空泡状为主要特征,内含有黏液,即所谓的囊泡状细胞,其 PAS 染色或胭脂红染色呈阳性。细胞密集、黏液很少且有核分裂者,为恶性脊索瘤,约占 10%。肿瘤细胞的免疫学检查表现为 S-100 阳性及上皮样标记物(如上皮细胞膜抗原 MUC1 和细胞角质素)阳性。但目前研究表明良性脊索瘤和软骨肉瘤的 S-100 均表现出免疫活性,这使得两者的鉴别比较困难。此外,脊索发育转录因子可能是脊索瘤新的标记物。

根据不同的病理特征,通常将脊索瘤分为三类:经典型、软骨样型和未分化型。其中经典型通常表现为质软、灰白色、分叶状肿瘤,细胞簇间有纤维组织分隔。软骨样型常兼具脊索瘤和软骨肉瘤的特点。

二、流行病学

脊索瘤的人群发病率较低(0.08/100000),好发于男性,男女比例为 2∶1。以 50～60 岁中年人居多,40 岁以前发病的患者较少,儿童患病率尤低(仅占所有脊索瘤患者的 5%)。颅内脊索瘤常见于年轻人,这可能是由于颅内脊索瘤较骶尾部脊索瘤较早出现症状。

三、临床表现

脊索瘤呈惰性生长,病程较长,平均在 3 年以上,患者就医时肿瘤体积常常已经很大。肿瘤的临床表现不一,与其位置有关。颅底脊索瘤多生长于斜坡,患者常表现有脑神经麻痹。如果脊索瘤体积较大或累及鞍区,患者可能会出现内分泌异常,颅高压症状常出现较晚。侵袭脑组织者较少,肿瘤向鼻咽部发展突出,13%～33% 的病例可发现鼻咽部肿物。脊柱或骶尾部的脊索瘤可表现为与脊髓节段相关的深部疼痛或放射痛。由于肿瘤生长缓慢且症状不具特异性,有时患者直到出现肠道或膀胱功能障碍才就诊。

1. 斜坡部肿瘤

主要表现为第Ⅴ～Ⅶ对脑神经损害症状。因肿瘤常偏于一侧,神经症状以患侧为重。常伴有对侧锥体束征及感觉障碍,亦可累及两侧。

2. 中颅窝肿瘤

肿瘤位于中颅窝者,主要表现为眼动神经麻痹,尤以展神经受累较多见,并常压迫视束或视神经,出现对侧偏盲、原发性视神经萎缩、视力减退等。肿瘤亦可累及三叉神经。

3. 鞍区肿瘤

鞍区肿瘤会压迫视神经、视交叉产生视神经原发性萎缩、视力减退、双颞侧偏盲等,并多有内分泌功能障碍,主要表现为阳痿(男性)、闭经(女性)、体重增加等。

4. 骶尾部肿瘤

骶尾部肿瘤首先起源于骶骨中心部,虽然可向后发展至骶部后方皮下,但却更多向骶前发展,可形成较大肿块,并浸润腹膜后软组织,推压直肠和膀胱而产生相应症状。当肿瘤侵犯骶管的神经根时,可产生骶神经的根性疼痛,并向下肢放射,或出现会阴部的感觉异常。

5. 远处转移

5%的脊索瘤可转移至肺、骨、皮肤、脑等组织,但肿瘤远处转移患者的生存时间并未因此缩短。

四、辅助检查

1. 脑脊液检查

压力多不增高,蛋白量及细胞大多正常。

2. 头颅 X 线检查

斜坡、鞍背、后床突、岩骨尖、中颅窝底、蝶骨大翼、蝶鞍、蝶窦等大多可见广泛的骨质破坏,约 1/3 可见斑状或片状钙化。

3. 脑血管造影

斜坡部肿瘤者行椎动脉造影可显示基底动脉向背侧移位,或同时有侧移。幕上肿瘤者行颈动脉造影可显示颈内动脉虹吸段拉直抬高,中颅窝肿瘤者可见大脑中动脉向上移位。

4. CT 扫描

可显示颅底部高密度或混杂密度肿瘤影像,常见钙化。生长于脊柱的肿瘤中心位于椎体,沿中线生长,有骨质破坏,表现为中心位于椎体的肿块。

5. MRI 检查

T_1加权示骨化中心呈略低信号或等信号影,T_2加权常呈高信号影,注射造影剂后肿瘤呈均匀增强(图 6-5)。

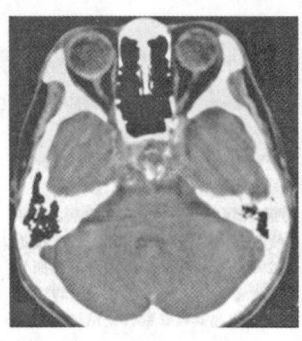 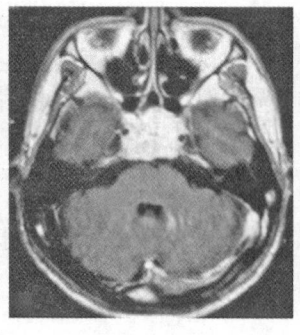 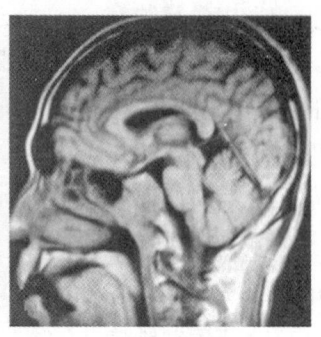

(a) 鞍区不均质密度肿瘤,内　(b) 肿瘤显著强化;T_1加权　(c) 肿瘤呈等信号
有散在钙化,后床突骨质
破坏;MR增强扫描

图 6-5　脊索瘤的 CT/MR 扫描

6. 病理活检

手术前细针穿刺病理活检被认为是确诊的金标准,但行穿刺时需注意避免肿瘤他处种植。

五、诊断

长期头痛,特别是中年人有多组脑神经受累者,应考虑本病。如于影像学检查时见到颅底骨质破坏或并有钙化,病理活检见到空泡样细胞,免疫分析符合者诊断大多可以确立。

有鼻咽部肿物者需与鼻咽癌相鉴别,后者病程较短,做活检可明确诊断。斜坡部肿瘤者有时需与前庭神经施万细胞瘤、脑膜瘤相鉴别。鞍区者需与垂体瘤、颅咽管瘤等相鉴别。骶尾部区域脊索瘤需与骨肉瘤相鉴别,前者侵袭邻近椎体时常经过椎间盘,后者通常无此表现。

六、治疗

手术切除肿瘤可以有效缓解脊索瘤的占位效应,不同区域的肿瘤手术策略不同。肿瘤局部复发与患者整体预后相关,首次手术的范围直接影响治疗效果。有效的术后辅助治疗可显著改善患者预后。

1. 颅内脊索瘤的手术治疗

由于肿瘤广泛侵犯颅底,常累及多条脑神经,手术困难,且大多不能完全切除,术后体征亦多不能恢复。斜坡区肿瘤可经蝶、经上颌窦、经口、经鼻咽腔等切除,尤其是经鼻神经内镜肿瘤切除技术得到了一定应用。对于侵袭到邻近神经、血管组织的脊索瘤,合理的手术策略为尽可能减少对神经功能的损伤,即便局灶有少量肿瘤组织残留。术后可考虑辅以立体定向治疗或放疗。前颅窝底脊索瘤术后常出现脑脊液漏,新的局部补片修补技术可有效预防该并发症的发生。

2. 骶尾部脊索瘤的手术治疗

目前认为,不破坏囊壁的脊索瘤全切除可以减少因囊壁破坏造成的肿瘤种植,从而降低术后复发风险。对于肿瘤的根治性全切除,其效果明显好于对于肿瘤的次全切除(局部肿瘤复发时间分别为 2.27 年和 8 个月)。手术入路选择取决于病变累及的范围。位于骶髂关节以下的脊索瘤可通过会阴后暴露入路以达到全切,且可避免繁琐的脊柱重建。骶尾部脊索瘤常侵犯直肠周围脂肪、坐骨直肠间隙、肛周间隙和臀部肌肉,因此手术很难做到肿瘤全切,术后复发难免。骶尾部手术术后可有大小便功能障碍,术中应注意保护骶部神经。

总体而言,目前外科手术治疗不能只追求肿瘤全切,而应同时考虑神经功能保护以改善患者的生存质量。

3. 脊索瘤的放射治疗

未达到手术全切的脊索瘤术后复发概率较高。低剂量放疗对减少肿瘤复发有一定效果;高剂量质子或带电粒子可使得肿瘤局部获得足够的射线暴露,且对周围组织损伤较少,较传统的质子射线效果好。

4. 脊索瘤的化学治疗

化学治疗对于脊索瘤的效果尚不确定。不同报道表明蒽环霉素、顺铂、烷化剂、喜树碱类似物对脊索瘤(尤其未分化型脊索瘤)有效。分子生物学证实脊索瘤细胞存在过度表达的血小板源生长因子受体、酪蛋白激酶受体及表皮生长因子受体,有研究显示 KIT 受体抑制剂(如伊马替尼)可以抑制脊索瘤的生长。

七、预后

根据 SEER 数据库的研究显示:无论种族与性别,脊索瘤患者的中位生存期为 6.29 年,5 年、10 年、20 年生存率分别为 67.6%、39.9%、13.1%。

第七章 脑 膜 瘤

第一节 概 述

脑膜瘤是源于脑膜上皮细胞的肿瘤,早在 1641 年瑞士医师 Felix Paster 首先报告过 1 例脑膜瘤的病例,1774 年法国 Antoine Louis 报告一组"硬脑膜真菌样肿瘤",以后提出许多不同的命名,直到 1922 年 Cushing 定名为脑膜瘤并被广大学者所接受,一直沿用至今。自 18 世纪起,许多神经外科先驱者试图以外科手术切除脑膜瘤,第一例成功切除脑膜瘤的手术是由 Pechioli 教授在 1835 年完成的。1887年,Keen 报告在美国首次成功切除第一例脑膜瘤。1955 年,在国内有研究者首次发表了关于颅内脑膜瘤的专题论文;赵以成教授首次报告 200 例颅内肿瘤中脑膜瘤 31 例,占 15.5%。

一、发病率

流行病学统计脑膜瘤的年发生率为(2.3～13.4)/10 万人口,脑瘤是仅次于脑胶质瘤的颅内原发性肿瘤,国外报告 20239 例颅内原发性肿瘤中脑膜瘤占 19.9%,国内 23 大组 52633 例颅内肿瘤中脑膜瘤占 15.53%,但在尸检材料中占 1.4%,很多小的脑膜瘤患者生前并未发现。

二、病因

脑膜瘤的病因至今尚不完全清楚,某些因素可能诱发或促进脑膜瘤的生长。

（一）头外伤

早在 1641 年,Felix Plaster 报告 1 例脑膜瘤患者在 3～4 年前有头外伤史。

Cushing 和 Eisenhardt 报告的 259 例颅内脑膜瘤,其中 93 例有头外伤史,2 例局部肿胀、伤疤或在发生肿瘤部位有骨折。以后的研究亦发现部分脑膜瘤患者有头外伤史,脑膜瘤发生在颅骨骨折、脑膜瘢痕或颅内异物的部位,推测由局部炎症或异物刺激的反应产生肿瘤,但在对一组 2953 例头外伤患者平均 10 年的长期随访观察中,并未发现脑膜瘤的发生率增高。

(二)放射损伤

部分脑膜瘤患者接受过低剂量或高剂量的放疗。有报道在 11000 例儿童因头癣接受低剂量的放疗治疗,随访 12～33 年,脑膜瘤的发生率为 0.4/10000,比非放疗者高出 4 倍,以后文献有不少报道,在头颈部高剂量放疗后脑膜瘤发生率明显增加,特别是年轻人,更易发生多发性脑膜瘤或不典型、恶性脑膜瘤,资料显示高剂量放射后,脑膜瘤的发生率比未行放射组高 9.94 倍,中位潜伏期为 17 年。另外一组 2169 例淋巴母细胞性白血病患者脑膜瘤发生率为 14%,估计潜伏期为 20.6 年。最近报道一组 10 例年轻患者因髓母细胞瘤行放疗后发生脑膜瘤,且均为恶性脑膜瘤,分析可能因放射线引起 22 号染色体长臂基因突变,激活癌基因和失活抑癌基因而产生脑膜瘤,但这仅是初步的了解,且绝大多数脑膜瘤患者并无放射线接触史。

(三)性激素及其受体

性激素对脑膜瘤的发生发展可能有一定关系,流行病学及临床资料表明脑膜瘤患者女性多于男性,男女之比为(1∶1.5)～2。而椎管内脑膜瘤女性则是男性的 9 倍,女性患者在月经周期的黄体期和妊娠期,脑膜瘤的生长明显加快,乳腺癌患者中脑膜瘤的发生率也高于普通妇女,为其 3.5 倍。以上事实提示,脑膜瘤可能是类固醇激素的靶组织,其生长增殖可能与肿瘤中的类固醇受体表达有关。

根据文献报道,23%脑膜瘤中存在雌激素受体,但其含量不是很高,且蛋白水平低,但脑膜瘤中存在高水平的孕激素受体,孕激素受体合成需要雌激素刺激,并通过雌激素受体来完成,因此推测脑膜瘤中雌激素受体含量也应较高,但迄今研究报告有悖于这一规律,有研究认为脑膜瘤中雌激素受体检出率低是由于脑膜瘤中雌激素受体突变,常规方法难以检出之故,由于雌激素受体的基因突变,其受体 mRNA 的拼接异常会产生截断型或内部缺失的雌激素受体蛋白,这种变异表现为第 4、7 外显子缺失,所编码的受体蛋白的激素结合区大部分缺失,不能与雌二醇结合,所以用放免、单抗的方法不易检出。1980 年,Poisson 等首次报告脑膜瘤中含有孕激素受体,目前文献报告其阳性率为 28%～98%,平均为 72%。另外,有研究报告孕激素受体的阳性率与脑膜瘤的临床病理有一定关系，Pallo Bouillat 等报告组织级别高的脑膜瘤，孕激素受体阳性率低而级别低的脑膜瘤孕激素受体阳性率高，故认为孕激素受体的存在与脑膜瘤的低侵袭性行为有关。孕激素受体的表达部位是脑膜瘤细胞的细胞核，而细胞核是类固醇激素的功能作用部位，孕激素受体位于功能部位的表达，有理由推测其在脑膜瘤生长中有重要作用。体外试验发现孕激素可明显的抑制孕激素受体阳性的脑膜瘤细胞的生长，有报道称在体内孕激素的拮抗剂米非司酮（mifepristone，RU480）对脑膜瘤细胞有明显的抑制作用。

1981 年，Schnegg 等报告在 219 的脑膜瘤中检测到雄激素受体。1987 年，Lesch 用免疫组化和分子杂交技术检测 54 例脑膜瘤中 35 例（65％）雄激素受体阳性，据此认为脑膜瘤是雄激素的靶组织，此后用不同方法检测其阳性率为 40％～100％。Carroll 等发现，雄激素受体 mRNA 和雄激素受体蛋白表达在男女患者之间有显著差别，女性脑膜瘤患者的雄激素受体发现率明显高于男性患者，这可能是脑膜瘤女性发病高于男性的原因。Dora 通过 70 例脑膜瘤的研究发现，孕激素受体的表达率和细胞核有丝分裂程度呈正相关，即与脑膜瘤的恶性程度相关，并且所有标本中均未检测到雌激素受体，这一结果提示在脑膜瘤中对孕激素表达起调节作用的可能是雄激素而不是雌激素，这也说明孕激素受体和雄激素受体在脑膜瘤中是具有功能活性的受体，另外由于脑膜瘤细胞多数有较高浓度的雄激素表达，推测雄激素受体的表达与肿瘤的侵袭性和肿瘤复发有关。在脑膜瘤的研究中发现雄激素受体和孕激素受体与原癌基因之间有联系，血小板生成因子（C-Srs/PDGF）、表皮生长因子受体（C-erbB/EGFR）等使雄激素可能通过与受体结合促进脑膜瘤细胞的生长，另外可通过旁分泌的机制，促进细胞中 EGFR 的合成，并增加 EGFR 同其匹配 EGF 的结合能力，使脑膜瘤对 EGF 或肿瘤生长因子（TGF）介导的刺激信号敏感性增加，从而促进脑膜瘤细胞的增殖。雪亮等检测 30 例脑膜瘤雌激素阳性表达率为 23.33％，孕激素为 73％，而雄激素阳性表达率为 70％，另外近年来用 RT-PCR 检测脑膜瘤细胞均有泌乳素受体，多巴胺受体 1 mRNA、2 mRNA 表达，且均有功能活性，泌乳素可刺激脑膜瘤细胞生长，而多巴胺拮抗剂溴隐亭可明显抑制脑膜瘤细胞增殖，这是因为其抑制了多巴胺或泌乳素信号传导系统。

（四）组织发生学

脑膜瘤的组织起源于中胚层，属于间叶组织肿瘤，免疫组织化学研究发现，脑膜瘤同时具有间叶组织和上皮组织抗原成分，因此在各型脑膜瘤中间叶组织的中间丝蛋白、波形蛋白的表达均为强阳性，可以此作为脑膜瘤鉴别诊断的标记抗原。脑膜瘤组织中 80％上皮细胞膜抗原（epithelial membrane antigen，EMA）呈阳性，但 S-100 蛋白(广泛存在于神经系统的胶质细胞及施万细胞和黑色素细胞中)很少有阳性反应,而蛛网膜分泌的角蛋白脑膜瘤为阳性,因此支持脑膜瘤起源于蛛网膜细胞的理论。

蛛网膜由两层组成,外层称为帽状细胞层,内层由疏松的成纤维细胞网组成,并伸出小梁与其下的软脑膜相连。蛛网膜向硬膜内伸出许多突起,称为蛛网膜绒毛,这些绒毛大多集中在大静脉壁中和静脉窦、分叉静脉处,以及在神经根通过椎间孔的硬膜与蛛网膜的交界处。在上矢状窦和横窦的两侧,绒毛扩大称为蛛网膜粒,蛛网膜绒毛和蛛网膜粒在显微镜下可呈漩涡状排列,并出现钙化的沙粒体,这些正是脑膜瘤的基本结构,脑膜瘤起源于蛛网膜绒毛、蛛网膜的帽状细胞,因此颅内蛛网膜绒毛的分布区如上矢状窦旁、蝶骨嵴、嗅沟、鞍结节、斜坡上部、第Ⅲ~Ⅻ对脑神经出颅处等均为脑膜瘤的好发部位。目前认为脑膜皮型脑膜瘤起源于蛛网膜中的帽状细胞。纤维型脑膜瘤起源于蛛网膜内层与软脑膜外层的纤维间质。正常存在于脉络丛、脉络膜组织和脊髓神经根区的蛛网膜细胞是脑室内、松果体区脑膜瘤和椎管内脊髓瘤的发生细胞。

脑膜瘤的染色体异常涉及多条染色体,可出现结构及数量变化,文献报告脑膜瘤染色体有核型异常的发生率为 56.6%~96.3%。在一项 300 余例脑膜瘤核型分析研究中发现 22 号染色体单体或部分缺失是脑膜瘤最常见的染色体异常。此异常发生率与脑膜瘤组织亚型有关,如 50% 脑膜皮型、纤维型和血管瘤型脑膜瘤出现 22 号染色体单体,83% 的合体型脑膜瘤有 22 号染色体单体及其他染色体缺失。此外 22 号染色体可发生部分丢失,如 22 号染色体长臂(22q)末端的缺失,22 号染色体还可形成环状。22 号染色体单体常进一步发生染色体的丢失,此现象即所谓亚二倍体,因为核型表现为低于正常二倍体核型,其他二倍体还可发生在 14 号、17 号和 Y 染色体。8 号染色体的亚二倍体出现在约 20% 的 22 号染色体单体的脑膜瘤病例中,在 75% 的侵袭性脑膜瘤和 70% 复发性脑膜瘤中出现亚二倍体增多现象,提示亚二倍体增加与肿瘤侵袭行为有关,肿瘤核型正常或仅出现染色单体男女之比为 1:3,女性占优势。但肿瘤出现亚二倍体时男女之比是 1:1。脑膜瘤还常出现染色体结构的重排,具有明显二倍体的脑膜瘤中染色体断裂和重排的发生率是 20%,常出现在 1 号、10 号、14 号和 18 号染色体上。有报告 32 例脑膜瘤在 1p 和 11p 常出现结构重排,在 1 号、6 号、22 号亦出现结构性重排。在家族性脑膜瘤患者中也发现 22 号与 14 号染色体的异位,总之 22 号染色体单体以及 22q12 等位基因缺失可能是最根本的病因事件。间变性脑膜瘤经常出现 1p、6q、9q、10q、14q、17p 和 18q 的缺失,提示与肿瘤进展有关的基因可能就位于这些染色体的位点。染色体区的扩大也存在于高级别的脑膜瘤中,染色体 20q、12q、15q、1q、9p 和 17q

经常出现染色体区扩大。在上述染色体位点仅 22q 上的 *NF2* 基因已确定是肿瘤抑制基因。

周阅昌等对脑膜瘤体外培养细胞波形蛋白及上皮细胞膜抗原的检测均呈阳性,1 例过渡性脑膜瘤为异倍体,染色体分析发现 22 号染色体单体丢失。林瑜、杨树源等检测发现 32 例脑膜瘤 22 号染色体杂合性丢失率为 62%,1p 为 32%;香港中文大学的一项研究发现 69% 的脑膜瘤有 22q 缺失;Simon 等分析研究 3 个 1p 的微卫星标记,发现 11% 良性、40% 非典型性和 70% 间变性脑膜瘤表现为杂合性丢失,1p 等位丢失,与脑膜瘤恶性分级呈显著相关,提示在 1p 存在与脑膜瘤进展相关的重要位点。此抑癌基因位于 $1p^{34}$ —pter 区段,微卫星位点 DIS496 远端。滕良珠等检测 39 例脑膜瘤第 1、10、14 和 22 对染色体四个位点,即 DIS188(1p32)、DIOS187(10q24—q25)、DI4S43(14q24.3)和 D22S1(22q11.2—13)的杂合性丢失(loss of heterozygosity,LOH)和微卫星不稳定(microsatellite instability,MI),发现间变性脑膜瘤杂合性丢失占 36%,微卫星不稳定占 15%,间变性脑膜瘤杂合性丢失率显著高于良性脑膜瘤。间变性此 4 个位点的 LOH 发生率分别为 50%、33%、67% 和 50%,而良性为 4%,间变型 LOH 亦高于非典型脑膜瘤。出现 LOH 的肿瘤表现为 DNA 合成增强,增殖迅速,容易复发。

(五)脑膜瘤的遗传易感性

这是指具有某些遗传缺损即生殖细胞突变或某种基因多态性变异的个体易发生脑膜瘤。体细胞突变不会遗传给子孙后代,但某些遗传性肿瘤综合征,由于生殖细胞携带有某些基因突变,易伴发一系列肿瘤包括神经系统和非神经系统肿瘤。与脑膜瘤发病有关的有神经纤维瘤 II 型,Gorlin 综合征。

(六)微卫星不稳定性

微卫星不稳定性是指由 DNA 的错配修复基因突变引起基因组中简单重复序列的增加及丢失,发生此类基因多态性变异的个体易发生肿瘤,Pykett 等发现在 25% 脑膜瘤组织中观察到微卫星的不稳定性,均为 2 个位点以上的 DNA 长度改变,在 T2898 和 T2966 脑膜瘤系经检测也是复制错误表型阳性。微卫星位点散布于整个人类基因组,由于复制错误而表现的微卫星不稳定性,使得 DNA 复制/修复机制过程中的忠实性丧失,而可能涉及更多的染色体异常,增加了自发突变,导致肿瘤细胞中染色体的缺失与重排,因而微卫星不稳定性可能同肿瘤的遗传易感性有密切关系。

（七）与脑膜瘤发病相关的分子遗传学与分子生物学改变

脑膜瘤的发病分子机制与原癌基因的激活、过表达及抑制基因的缺失、突变或失活有关。

1. 脑膜瘤相关的抑癌基因

脑膜瘤遗传学研究提示 22 号染色体单体或部分缺失是最常见的异常染色体，而 NF2 基因定位在 22q12，NF2 基因异常不仅在神经纤维瘤 Ⅱ 型伴发脑膜瘤中发现，且在脑膜瘤中的突变集中在编码序列 moesin-ezrin-radixin 同源 5′端的前 2/3 部位。突变后产生截断型无功能的 merlin 蛋白。脑膜瘤 NF2 基因突变同 22 号染色体的等位基因缺失密切相关，提示 NF2 是 22 号染色体上主要的肿瘤抑制基因，位于 22q 的 BAM22 基因在脑膜瘤中发现有缺失或基因表达下降。22 号染色体 MNI 基因在脑膜瘤中发现染色体易位而被打断。除 22 号染色体外其他缺失的染色体位点如 14q、1p、10q，也可能存在脑膜瘤发生发展的抑癌基因，在 14 号染色体发生缺失的位点为 14q24.3－31，14q24.3－32.2。位于染色体 1p36.1－p34 的 ALPL 基因在某些脑膜瘤存在纯合性缺失。染色体 18q 缺失在非典型和间变型脑膜瘤中有发现。但关于脑膜瘤发病相关抑癌基因还需要深入的研究。

2. 脑膜瘤相关的原癌基因

脑膜瘤中常含有高水平的生长因子及其受体。

（1）血小板衍生生成因子：PDGF 的 B 链为原癌基因 C-SIS 的编码产物，基因位于染色体 22q12.3，脑膜瘤细胞大多表达 PDGFB 链及 β 受体。徐广明、杨树源等检测 61 例脑膜瘤标本，均表达 PDGF-BB 及 β 受体的蛋白，PDGF-AA 表达阳性率为 49%，仅有 2 例出现弱阳性，非典型脑膜瘤中 PDGF-BB 及 PDGFR-β 的表达强度高于良性脑膜瘤，即 PDGF-BB 及 PDGFR-β 蛋白表达强度随脑膜瘤的恶性程度增加而升高。

（2）血管内皮生长因子（vascular endothelial growth factor，VEGF）：VEGF 与肿瘤的形成、生长及内皮细胞增殖有关，也与脑膜瘤的恶性转化有关。由于 VEGF 可以通过旁分泌机制刺激血管内皮细胞增生，增强血管通透性，破坏血脑屏障，加之新生的肿瘤毛细血管缺乏完善的血脑屏障，导致血浆渗漏而引起瘤周水肿。陈坚等利用免疫组化技术检测 41 例脑膜瘤，41 例 VEGF 表达均为阳性，并发现 VEGF 蛋白表达与瘤周脑水肿呈显著性相关，VEGF 强表达者 85% 有重度瘤周水肿。

（3）胰岛素样生长因子（insulin like growth factor，IGF）：脑膜瘤能自分泌 IGF1，发生囊变的脑膜瘤囊液中 IGF1 水平明显高于脑脊液和周围组织。脑膜瘤中也检出有 IGF2mRNA 的表达。

（4）表皮细胞生长因子受体：在脑膜瘤的不同亚型及不同病理级别均有发现。雪亮、杨树源等检测 30 例脑膜瘤 EGF 阳性表达占 56.67％。

（5）碱性成纤维细胞生长因子：在脑膜瘤 bGFG 的表达被上调。

（6）某些细胞因子在脑膜瘤中亦有表达，如 TGFα，TGFβ、1L-1β、IL-4、IL-6 等并能刺激脑膜瘤的蛋白合成，细胞增殖。

（7）有报告称在 52 例脑膜瘤标本检测中，非典型及恶性者 22 例，95％为端粒酶阳性，而 30 例良性脑膜瘤中 17％为阳性。

（八）脑膜瘤恶性进展与分子生物学改变

当脑膜瘤（WHO Ⅰ级）进展为非典型性脑膜瘤（WHO Ⅱ级）时会出现 1p、6q、14q 和 18q 的缺失和染色体 1q、9q、12q、15q、17q 和 20q 的获得，由非典型性脑膜瘤进展为间变性脑膜瘤（WHO Ⅲ级）时会发生 6q、9q、10q 和 14q 的缺失，17q 扩增。另外一些关键的抑癌基因突变缺失也同非典型性脑膜瘤恶变成为间变性脑膜瘤有关，如 TP53 基因突变，PTEN 基因突变，以及 P16（CEKN2N）、P15（CD-KN2B）的纯合型缺失和 P16（CDKN2A）、P14ARF 突变，另外与脑膜瘤快速生长和恶性进展相关的基因改变还包括连接蛋白 Cx43 基因的缺失和受损等。

对脑膜瘤在分子生物水平的研究目前仍处于初级阶段，迄今的脑膜瘤分子遗传学与分子生物学研究在致病机制、诊断及治疗方面只能提出部分信息，仍要加强整体-细胞-分子水平相结合的研究。

三、病理

（一）大体

脑膜瘤的形状与生长部位有关，多呈球形或结节状，与硬脑膜紧密粘连，少数为扁平状。球形脑膜瘤多有包膜，与周围脑边界清楚，脑膜瘤外表多呈紫灰色（图 7-1），但依据肿瘤供血与病理亚型而有所不同，肿瘤质地也常不一致，不同肿瘤差别很大，沙粒型与纤维型脑膜瘤质地很硬，而内皮型质地脆软，一般基底与硬脑膜粘连，少数呈孤立状态并与硬脑膜无关连，瘤体大部或少部嵌入和压迫邻近脑组织，仅少数对脑组织有浸润，但侵犯硬脑膜和硬膜窦常见。47％～50％脑膜瘤有囊性变，囊可在瘤内，亦可在肿瘤周边，囊内为高蛋白液体，以幕上脑膜瘤及儿童脑膜瘤多见，60％囊性脑膜瘤出现在 16 岁以前，1 岁以内的脑膜瘤一半为囊性。8％囊性脑膜瘤是恶性的,囊性脑膜瘤术后复发率高。脑室内脑膜瘤呈结节状与脉络丛粘连,由脉络膜动脉供血。

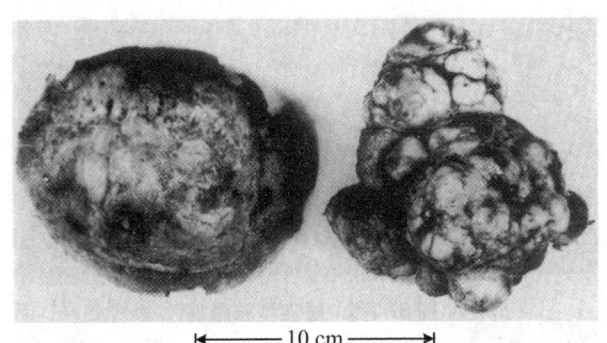

图 7-1　手术完整切除的脑膜瘤标本

　　扁平型脑膜瘤多位于颅底,如蝶骨嵴、斜坡、大脑镰、小脑天幕上、下面等处。呈片状生长,形如高度增宽的硬脑膜,如地毯样生长。不典型或间变性脑膜瘤手术时常比普通脑膜瘤大。

　　脑膜瘤血运丰富,幕上脑膜瘤可由颈外动脉、颈内动脉供血或颈内颈外动脉同时供血,颅后窝脑膜瘤常由颈外动脉和椎基底动脉系统联合供血。脑膜瘤常可包绕脑动脉或与其粘连,但不侵犯动脉壁。

　　1%～6%的脑膜瘤为多发,数目大小不等,可在原肿瘤邻近或同侧,但亦可在远离部位,在 CT 及 MRI 检查后发现多发者占 6%～9%,儿童中占 11%。在神经纤维瘤病Ⅱ型合并脑膜瘤者,20%为多发性,而生长于脑膜的多发性脑膜瘤称为脑膜瘤病。脑膜瘤是单克隆肿瘤,仅少部分是多克隆,对多发性脑膜瘤用 X 染色体失活和 NF2 基因突变分析证实多发性脑膜瘤是一个克隆来源,因此提出多发性脑膜瘤是从蛛网膜下隙扩散的。

　　脑膜瘤有向外侵犯与浸润硬脑膜和颅骨的趋向,称为侵袭性脑膜瘤,常见于矢状窦旁或蝶骨嵴脑膜瘤,使颅骨局部变形形成隆起,或同时有骨破坏。肿瘤甚至长至头皮下或眼眶内。脑膜瘤引起的颅骨改变主要有:① 颅骨本身无改变,但脑膜中动脉血管沟增宽。② 颅骨受压变薄但无肿瘤侵犯。③ 颅骨内部增生形成内生骨疣。④ 局部骨隆起及板障增厚及内生骨疣,外部可摸到骨隆起。⑤ 颅骨外表呈象牙样隆起,其下为扁平型脑膜瘤生长。⑥ 明显骨增生,内外板均受累。⑦ 肿瘤穿破颅骨至颅外。⑧ 局限性颅骨增厚。颅骨增生变厚是瘤细胞浸润引起的成骨反应(图 7-2)。

　　脑膜瘤可在颅内转移亦有向颅外转移的报告,但十分罕见,收集文献仅 56 例。颅外转移:56%至肺,其次为肝、骨等。良性脑膜瘤亦可发生转移。脑膜瘤亦可原发生长于皮肤及皮下组织,脑膜瘤可与神经纤维瘤病 2 型或垂体瘤、乳癌、女性生殖系统肿瘤并存。

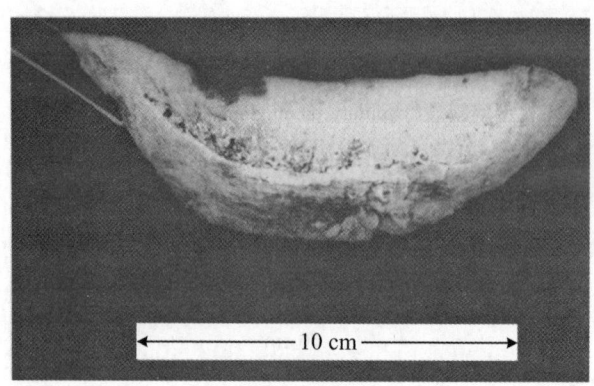

图 7-2　脑膜瘤侵犯颅骨

(二) 脑膜瘤的分类

多数脑膜瘤是良性的,按世界卫生组织(World Health Organization,WHO)2000 年的分类定为 3 级。见表 7-1。

表 7-1　WHO(2000)脑膜瘤分类分级

复发率低及生长不活跃的脑膜瘤	WHO 分级	复发率低及生长不活跃的脑膜瘤	WHO 分级
脑膜皮型脑膜瘤	I	化生型脑膜瘤	I
纤维型(成纤维细胞型)脑膜瘤	I	复发率高及侵袭性脑膜瘤	
过渡型(混合型)脑膜瘤	I	非典型性脑膜瘤	II
沙粒型脑膜瘤	I	透明细胞型脑膜瘤(颅内)	II
血管瘤样型脑膜瘤	I	脊索瘤样型脑膜瘤	II
微囊型脑膜瘤	I	横纹肌样型脑膜瘤	III
分泌型脑膜瘤	I	乳头状型脑膜瘤	III
富于淋巴浆细胞型脑膜瘤	I	间变性(恶性)脑膜瘤	III

(三) 组织病理学

脑膜瘤有广泛的多样的组织病理形态学表现,漩涡状和沙粒体是多组亚型常见的特点。在脑膜瘤 15 个亚型中以前 5 种即脑膜皮型、纤维型、过渡型、沙粒型及血管瘤样型多见,其他则少见或罕见。

1. 脑膜皮型脑膜瘤

又称合体细胞型脑膜瘤,是最常见的脑膜瘤亚型,占脑膜瘤的 53%～63%,是由排列成片状的肥胖的多角形细胞所组成,细胞边界不清(因此称合体细胞型),细胞团组成小叶状,被薄层纤维结缔组织间隔包绕,似正常蛛网膜,瘤细胞大、呈单一形式,核呈卵圆形在细胞中央,较大,可见核仁,偶有空泡,胞质均匀,常无有丝分裂及坏死,呈同心圆或漩涡状排列(图 7-3)。沙粒体不常见到。

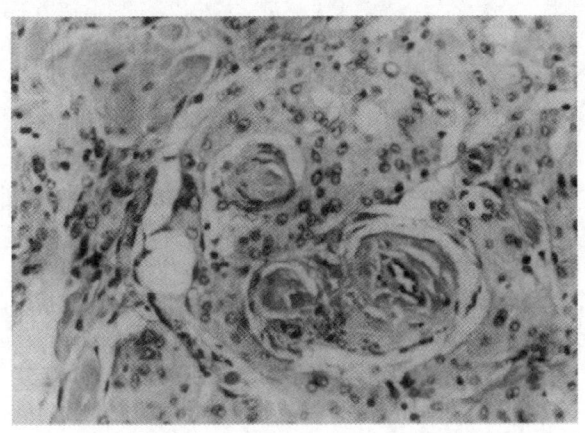

图 7-3 脑膜皮型脑膜瘤瘤组织呈同心圆或漩涡状排列

2. 纤维型(成纤维细胞型)脑膜瘤

占脑膜瘤的 6.6%～27%,瘤细胞呈长梭形,如同成纤维细胞一样排列成束状或相互交织排列,其基质有丰富的胶原纤维和网状纤维,漩涡状排列。沙粒体不常见(图 7-4)。

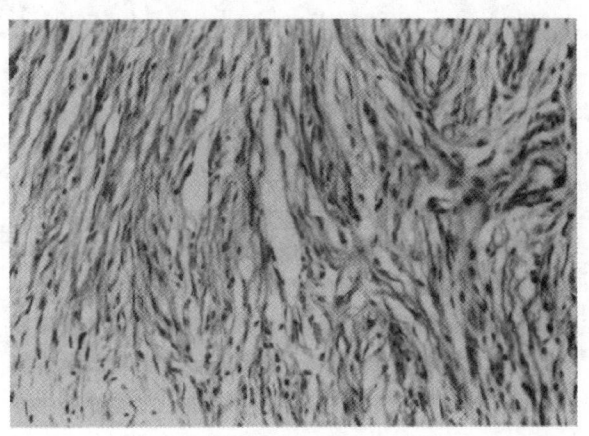

图 7-4 纤维型脑膜瘤纤维母细胞多呈平行排列

3. 过渡型脑膜瘤

组织学上介于脑膜皮型和纤维型脑膜瘤之间,细胞多呈梭形但有许多脑膜内皮细胞灶,细胞排列成漩涡状且较紧密,中央有血管或呈同心层样钙盐沉积形成沙粒体,间质较脑膜皮型丰富(图 7-5)。

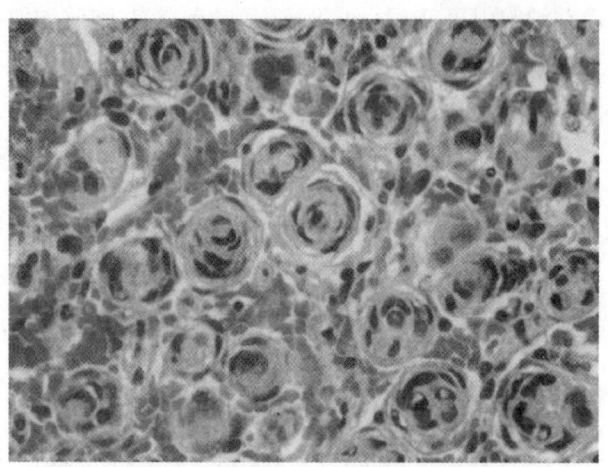

图 7-5 过渡型脑膜瘤

4. 沙粒型脑膜瘤

瘤内含有丰富的沙粒体,并有不规则的钙化,甚至骨化,瘤细胞排列呈漩涡状,中央有血管,血管内皮肿胀,呈同心圆层样钙盐沉积形成多数沙粒小体(图 7-6)。

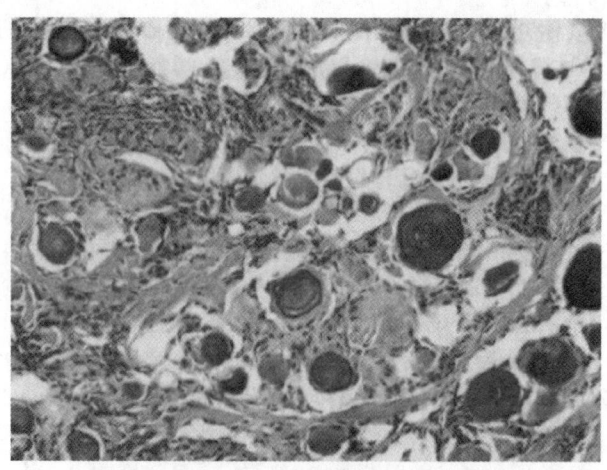

图 7-6 沙粒型脑膜瘤

细胞排列成漩涡状,有钙盐沉积的沙粒体。

5. 血管瘤样型脑膜瘤

在典型脑膜瘤背景下有大量血管,血管非常丰富,可有血管窦、微血管等,类似血管瘤。血管可能是小型或中型血管,血管壁薄,有透明性变,血管壁亦可为厚壁,但多数为有透明性变的小血管(图 7-7),但血管瘤样型脑膜瘤易与血管母细胞型脑膜瘤相混淆,后者已被从脑膜瘤分类中剔出,最初 WHO 分类确认为血管母细胞型脑膜瘤,实际是发生于脑膜的血管外皮细胞瘤。

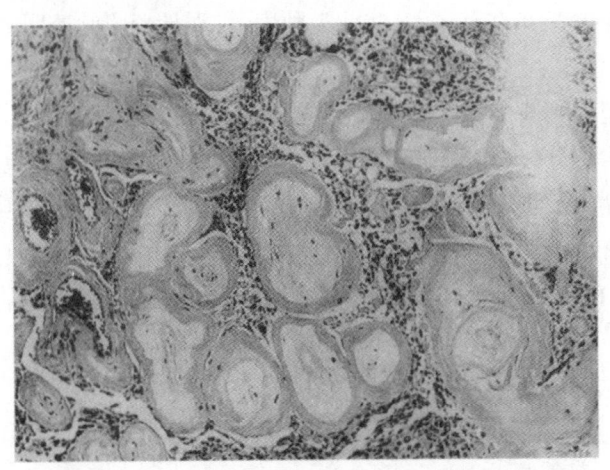

图 7-7　血管瘤样型脑膜瘤,有大量微血管及血管窦

6. 微囊型脑膜瘤

肿瘤由胞质含有大囊泡的肿瘤组织组成,瘤细胞有一延长的突起,肿瘤细胞可呈明显多形性,位于一个疏松的黏液样背景上。

7. 分泌型脑膜瘤

此亚型是瘤细胞出现局灶性上皮分化,在细胞内或细胞间可见 PAS 阳性,为嗜酸性物质,其结构类似于沙粒体,但免疫组化染色癌胚抗原和其他上皮标记物可呈阳性,其周围瘤细胞角蛋白也为阳性。此肿瘤可能有 CEA 增高,患者可能同时有乳腺癌,另外能出现明显的瘤周脑水肿。

8. 富于淋巴浆细胞型脑膜瘤

在脑膜瘤组织内有广泛的淋巴细胞和/或浆细胞浸润,甚至形成淋巴滤泡,应与造血组织肿瘤相区别。

9. 化生型脑膜瘤

脑膜瘤具有明显的局灶性间充质分化,脑膜皮型、纤维型或过渡型脑膜瘤出现骨、软骨、脂肪、黏液或黄色瘤样变化,这些改变的临床意义尚不清楚。

上述 9 型均为良性脑膜瘤,归入 WHO(2000)Ⅰ级脑膜瘤。

10. 脊索瘤样型脑膜瘤

脑膜瘤内包含有组织上相似于脊索瘤样成分,具有嗜酸性小梁,在黏液背景上有空泡细胞,这种脊索样区域含典型的脑膜瘤细胞,慢性炎症细胞浸润也较明显,此类肿瘤复发率高。

11. 透明细胞型脑膜瘤

少见,脑膜瘤含有一多角形透明细胞,胞质富含糖原,其胞质 PAS 为阳性,此肿瘤好发于小脑脑桥角和马尾,某些此类肿瘤,特别是颅内的透明细胞脑膜瘤有侵袭性。

12. 非典型性脑膜瘤

各型脑膜瘤核分裂增加或符合以下 3 个以上条件者即可诊断,包括:细胞数目增加,小细胞具有浓的细胞核,胞质比增高,核仁明显,无脑膜瘤特有的典型细胞排列方式或呈片状生长,局灶性坏死。核分裂活性增加即每 10 个高倍视野($0.16 \, mm^2$)有 4 个以上有丝核分裂,上述标准与高复发率相关,非典型脑膜瘤有高 MIB-1 标记指数(图 7-8)。

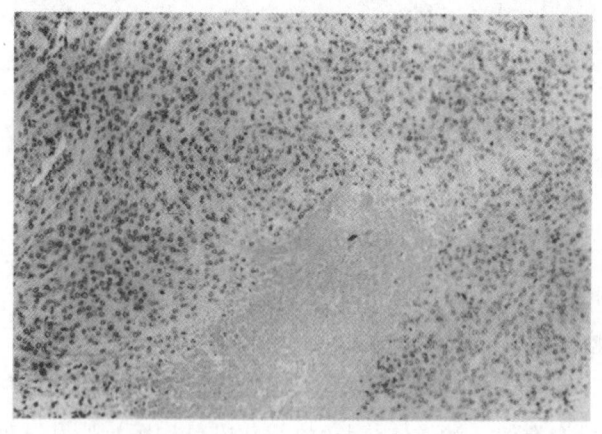

图 7-8　非典型脑膜瘤,细胞数目增加,细胞核浓,核分裂增加

13. 乳头状型脑膜瘤

是罕见的脑膜瘤亚型,在部分肿瘤区出现血管周围假乳头状排列,患者中儿童多见,75%的病例有脑侵犯,55%术后复发,20%出现转移,侵袭性较强。

14. 横纹肌样型脑膜瘤

不多见,肿瘤中包括片状或广泛的横纹肌样细胞,瘤细胞呈圆形核偏心,核仁明显,胞质中有明显的嗜酸性包涵体样物,包括漩涡状终丝。横纹肌样细胞相似于其他部位的这类肿瘤(如肾脏),横纹肌样细胞也可仅出现于复发时,大多数横纹肌样脑膜瘤仅有局灶性横纹肌样改变,缺乏其他组织学上恶性表现,此类肿瘤的生物学行为尚不好决定。

15．间变性(恶性)脑膜瘤

其组织学上恶性程度远甚于非典型性脑膜瘤,包括明显的恶性细胞学改变,相似于肉瘤、癌或黑色素瘤,或有高度核分裂指数,或每 10 个高倍视野(0.16 mm²)有多个有丝分裂。中位生存期不超过 2 年(图 7-9)。

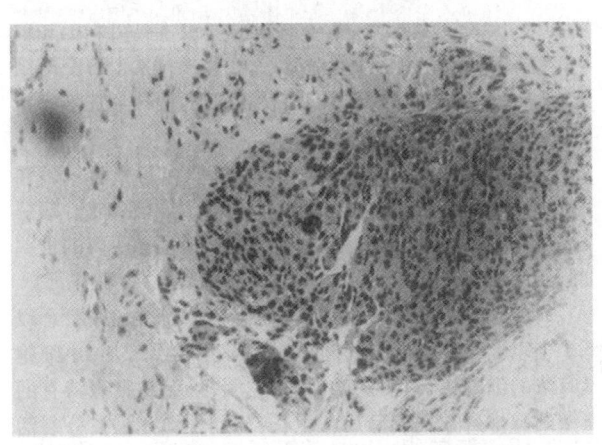

图 7-9　间变性(恶性)脑膜瘤,高度核分裂,并有脑浸润

一组 657 例原发性脑膜瘤,94.3％为良性,4.7％为非典型脑膜瘤,间变型者占1％;另一组 319 例,良性者占 92％,非典型者占 6.28％,间变型占 1.7％。

(四)免疫组化和电镜

绝大多数脑膜瘤上皮膜抗原染色是阳性,但在不典型和间变型脑膜瘤少见,波形蛋白阳性见于所有的脑膜瘤。S-100 蛋白阳性染色在脑膜瘤很少出现且弱。分泌型脑膜瘤 CEA 呈强阳性。各型脑膜瘤角蛋白为阳性,酸性胶质蛋白(glial fibrillary acidic protein, GFAP)为阴性,抗 Leu-T 为阴性,而神经鞘瘤为阳性。

脑膜内皮型及过渡型脑膜瘤有着共同的超微结构特征,电镜下见到瘤细胞有很多的细长胞质突起,相邻细胞间形成错综复杂的嵌合,在相邻细胞膜(质膜)间可见桥粒或半桥粒,细胞内可见大量终丝,有的呈束状排列,有的呈漩涡状排列,细胞器被挤到成团微丝的周围,在细胞质中数量不等的线粒体、粗面内质网、核糖体及溶酶体,有的线粒体嵴呈管泡状,这与脑膜瘤雌激素受体阳性相吻合;细胞核呈圆形或椭圆形,有的有畸形,有假包涵体形成,核内常染色体及核仁明显,核小体较常出现。纤维型电镜下见瘤细胞呈梭形,有发达的粗面内质网,核呈椭圆形或长形,常染色体及核仁明显,细胞间有胶原纤维,有的细胞较密集,细胞间可见连接(图 7-10)。

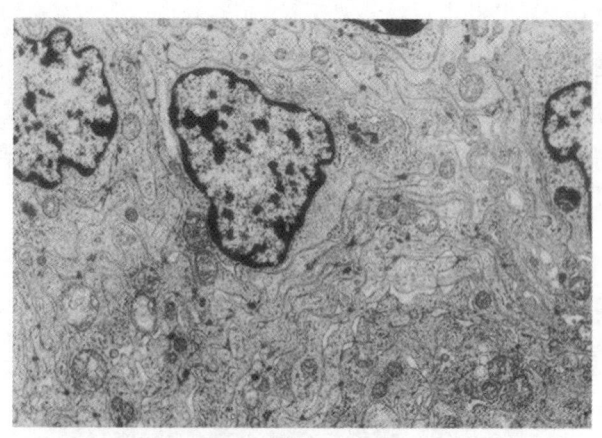

图 7-10　脑膜瘤电镜扫描,明显的终丝和指状突起

四、临床表现

脑膜瘤可发生于任何年龄组,以中老年多见,多在 30～70 岁发病,在儿童多为侵袭性脑膜瘤,在中年患者中女性患者占明显的优势,男女比例可达 1.5：1 甚至 2：1。在青年遗传性肿瘤综合征的患者中,男女发病率相等,在非典型和间变性脑膜瘤中,男性患者占优势,脑膜瘤增殖明显者男性患者多见。

脑膜瘤可发生于神经系统各个部位,颅内脑膜瘤多数位于大脑凸面邻近矢状窦和大脑镰,其他如嗅沟、蝶骨嵴、鞍旁、视神经鞘、岩骨嵴、小脑天幕上下、颅后窝、脑室内。非典型和间变性脑膜瘤常出现在大脑镰和大脑凸面的外侧部位。根据国内外大宗病例报告颅内各部位脑膜瘤分布如下:矢状窦旁及镰旁脑膜瘤最多见,占脑膜瘤的 18%～23%,大脑凸面脑膜瘤占 12%～18%,蝶骨嵴部占 13%～19%,颅后窝占 6%～12%,鞍结节占 7%～10%,嗅沟占 4%～10%,天幕占 2%～30%,窦汇占 2%～4%,颅中窝底及三叉神经节区占 2%～5%,侧脑室内占 1%～2%,枕大孔区占 2%～3%,眶内及视神经鞘 1%～3%,多发性脑膜瘤占 1.5%。某医院收治脑膜瘤 2223 例,其分布是位于矢状窦旁及大脑镰旁者占 17.6%,大脑凸面占 33.2%,蝶骨嵴部占 8.7%,颅后窝占 15.4%,鞍结节、嗅沟占 7.4%,天幕区及窦汇占 4%,颅中窝底及三叉神经节区占 3.3%,侧脑室占 4.4%,眶内及视神经鞘占 1.8%,多发性脑膜瘤占 4.2%。

脑膜瘤是颅内生长缓慢的占位病变,因压迫肿瘤邻近的脑组织和结构引起相应的神经症状与体征,这与肿瘤生长部位、生长速度有直接关系。脑膜瘤最常见的症状与体征是头痛和癫痫发作,且常是首发症状。因多数脑膜瘤呈缓慢生长,因此病程长,常在 1～2 年以上,多数患者主诉头痛,但头痛部位与肿瘤所在部位并无相关关系。癫痫亦是常见的症状,50%脑膜瘤患者有癫痫发作,局灶性癫痫是中部矢状窦旁脑膜瘤最常见的症状,大发作常见于额叶、颞叶、枕叶等部位的脑膜瘤,在儿童常表现为颅内压增高。

脑膜瘤可引起颅内大静脉窦的阻塞,这是因为肿瘤压迫或侵入至静脉窦内所致,造成静脉窦的部分甚至完全阻塞,患者可无症状,但大静脉窦阻塞后常出现头痛、眼底视盘水肿等颅内压增高的症状与体征。

大约有 5%的脑膜瘤在 CT、MRI 检查时发现有卒中,出血常在脑实质或瘤内,或蛛网膜下隙,这些出血的脑膜瘤多位于矢状窦旁或脑室内,常为恶性或血管瘤型脑膜瘤,脑膜瘤出血应紧急手术治疗,此时手术死亡率增高。

脑膜瘤患者可继发引起脑动脉栓塞,大的蝶骨嵴脑膜瘤可直接包绕颈内动脉或脑疝压迫大脑后动脉引起脑梗死。少数情况下,位于大脑凸面或蝶骨嵴脑膜瘤患者可出现暂时性脑缺血样发作,这可能是脑供血不足亦可能是癫痫发作。

不同部位脑膜瘤有其不同的临床特点及手术方法,本章第二节将详细叙述。

五、诊断

脑膜瘤成年人常见,其临床特点是缓慢发病,病程较长。对长期头痛、成人出现癫痫发作、精神改变、颅骨局限性包块、眼底视盘水肿患者,应想到本病的可能性,结合神经影像学检查及时做出正确诊断。

(一)颅骨 X 线检查

颅骨平片异常率可达 36%～77.5%,除可出现颅内压增高的 X 线征外,幕上脑膜瘤还可引起松果体钙化移位,此外还可发现:

1. 骨质增生

15%～44%脑膜瘤患者会出现骨质增生,儿童为 10%,骨质增生较为特殊,常能帮助定性诊断,如发生于膜化骨出现弥漫性骨增厚或呈放射性骨针样改变,这是肿瘤侵犯颅骨的结果,也可于内板形成局限性骨增生,发生于软骨化骨者多为硬化型骨增生,范围比较广泛,局限性骨增生见于 20%～30%的病例。增生骨表现为骨密度加大与增厚,内外板多同时受累,外板增生比内板清楚,可呈分层状。内板局限性骨增生多发生于颅盖骨处,形成向颅内突起的内生骨疣,其顶部常有一层密质骨,基底 2～4 cm,高度可达 2 cm,这种变化是脑膜瘤特征性的,但不能反映肿瘤的大小,只代表肿瘤与硬脑膜、颅骨粘连的部位(图 7-11,图 7-12)。

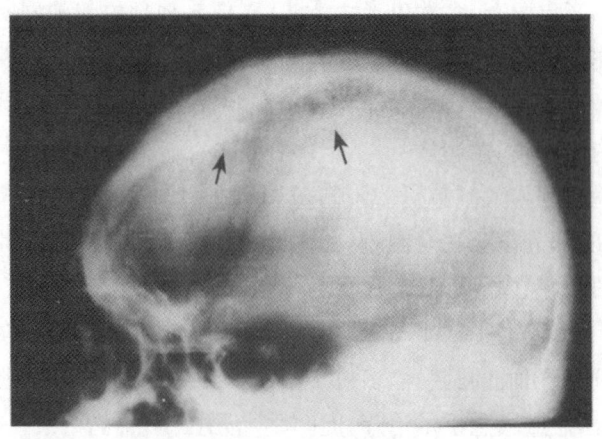

图 7-11　脑膜瘤患者颅骨平片,见骨质增生(箭头指示部位)

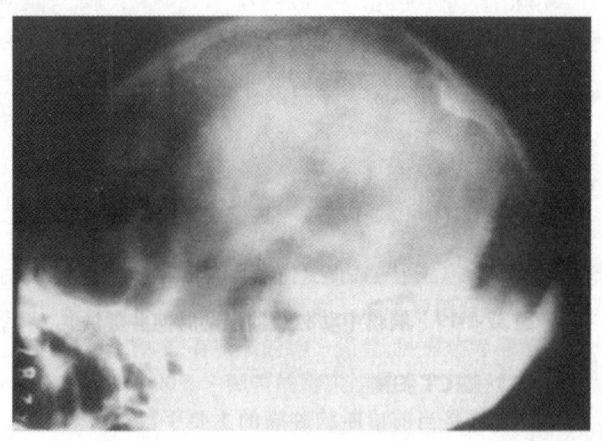

图 7-12　脑膜瘤患者的颅骨内生骨疣

2. 骨破坏

在颅骨平片上,12%脑膜瘤可出现骨破坏,儿童为 9%,可只局限于内板,也可累及颅骨全层,肿瘤甚至侵入头皮下软组织或肌肉下,骨破坏不规则但边缘锐利,骨破坏并不代表肿瘤为恶性。另外肿瘤压迫颅骨可引起骨吸收,骨壁变薄及密度减低(图 7-13)。

3. 血管压迹的改变

4%～20%血运丰富的脑膜瘤伴有颅骨 X 线片上血管压迹的改变,儿童为4%。脑膜瘤出现血管压迹改变多为凸面脑膜瘤,这是因为肿瘤区新生血管增多,在颅骨内板出现一簇分支状或放射状的血管压迹。另外有肿瘤侧脑膜中动脉压迹增宽或棘孔扩大,近中线部肿瘤两侧供血,两侧脑膜中动脉血管压迹均可增宽(图 7-14)。

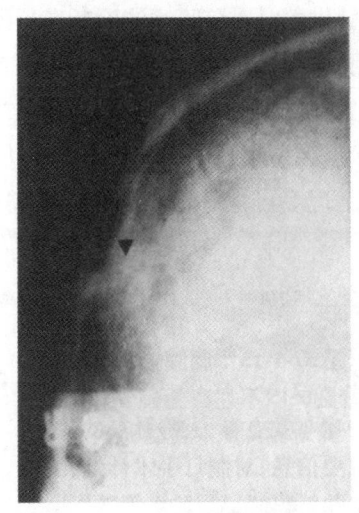

图 7-13 颅骨骨破坏

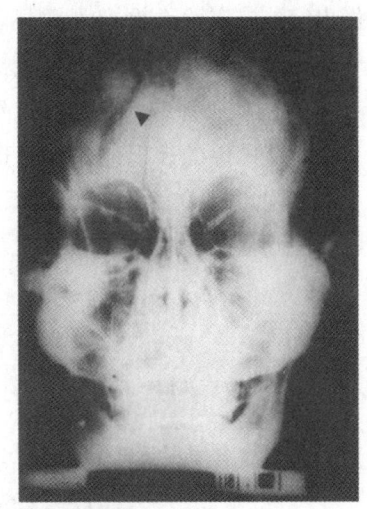

图 7-14 脑膜瘤患者颅骨 X 线片显示
脑膜中动脉沟增宽

4. 肿瘤钙化

9％～20％脑膜瘤在颅骨平片上可出现钙化,钙化可为点状或片状,钙斑密集而呈雪花状或团块状,能清楚描绘出肿瘤的轮廓(图 7-15)。

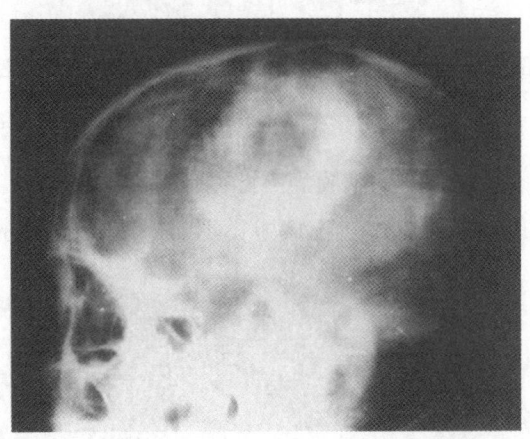

图 7-15 脑膜瘤团环状钙化

(二) 脑血管造影

脑血管造影可帮助定位甚至定性,并可了解肿瘤的血液供应,有助于手术安全进行,对供血丰富的肿瘤,手术前栓塞主要供血血管有助于减少手术中出血。根据脑血管造影并可了解肿瘤与大血管、大静脉窦的关系,以及大静脉窦是否通畅等重要信息,对制订手术计划、决定手术入路有重要价值。83％的脑膜瘤通过脑血管造影即可做出定位或定性诊断,如肿瘤显示有颈外动脉供血时对脑膜瘤的诊断有帮助,故脑血管造影时应分辨颈内及颈外动脉,颅后窝脑膜瘤应选择颈外动脉及椎动脉造影。

脑膜瘤行脑血管造影时常可见到如下表现:

(1) 最特殊性的表现是在动脉造影毛细血管期或静脉早期出现肿瘤染色,可清楚描绘出肿瘤部位、大小,可持续几秒钟,其出现率可达 75%,这是脑膜瘤定性的可靠标志(图 7-16)。

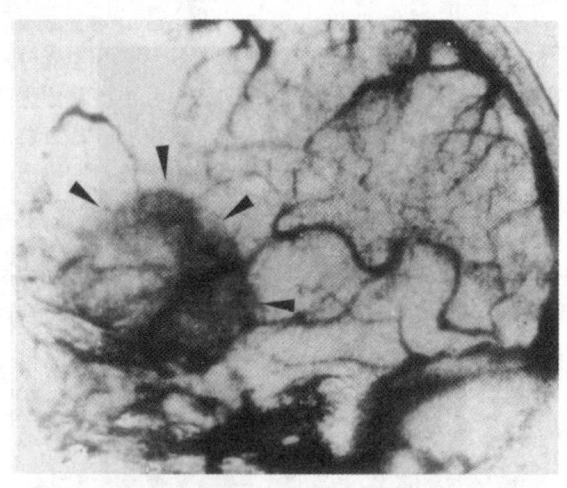

图 7-16　颈动脉造影毛细血管期肿瘤呈均匀一致染色

(2) 血管造影显示循环加快,早期出现引流静脉,但缺乏持续性引流静脉,在凸面脑膜瘤更是如此,约 40% 的脑膜瘤有此循环特点(图 7-17)。

(3) 供养动脉能早期充盈,并显示其扩大迂曲,供养血管呈抱球状(图 7-18)。

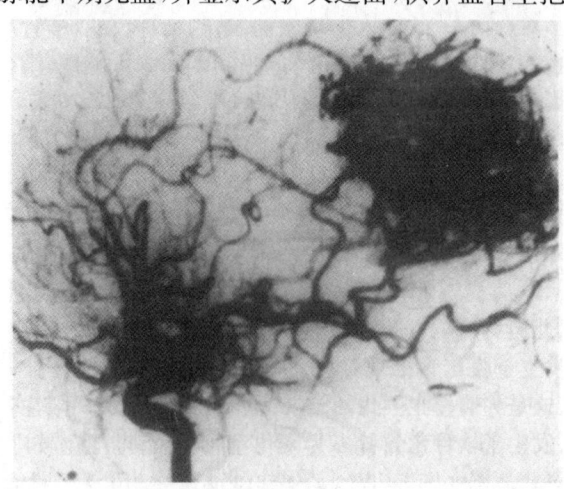

图 7-17　脑血管造影显示循环加快,早期出现引流静脉

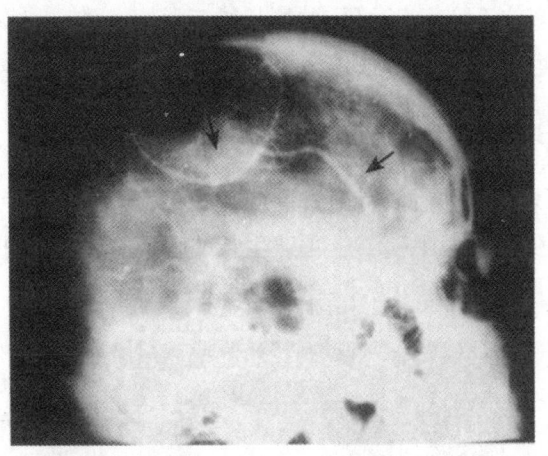

图 7-18　脑血管造影显示供养动脉扩张(箭头指标为
供养动脉),其远端围绕肿瘤呈抱球状

　　(4) 如颈外动脉参与供血,除其本身及分支扩大外,还可分出许多细小分支,向肿瘤供血。脑膜中动脉等供血动脉的近端大小、形态、管径粗细可正常,当其邻近肿瘤段反较近段变粗,则可断定此血管的确向肿瘤供血(图 7-19)。

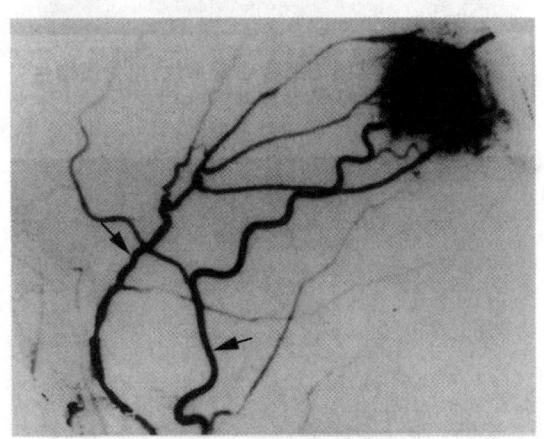

图 7-19　脑膜中动脉及颞浅动脉向肿瘤供血(箭头方向)

(三) 脑 CT 扫描

　　CT 扫描是当前诊断脑肿瘤的主要手段之一。CT 平扫:较为特殊,因沙粒瘤样钙化及细胞成分较少,表现为均一或等密度肿块,带有点状、星形或不规则钙化或肿瘤全部钙化(图 7-20);病灶呈圆形、卵圆形或分叶状,边界清楚、光滑,常位于脑膜瘤好发部位,以广基底与颅骨内板相连,起于天幕、大脑镰、窦汇者则与硬脑膜相连。脑室内者多位于脑室三角区,肿瘤长轴与脑室一致,可见周围残存脑室,同侧脑室后角、下角可扩大。脑膜瘤体多较大,有明显占位效应,瘤周伴有脑水肿,并可见到颅骨内板局限性骨增生,弥漫性骨增生和骨破坏。增强扫描:肿瘤多呈均一强化,肿瘤边界更为清楚、锐利(图 7-21),Russell 报告有 15% 良性脑膜瘤呈现不典型的 CT 表现,可表现为肿瘤内有高密度或低密度区,或非均一强化,这代表肿瘤内有出血、囊性变或坏死(图 7-22)。侵袭生长的脑膜瘤表现为肿瘤边缘不规则,如蘑菇状。

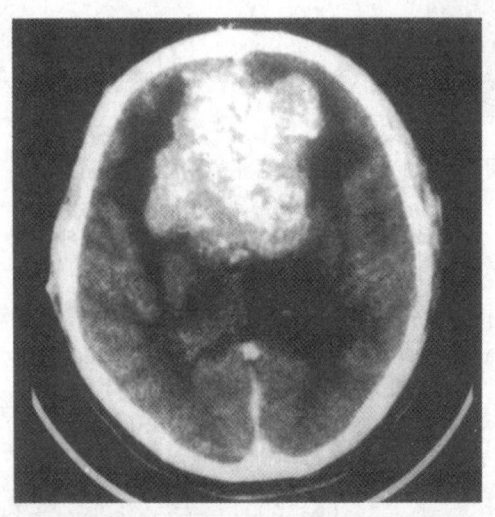

图 7-20 脑膜瘤 CT 平扫显示有点状钙化及瘤周水肿

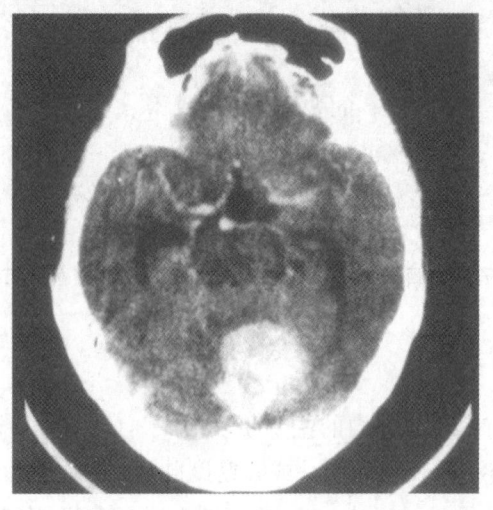

图 7-21 脑膜瘤强化后呈均一强化

脑膜瘤在 CT 表现为广基底与颅骨或硬脑膜相连的略高或等密度肿块,有明显的均一强化,肿瘤边缘清楚、光滑(图 7-23),90%~95%的脑膜瘤具有上述特点,可做出定位诊断。

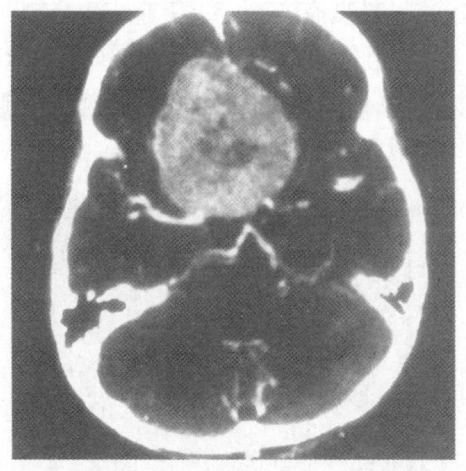

图 7-22　脑膜瘤呈不均匀强化,瘤内有低密度
坏死及囊性变

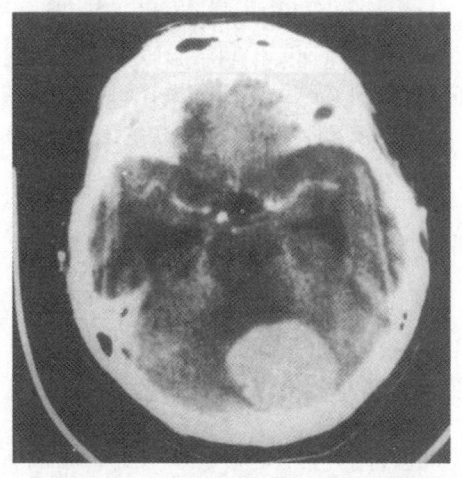

图 7-23　脑膜瘤 CT 扫描呈广基底与颅骨脑膜粘连

（四）脑 MRI 扫描

MRI 扫描能很好地显示肿瘤与周围解剖结构,如大血管、静脉窦、脑神经、脑干等重要结构,T_1WI 像 60%~90%的脑膜瘤呈等信号,相反 10%~30%与灰质相比为略低信号,T_2WI 像 30%~45%的脑膜瘤信号增强(图 7-24,图 7-25),相反约

50%与灰质比为等信号强度。因肿瘤挤压血管引起血管移位变形,肿瘤包绕血管等 MRI 显示比 CT 优越,血管流空现象能进一步证实肿瘤与血管的关系与供血情况磁共振血管成像(magnetic resonance angiography,MRA)更清楚(图 7-26),利用 MRI 在术前可区分一些脑膜瘤亚型,利用 T_2 WI 分型其准确性可达 75%~96%。脑膜皮型脑膜瘤与纤维型和过渡型脑膜瘤相比在 MRI T_2 WI 上为持续性高信号,脑膜瘤伴有明显脑水肿时多为脑膜皮型和血管瘤样型脑膜瘤,在 T_2 WI 高信号强度也与显微镜下多血管及肿瘤质软有关。

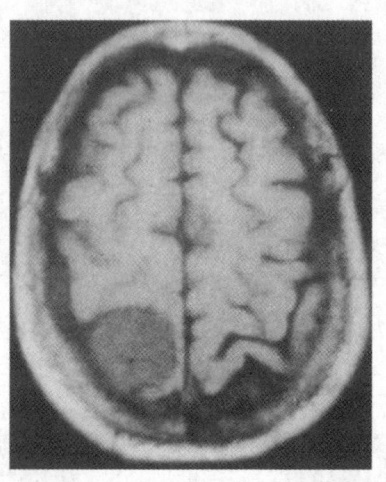

图 7-24　右顶脑膜瘤 T_1 WI 像横断面肿瘤呈低信号,
　　　　　与颅骨内板紧贴,边缘清楚,周围脑质呈受
　　　　　压性改变

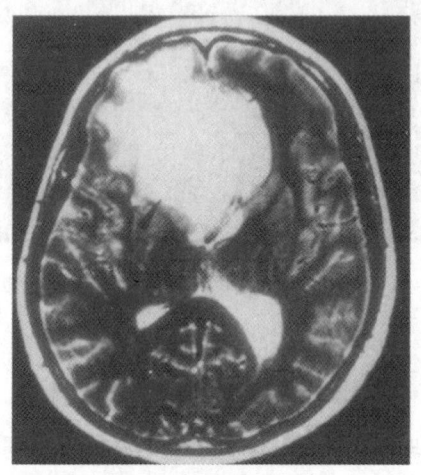

图 7-25　脑膜瘤 T_2 加权像

增强 MRI 对诊断十分有益,可改进对脑膜瘤的分辨能力,多数脑膜瘤呈均一增强,仅 10% 轻度增强或不增强,增强后在肿瘤附着处硬膜亦增强且向外延伸,如鼠尾状,称为硬膜尾征或鼠尾征,是脑膜瘤的特征性改变,有助于定性诊断(图 7-27)。手术时亦应切除显示"鼠尾"部分的硬脑膜以减少肿瘤复发的危险,术后强化 MRI 有助于发现残存或复发的肿瘤,硬脑膜增厚或呈结节状则说明有肿瘤残存或复发。

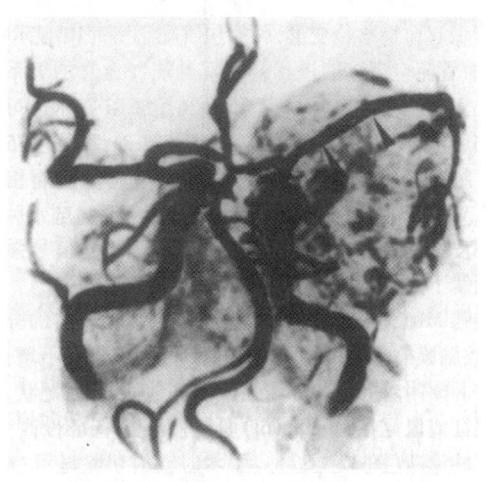

图 7-26 MRA 像显示供养血管与右枕脑膜瘤的关系

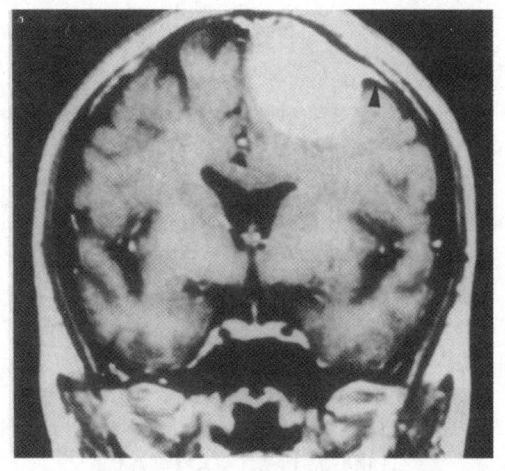

图 7-27 左矢状窦旁脑膜瘤强化后见到明显的脑膜尾征

(五) 磁共振频谱

图 7-28 给出正常脑组织[1]H MRS,胆碱出现在体积分数为 3.2 ppm(1 ppm=1 mg/L)处、磷酸肌酸/肌酸(PCr/Cr)位于 3.0 ppm 处、乙酰天冬氨酸(NAA)位于

2.0 ppm 处、乳酸在 1.3 ppm 处；典型脑膜瘤的质子 MRS(图 7-29)，显示明显胆碱信号增强，代表细胞增生增强，但此为非特异性，因所有肿瘤胆碱均增高，NAA 峰值和 PCr/Cr 明显缩小是脑膜瘤的典型改变，其缩小程度比星形细胞瘤明显，对其机制尚不清楚，但[1]H MRS 对肿瘤分级及复发有帮助。

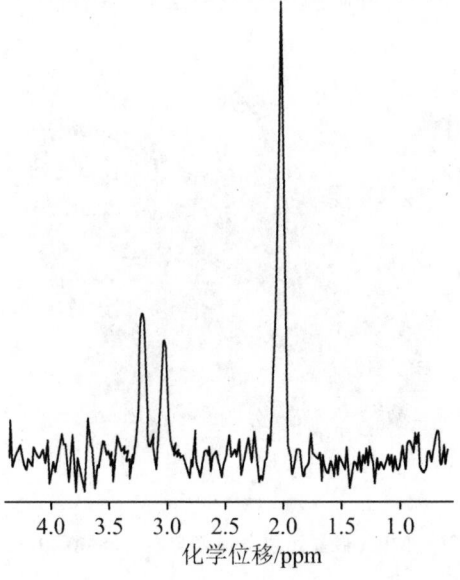

图 7-28　正常脑组织 MRS

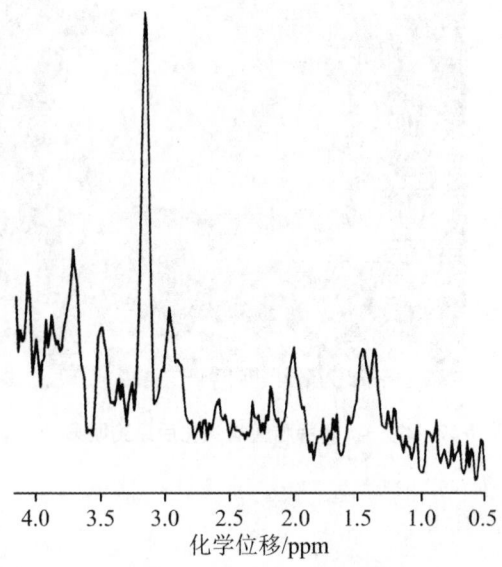

图 7-29　脑膜瘤 MRS

（六）正电子发射扫描

正电子发射扫描可用于评价肿瘤有无复发及恶性程度，其异常显示率早于影像学改变，非肿瘤复发其平均代谢率为每分钟 1.9 mg/dL，肿瘤复发时其平均代谢率为每分钟 4.5 mg/dL。

六、鉴别诊断

不同部位的脑肿瘤需与所在部位其他肿瘤相鉴别。

（一）幕上脑膜瘤需与脑胶质瘤、转移瘤相鉴别

一般胶质瘤及脑转移瘤病程比脑膜瘤短，症状进展快，在 CT 扫描时脑胶质瘤位于脑实质内，边界不清，多呈较高密度或混杂密度，强化后肿瘤不规则，薄厚不均。脑转移瘤多在皮质及皮质层下，呈类圆形的等密度或低密度，也可为较高密度或囊性肿块，周边伴有大片脑水肿，强化后呈均一或环状增强，有时可见多发转移，常有原发癌肿灶或病史，脑膜瘤常好发于矢状窦旁、镰旁或颅底。

（二）鞍结节区脑膜瘤应与脑垂体腺瘤相鉴别

一般此区脑膜瘤内分泌障碍少见且轻微，蝶鞍常不扩大，鞍结节区可有骨质增生，颅骨摄片、CT 或 MRI 均有助于区分两种肿瘤。

（三）位于颅后窝一侧的脑膜瘤应与听神经瘤相鉴别

一般脑膜瘤无听力障碍，且多不是首发症状，无内耳道骨质破坏，CT 显示肿瘤附着于岩骨后，呈宽基底，而听神经瘤仅与内耳道相连接。

七、治疗

（一）手术治疗

脑膜瘤为脑实质外肿瘤，92％为良性，因此手术全切除肿瘤是首选方法，为达到手术根治的目的，原则上应争取完全切除肿瘤及与其粘连的硬脑膜和颅骨。但肿瘤所在部位、大小、患者年龄、肝肾等重要脏器功能状态常影响根治手术的进行，因此术者应根据肿瘤大小、所在部位、患者年龄、身体条件而制定不同的手术方案，

对位于凸面,嗅沟,矢状窦旁前部、中、外侧蝶骨嵴,一些天幕及后颅凹脑膜瘤应争取全切除,但对蝶骨嵴内侧,特别是与颈内动脉有粘连或包绕大血管者,矢状窦后部侵犯矢状窦者,海绵窦内及斜坡部脑膜瘤不宜强求全切除。

根据术前 CT 及 MRI 强化资料可判断肿瘤的供血情况,对血循环丰富的脑膜瘤,术前脑血管造影是必要的,可了解肿瘤血液丰富与否,可判断是颈外动脉、颈内动脉还是二者向肿瘤供血,颈外动脉供血的脑膜瘤,人工栓塞颈外动脉供血的血管可减少术中出血,有利于肿瘤的切除,手术应在人工栓塞供血动脉后 1～3 d 内进行,以免侧支循环出现而达不到减少术中出血的目的,但人工栓塞有栓子反流至颈内动脉而造成脑梗死的危险。

对幕上肿瘤应常规使用抗癫痫药,防治癫痫。对术前有颅内压增高或广泛瘤周水肿或位于鞍旁、鞍结节的脑膜瘤,术前 24～48 h 应开始激素治疗。

20 世纪初脑膜瘤的手术死亡率在 15％～20％,由于神经影像学、麻醉技术及显微神经外科技术的发展,以及导航、超声吸引、激光刀等新技术的应用,目前各大组报告手术死亡率降至 4％～7％,但高龄手术、困难部位的脑膜瘤(如斜坡部、海绵窦区、蝶骨嵴内侧)或复发脑膜瘤手术死亡率仍高。

手术并发症:脑膜瘤手术常见的并发症有术后颅内出血、伤口感染、脑神经损伤及脑功能障碍、脑梗死等。一组 256 例脑膜瘤手术后并发症的报告显示,术后伤口感染率为 6％,术后出血 3％,暂时性神经功能障碍占 90％,持续性神经功能障碍占 2％,脑脊液漏 2％,肺炎 2％,各特殊部位脑膜瘤手术后有不同的并发症。

脑膜瘤手术后复发问题:脑膜瘤切除术后改善的症状与体征又复恶化称为临床复发,从神经影像学检查可证实肿瘤复发。影响肿瘤复发的因素很多,手术切除程度和肿瘤恶性程度是切除术后复发的关键因素。Simpson 对肿瘤切除程度和术后肿瘤复发进行了深入的研究,并制定出肿瘤手术切除程度分级标准(表 7-2)。

表 7-2　Simpson 颅内脑膜瘤切除程度分级表(Simpson,1957)

分级	切除程度
Ⅰ级	肿瘤全切除,肿瘤附着的硬脑膜和异常颅骨亦切除
Ⅱ级	肿瘤全切除,附着硬脑膜电灼
Ⅲ级	肿瘤全切除,未处理附着的硬脑膜,或未处理肿瘤向硬脑膜外的生长(如窦的侵犯、骨增生)
Ⅳ级	肿瘤部分切除
Ⅴ级	活检及减压

有人提出 0 级切除:即在Ⅰ级切除基础上向外再多切除 2 cm 硬脑膜。

Simpson 手术切除程度分级已被神经外科医师普遍接受,并广为应用,Simpson 手术切除程度分级与肿瘤术后复发有密切关系。在他报告的 256 例脑膜瘤手术后有 55 例复发。其中 Ⅰ 级切除术后肿瘤复发率为 9%,Ⅱ 级则升高至 19%,Ⅲ 级 29%,Ⅳ 级为 44%,因此切除程度分级成为影响术后复发的主要因素。一组报告长期随访结果:Simpson Ⅰ 级术后 5 年复发率为 14%,10 年复发率为 20%,20 年复发率 55%;Ⅱ 级 5 年复发率为 18%,10 年复发率为 25%,20 年复发率大于 50%;Ⅲ 级病例太少,未统计;Ⅳ 级 5 年复发率为 25%,10 年复发率为 70%,20 年复发率为 76%。另外脑膜瘤组织类型与术后复发亦有密切关系。一组 657 例脑膜瘤,良性者术后 5 年复发率为 3%,25 年复发率为 21%,非典型脑膜瘤 5 年复发率为 38%,间变性复发率为 78%。另一组报告 319 例颅内脑膜瘤,良性者 5 年、10 年和 15 年的复发率各为 2%,而非典型者分别为 50%、67% 和 67%,恶性脑膜瘤为 33%、66% 和 100%。Mirimanoff 等报告一组脑膜瘤手术 5 年生存率为 83%,10 年生存率为 77%,15 年生存率为 69%;而无复发生存率在全切组分别为 93%、80% 和 68%,部分切除肿瘤组无复发生存期 5 年、10 年、15 年分别为 63%、45% 和 9%。

在芬兰因有完善的医疗保健系统,能追踪随访所有手术治疗的脑膜瘤患者,Jaaskelainen 进行了长期观察研究,良性脑膜瘤 20 年复发率为 19%,多因素分析发现最主要的复发危险因素是:电灼肿瘤附着部硬脑膜,骨浸润,软的肿瘤。无危险因素的脑膜瘤患者 20 年的复发率为 16%,而出现 1~2 个危险因素则复发率增加至 15%~24% 和 34%~56%。与肿瘤复发相关的病理学改变为:有丝分裂、局灶性坏死、脑浸润、血管增生、含铁血黄素沉积、细胞呈片状排列、核仁明显、核多形性等。

(二) 放射治疗

近年来由于放射外科设备的改进及大量病例的疗效观察认为放射治疗是有益的,特别是对特殊部位,如海绵窦内、斜坡等部位脑膜瘤和术后仍残留肿瘤者应行放射治疗。一组报告 57 例行肿瘤全切除、30 例近全切除及 54 例肿瘤近全切除后加行放射治疗 3 组进行比较,3 组肿瘤大小、部位、性别近似有可比性。次全切除组在随访中 60% 肿瘤复发,而加行放射治疗组术后复发为 32%,且复发时间比非放疗组晚。另一组报告肿瘤次全切除后行放疗组 10 年肿瘤控制率为 82%,无放疗组为 18%,因此手术未能全切除肿瘤者、恶性脑膜瘤术后均主张行放射治疗。Kondziolka 等报告使用立体定向放射外科(SRS)治疗 99 例脑膜瘤,其中 45 例行肿瘤次全切除,12 例肿瘤全切除,5 例行常规放疗后,89% 肿瘤在颅底,肿瘤平均容量为 4.7 mL(0.24~24 mL),给予肿瘤边缘剂量为 16 Gy,随访 5~10 年。期间临床肿瘤控制率(不需要切除肿瘤)为 93%,随访的 97 例肿瘤中 61 例(63%)肿瘤缩小,31 例(32%)体积无变化,5 例(5%)增大。另外 7 例(7%)需再次手术切除复发肿瘤,仅 5% 病例于放疗后 3～31 d 内出现新的神经并发症状。因此作者认为对未能手术全切除的脑膜瘤放疗可提供长期肿瘤控制率和保存神经功能。Nicolato 等(2002)对 122 例位于海绵窦区脑膜瘤行 γ 刀治疗,随访至少 12 个月(中位随访期48.9 月),临床症状改进或稳定者占 97%,神经功能障碍改善者占 78.5%,从影像学上看肿瘤控制率为 97.5%,肿瘤缩小及消失者占 61.5%,无变化占 36%,全组肿瘤无进展 5 年生存率达 96.5%,随访 30 个月后 80% 肿瘤缩小,在随访 30 个月内者肿瘤缩小率为 43.5%,暂时性并发症为 3%,永久性为 1%,作者认为 γ 刀为海绵窦区脑膜瘤的首选治疗方法。

总结 2001～2007 年的文献,Hlla 等报告 SRS 治疗 1507 例脑膜瘤的结果,中位随访期为 35～94.8 个月,5 年无进展生存率(progression-free survival,PFS)为87%～98.5%(8 组材料中 6 组在 93% 以上),并发症出现率为 2.5%～13%。另有文献报告 1604 例脑膜瘤 SRS 治疗,随访 29～103 个月,5 年无进展生存率为86.2%～100%。

SRS 治疗后易出现脑水肿、脑神经损伤、癫痫等,常见于矢状窦旁等凸面脑膜瘤,发生率 5%～24.7% 不等,有报告照射后平均随访 4 月时瘤周水肿出现为24.7%,约 1/4 于 2.5 月(1.5～48 月)出现头疼、癫痫、肢体力弱等症状,使用激素治疗有效。水肿产生的原因可能与桥静脉和/或矢状窦阻塞,肿瘤周围放射剂量大于 15 Gy,肿瘤大于 3 cm(或容积>4 cm)或术前已有水肿有关。SRS 适用于肿瘤小于 3 cm 的肿瘤,当肿瘤大于 3.5 cm 时可选用其他立体定向放射治疗设备。

（三）激素治疗

70% 脑膜瘤孕酮受体阳性,30% 雌激素受体阳性,说明脑膜瘤生长与激素相关,利用激素受体拮抗剂来治疗脑膜瘤。孕激素受体拮抗剂米非司酮可作为抗脑膜瘤药物,它可以抑制脑膜瘤细胞的体外生长,并可抑制人类脑膜瘤荷鼠肿瘤的生长,但临床治疗的前期实验数量还很少,有报告用神经影像学监测肿瘤变化,经 12个月米非司酮治疗(200mg/d),10 例患者中 6 例肿瘤体积稳定或轻度缩小,但药物副作用明显,包括恶心、呕吐、疲劳等。另一报告用此药物的 14 个患者中,35% 影像学检查肿瘤体积减小。对不能手术切除的良性脑膜瘤的前瞻性、随机、安慰剂对照的大宗病例的双盲临床研究正在进行中,抗雌激素制剂他莫昔芬治疗脑膜瘤基本无效,抗激素治疗仍需探索。

（四）基因治疗

根据脑膜瘤分子生物学变化规律可通过基因治疗的方法引入抑癌基因和下调多肽类生长因子及原癌基因的表达。某些低分子量复合物能够取代生长因子 PDGF 与受体的结合，如苏拉明可以竞争性的方式阻止某些生长因子同受体相结合从而消除了旁分泌或自分泌机制调节细胞生长。苏拉明是一种多聚阴离子化合物，最初用于治疗非洲锥虫病和丝虫病，近年来发现它能和 PDGF、EGF、bFGF、IGF 等多肽类生长因子结合，抑制其生物学活性。李东海及周阅昌等在培养的脑膜瘤组织中加入 10^{-4} mol/L 苏拉明能有效抑制 IGF-1（10^{-8} mol/L）及脑膜瘤的 DNA 合成，而 10^{-3} mol/L 几乎完全阻断 DNA 的合成，并可抑制细胞的增殖，使培养细胞 S 期和 G2/M 的细胞比例增加，使细胞 S 期和 G2/M 期延长，瘤细胞计数比对照组减少 60%。苏拉明的抑瘤作用不是毒性作用，而是与这些多肽类生长因子结合，使它们构象改变或微凝聚，从而阻止其与受体结合。因此苏拉明有可能成为治疗脑膜瘤的有效辅助药物。唑嘧胺可以作为 PDGF 的拮抗剂，能明显抑制脑膜瘤的培养细胞的生长和 DNA 的合成，并能抑制脑膜瘤条件培养的细胞生长刺激作用。新霉素、生长因子抗体如 PDGF 也可起到拮抗剂作用，抑制脑膜瘤细胞的生长。

脑膜瘤 PDGFR-B 呈高表达，与脑膜瘤增殖活性及恶性程度相关。徐广明、杨树源等设计合成了与人类 C-sisATG 起始密码子开始部位互补的反义寡核苷酸序列与正义链及随机链作为对照，将三种寡核苷酸以脂质体介导转染于人脑膜瘤培养细胞。当反义寡核苷酸的浓度为 10 μmol/L 时抑制肿瘤细胞的生长，20 μmol/L 时抑制作用则十分明显，其从转染后 24 h 即出现明显的瘤细胞抑制作用，至 72 h 最明显，而正义及随机链无抑瘤作用，说明 PDGF 链可作为反义基因治疗脑膜瘤的优选靶点。作者进一步将脑膜瘤新鲜组织和肿瘤培养细胞接种于裸鼠皮下，建立裸鼠移植瘤模型并成瘤，经病理检查移植瘤有人脑膜瘤特征，对荷瘤鼠两周后开始用 10 μmoL/L 的 PDGF 链反义寡核苷酸液行瘤内注射，发现能明显抑制肿瘤生长，体外测量肿瘤无增大，至接种 11 周后解剖发现肿瘤仍很小，而对照组较前增大 1 倍。对皮下瘤行免疫组化检测显示，对照组 PDGF 呈高表达，而反义寡核苷酸治疗组为阴性或弱阳性，说明 PDGF 链反义寡核苷酸有效抑制了脑膜瘤 PDGF 链的表达，抑制了脑膜瘤的生长。作者进一步用 PDGF 反义寡核苷酸转染液在体外处理脑膜瘤培养细胞 24 h，然后再接种至裸鼠皮下，治疗组未见皮下有脑膜瘤生长，而对照组有肿瘤形成。通过上述试验揭示了 PDGFR-B 自分泌环在脑膜瘤细胞生长与发生过程中的作用，及 PDGF 链可作为反义基因治疗脑膜瘤的靶向的可行性，为脑膜瘤的基因治疗提供了实验依据,但对脑膜瘤的基因治疗仅停留在实验研究中,还需进一步深入研究。

八、预后

脑膜瘤多数为良性,如能根治则预后良好,因其为髓外肿瘤,术后多数患者生存质量良好,能恢复工作及正常生活,但位于蝶骨嵴内侧、海绵窦内、斜坡等手术困难部位者预后较差,手术死亡率高,术后后遗症多,生存质量差。另外脑膜瘤术后复发率常在13%~40%,即或是 Simpson Ⅰ级手术根治的患者经10~20年的随访仍有较高的复发率,因此术后患者应定期行影像学检查。目前认为影响预后的因素如下:

(一)临床因素

手术切除范围是影响预后的重要因素,此外肿瘤部位邻近结构、患者年龄均影响预后。

(二)组织病理和分级

一些病理类型的脑膜瘤易复发,而分级是手术后复发最可靠的指标,根据统计良性脑膜瘤的复发率为7%~20%,非典型脑膜瘤为29%~40%,间变性为50%~78%,恶性病理改变者生存期短,一组报告恶性脑膜瘤生存期在2年以下。脑膜瘤病理上有脑浸润者易于复发,故有人认为良性脑膜瘤病理上表现有脑浸润者其生物学行为相似于非典型脑膜瘤(Ⅱ级)的级别。

(三)增生

增生指数已用来判断复发与生存期,MIB-1标记指数高则肿瘤复发率增高,MIB 标记指数大于5%~10%提示复发率大,同样 BudR 标记与肿瘤临床行为有关,复发肿瘤的 BudR 标记指数比非复发者(3.9%∶1.9%)高。

(四)孕激素受体状态

脑膜瘤缺乏孕激素受体易有高有丝分裂指数和临床短的无症状期。如孕激素受体为0,有丝分裂指数大于6,和恶性脑膜瘤同级别相比则患者预后不佳,已知非典型和间变性脑膜瘤缺乏孕激素受体,另外孕激素受体阴性的脑膜瘤体积常大于孕激素阳性的脑膜瘤。

第二节　不同部位脑膜瘤的特点

一、大脑凸面脑膜瘤

大脑凸面脑膜瘤占脑膜瘤的 12%～18%，位于冠状缝下近矢状窦处及翼点附近或在中央沟前皮质外，肿瘤多呈半球形，外面与硬脑膜黏着，内面嵌入大脑凸面，肿瘤有时浸润硬脑膜向外生长，局部的颅骨内板可能变薄或受破坏，肿瘤可为多发。

(一) 临床表现

依肿瘤所在部位而异。位于冠状缝前者，出现性格改变，智力减退及尿失禁。位于冠状缝后者常出现对侧肢体局限性运动性癫痫发作及肢体力弱、锥体束征等。位于顶叶凸面的脑膜瘤出现对侧肢体局限性感觉性癫痫发作及皮层感觉障碍。颞叶凸面肿瘤除有癫痫发作外还可出现对侧面肌瘫痪(中枢性)及上肢力弱，偶有对侧偏盲者。肿瘤位于侧裂者可引起失语和对侧中枢性面瘫。晚期出现颅内压增高。

此区脑膜瘤主要由脑膜中动脉供血，颞浅动脉、枕动脉参与肿瘤的供血。采用脑血管造影术、CT 及 MRI 可明确诊断。

(二) 治疗

手术切除大脑凸面脑膜瘤技术难度不大，应做到 Simpson Ⅰ级切除，即完全切除肿瘤与肿瘤粘连的硬脑膜及受累的颅骨，因肿瘤有完整包膜，压迫脑组织，因此沿肿瘤包膜分离能完整切除肿瘤不伤及脑组织，切除肿瘤时应由浅向深进行分离，避免伤及脑组织及重要血管，对位于重要功能区的肿瘤，如运动区、语言中枢，或邻近功能区更应注意，应充分利用显微外科技术，在显微镜下沿肿瘤包膜和蛛网膜间进行，可避免伤及脑组织，位于外侧裂的凸面脑膜瘤有可能与大脑中动脉主要分支粘连，术者应先分块切除肿瘤的其他部分，最后分离切除与血管粘连的部分，当能完好的保存此血管。肿瘤切除后应用骨膜或筋膜等修补切除的硬脑膜缺损，如颅骨受累去除后，亦应行颅骨成形术(图 7-30～图 7-37)。此区肿瘤多能手术根治,手术切除后 5 年复发率为 10.5％,10 年复发率为 24.4％。Alresma T E 等报告 100 例凸面脑膜瘤。95 例为良性,5 例为非典型脑膜瘤,91 例为 Simpson Ⅰ 级切除,9 例为 Simpson Ⅲ 级切除,无手术中死亡。平均术后随访 7.2 年,4 例复发(2 例为 Simpson Ⅰ 级切除,2 例为Ⅲ级)即Ⅰ级切除复发率为 2.2％,Ⅲ级切除复发率为 22.2％。

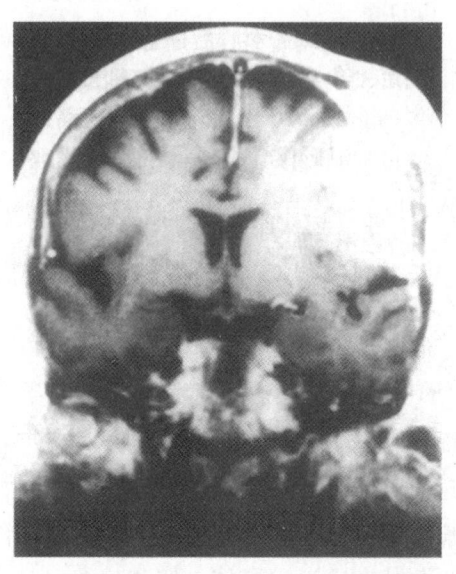

图 7-30 大脑凸面脑膜瘤,强化 **MRI** 显示肿瘤呈均匀一致强化,
并可见脑膜尾征及肿瘤附着区颅骨增厚

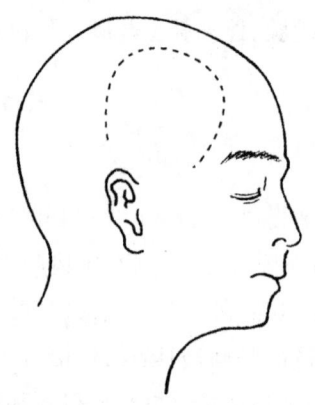 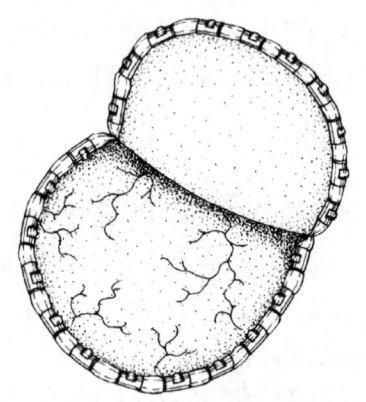

(a) 额、颞、顶凸面脑膜瘤皮瓣设计　　　　　(b) 头皮全层切开

图 7-31　凸面脑膜瘤切除术

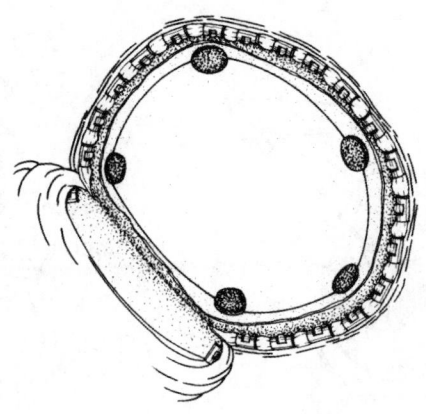

图 7-32　颅骨成形瓣(钻颅,锯开颅骨)

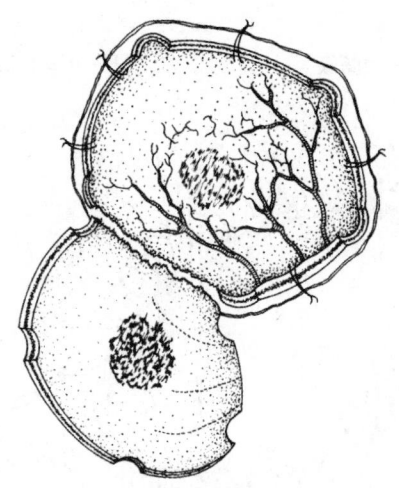

图 7-33　用剥离子分离硬脑膜,肿瘤及骨孔之间粘连,锯开骨瓣,分离硬脑膜,
肿瘤与颅骨内板之粘连,取下骨瓣,电凝供应肿瘤之供血动脉

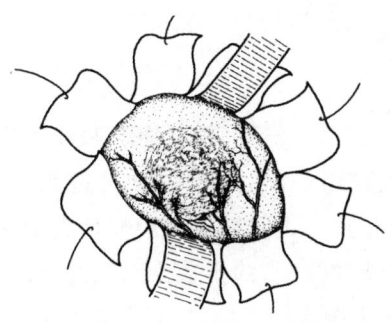

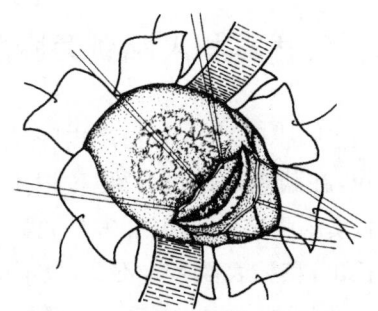

(a) 距瘤蒂5 mm左右切开硬脑膜　　　　　(b) 切开硬脑膜,两侧用丝线悬吊

图 7-34　切开硬脑膜

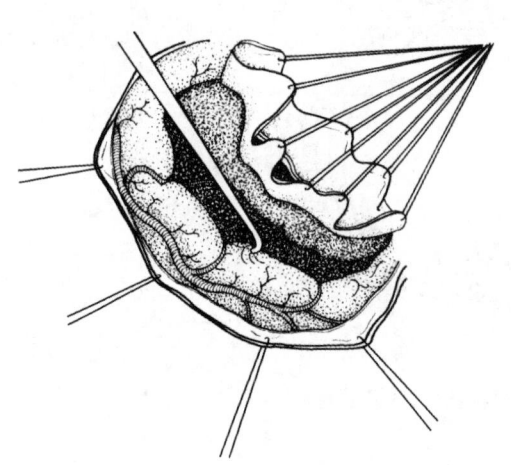 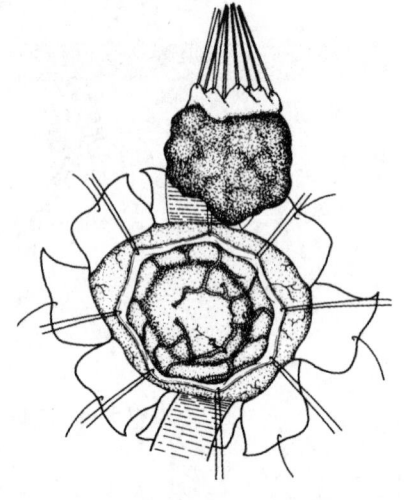

图 7-35　牵引瘤蒂硬脑膜　　　　　图 7-36　分离瘤壁,将肿瘤完整取出

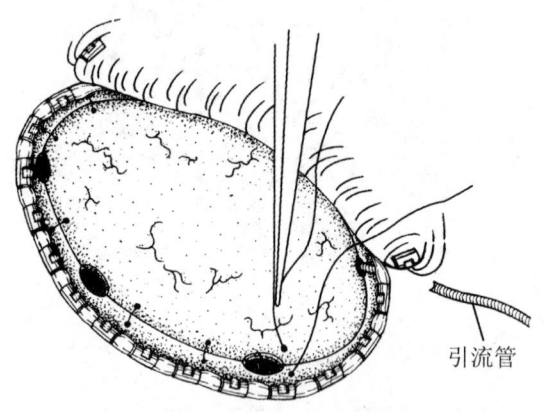

引流管

图 7-37　缝合成修补硬脑膜

二、矢状窦和大脑镰旁脑膜瘤

　　此部位脑膜瘤最多见,占颅内脑膜瘤的 23%～28%,矢状窦旁脑膜瘤发生于蛛网膜粒,在脑表面即可看到,一般不侵入脑组织,但 40%～50%侵犯矢状窦,25%矢状窦脑膜瘤为双侧性,常与大脑镰有粘连。大脑镰旁脑膜瘤从大脑镰或下矢状窦长出,在脑表面多看不到,故不引起颅骨改变,约半数为双侧性,肿瘤呈球形,突入一侧或两侧大脑半球之内侧面,生长于两大脑半球之间,少数为扁平状,在大脑镰内浸润生长,也有在扁平状的基础上又长出大的瘤结节,形成两种形式的混合。

矢状窦旁脑膜瘤多呈分叶状或节结状,肿瘤裸露于脑表面的部分与硬脑膜紧密粘连着,周围脑组织因长期受压,软化变性呈黄白色,该区蛛网膜下隙闭塞,肿瘤的蛛网膜下隙有少数积液,肿瘤表面的静脉汇入邻近大脑上行的静脉,流入上矢状窦,中央区矢状窦旁脑膜瘤上面的中央沟静脉可明显扩张,有时还可能被包埋在肿瘤中,个别肿瘤可生长在窦汇区域。人们习惯上将矢状窦旁脑膜瘤按其所在部位区分为矢状窦前部、中部和后部三部分,从鸡冠到冠状缝为前 1/3,从冠状缝到人字缝为中 1/3,从人字缝到窦汇为后 1/3。Hakuba 等和 Bonnal 等发现多数肿瘤位于矢状窦中 1/3 段,依次为前 1/3 与后 1/3 段,手术时所见到的情况有:① 肿瘤位于矢状窦壁,向大脑半球突面或沿大脑镰生长,肿瘤主体在大脑半球内侧,仅有一小部分裸露于矢状窦旁,此类易于全切除。② 肿瘤同时侵入上矢状窦,窦腔呈部分或完全梗阻,术前应行脑血管造影或静脉窦造影,可了解上矢状窦通畅情况。位于中、后 1/3 的肿瘤如矢状窦有损伤者切除肿瘤后应行上矢状窦修补或重建手术。③ 肿瘤由上矢状窦向两侧生长,有时跨于上矢状窦上或将窦包绕,肿瘤侵入窦内使窦呈部分或全阻塞。硬脑膜与颅骨经常受肿瘤侵犯,颅骨增生显著,向外隆起,除脑膜中动脉等,头皮动脉亦参与肿瘤供血,有时受累的颅骨、硬脑膜与肿瘤结成一体,血运十分丰富,切除时应将肿瘤、硬膜及颅骨同时进行切除。④ 肿瘤累及大脑镰基底宽广。

（一）临床表现

多年头痛是主要症状,有慢性进行性加重的人格改变,痴呆、木僵、情感淡漠等,偶可出现共济失调及震颤或尿失禁。20%～50%患者可出现癫痫发作,常为大发作,就诊时肿瘤常为大型,神经系统检查不一定有阳性发现,但可发现有视盘水肿或锥体束征。

50%矢状窦旁脑膜瘤位于中 1/3 部,80%患者出现对侧肢体局限性癫痫发作,可为运动性亦可能是感觉性癫痫发作,以后出现对侧半身力弱,下肢远端重,上肢轻。同时可有感觉减退,两侧矢状窦旁脑膜瘤可引起两下肢痉挛性瘫痪,肢体内收呈剪刀状,易与脊髓疾病相混淆。

上矢状窦旁脑膜瘤 25% 为双侧性,可有双侧症状与体征,大的矢状窦旁脑膜瘤深层可进入大脑半球间裂,甚至可与大脑前动脉或其分支相粘连。

脑血管造影可见到抱球状的供血动脉影像(图 7-18),于静脉期可见肿瘤染色,可确定诊断,CT、MRI 可精确定位(图 7-38～图 7-41)。

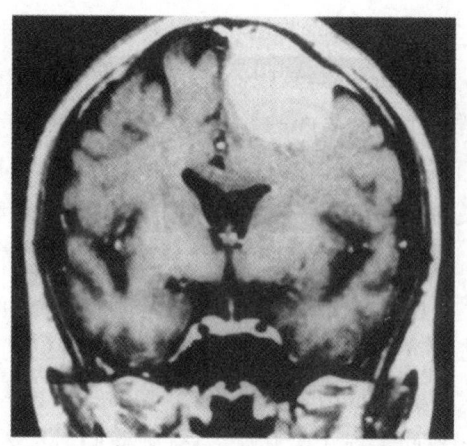

图7-38 **MRI** 显示左矢状窦旁脑膜瘤,呈均匀一致强化及脑膜尾征

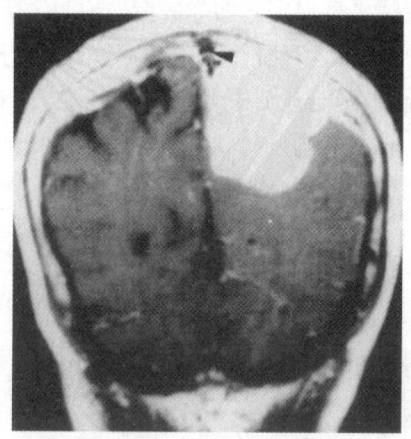

图 7-39 **MRI**(强化)显示左大脑镰旁脑膜瘤见矢状窦仍通畅

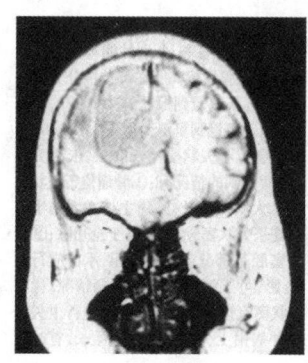 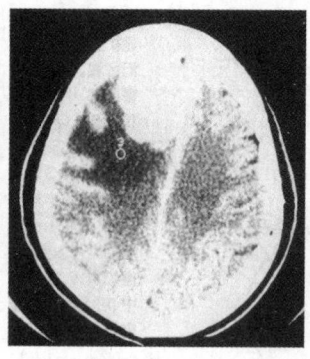 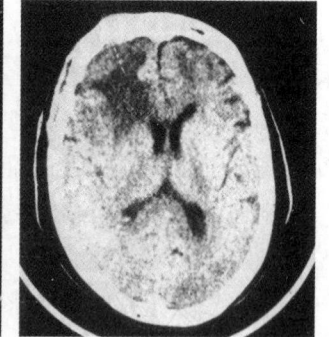

(a) MRI:脑瘤边界清楚,球　　(b) CT:增强CT扫描,肿瘤　　(c) 脑膜瘤切除术后CT显示
　　形,与脑组织信号近似　　　　明显强化,周围水肿　　　　　移位恢复

图 7-40 **大脑镰前 1/3 脑膜瘤**

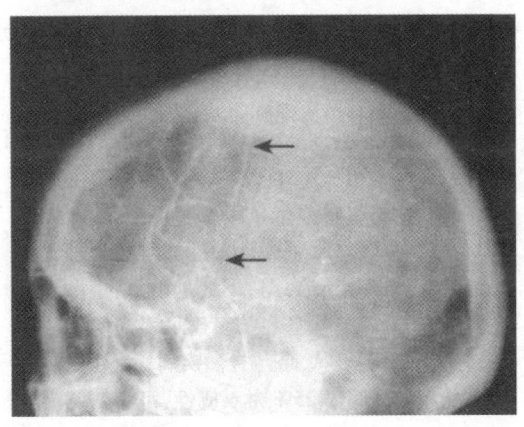

图 7-41　矢状窦旁脑膜瘤,颈动脉造影显示脑膜中
动脉向肿瘤供血(箭头方向)

(二)治疗

如肿瘤未侵入矢状窦应争取完全切除,通常矢状窦旁脑膜瘤行靠矢状窦一侧的开颅手术,根据肿瘤在矢状窦的不同部位,选用不同的头皮切口(图 7-42,图 7-43),开颅术中需防止在锯开骨瓣或掀起骨瓣时矢状窦或周围病理血管的撕裂引起大出血,最好的方法是在骨瓣区多钻几个孔,必要时用咬骨钳咬开成为骨槽以替代用锯锯开或用铣刀截骨的方法,矢状窦表面出血可用海绵或纱布止血。开颅后先电灼或结扎脑膜中动脉向肿瘤供血的分支,切开硬脑膜后向中线侧翻开即可见到肿瘤,切开脑组织与肿瘤边缘的蛛网膜,从肿瘤边缘由浅向深游离肿瘤,逐一电灼切断各供血血管,用湿棉条保护脑组织,将肿瘤向内向上翻起,找到肿瘤与矢状窦的附着点予以分断,即可完整摘除肿瘤。或采用电套圈于囊内分块切除肿瘤,最后快速连同囊壁一起切除。在切除中央区矢状窦旁脑膜瘤时应特别注意保护中央沟静脉(Rolondo 静脉),以避免损伤,否则会引起对侧偏瘫和本侧下肢瘫的三肢体瘫痪。如术中中央沟静脉断裂,可考虑行静脉吻合术。对肿瘤侵犯矢状窦并造成上矢状窦阻塞的患者,手术切除肿瘤时,条件许可时连同矢状窦一并切除,以求全切除肿瘤,肿瘤位于冠状缝前者(前 1/3)结扎与切除上矢状窦多不致引起严重后果,切除肿瘤后可用替代材料修补硬脑膜缺损。冠状缝后的肿瘤不能将其后的矢状窦结扎和切除,应根据具体情况行矢状窦修补或重建术(图 7-44～图7-55)。Sughrue 报告 135 例矢状窦旁和大脑镰旁脑膜瘤,平均随访 7.6 年(1.7～18.6年)。结果发现:74 例上矢状窦未受侵犯,71 例肿瘤全切除,随访中 5 例复发,次全切除 3 例,1 例复发;61 例上矢状窦有肿瘤浸润,其中 6 例窦已完全闭塞,5 例切除肿瘤时连同窦一并切除,随访中肿瘤未复发,1 例次全切除肿瘤后行放疗肿瘤未复

发;其他 55 例上矢状窦受肿瘤侵犯,其中 33 例行肿瘤全切除,随访中 1 例复发,次全切除肿瘤 22 例,2 例复发。

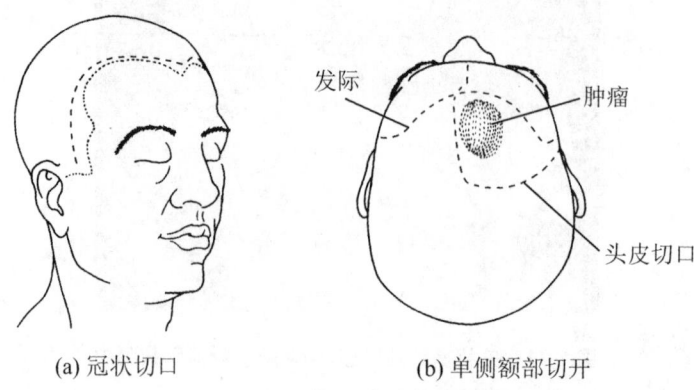

(a) 冠状切口　　　　　　　　　(b) 单侧额部切开

图 7-42　矢状窦前 1/3 脑膜瘤皮肤切口

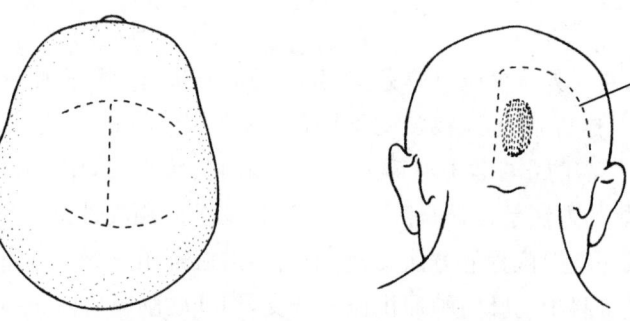

(a) 矢状窦中1/3脑膜瘤,或矢状窦　　(b) 矢状窦旁后1/3脑膜
　　旁脑膜瘤向对侧发展的皮切口　　　　瘤的皮切口

图 7-43　矢状窦中 1/3 手术切口

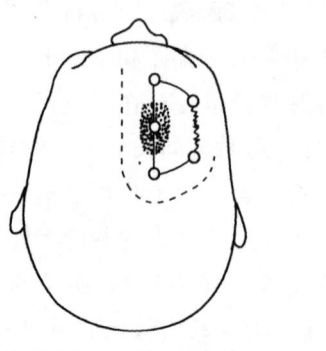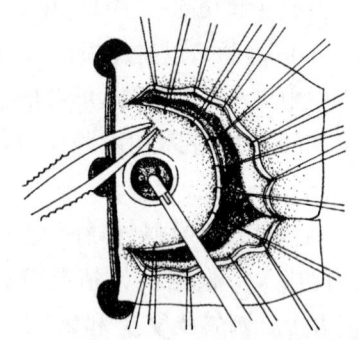

(a) 矢状窦中1/3脑膜瘤头皮切口　　(b) 于瘤蒂边缘5~6 mm处切开硬脑膜
　　　　　　　　　　　　　　　　　　　达矢状窦旁,先行肿瘤囊内切除

图 7-44　矢状窦中 1/3 脑膜瘤手术

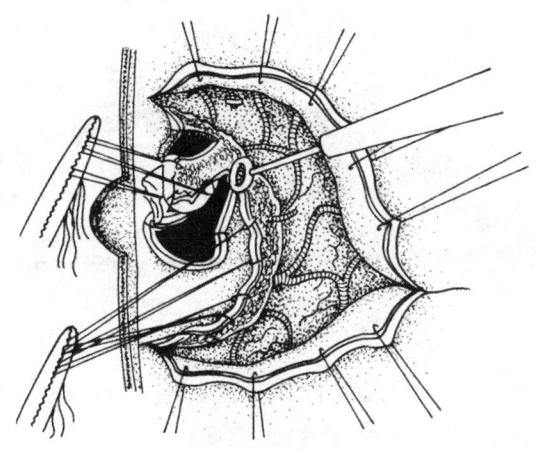

图 7-45　切除部分肿瘤囊壁,以缩短肿瘤与矢状窦的附着部分

残余肿瘤　大脑镰　上矢状窦

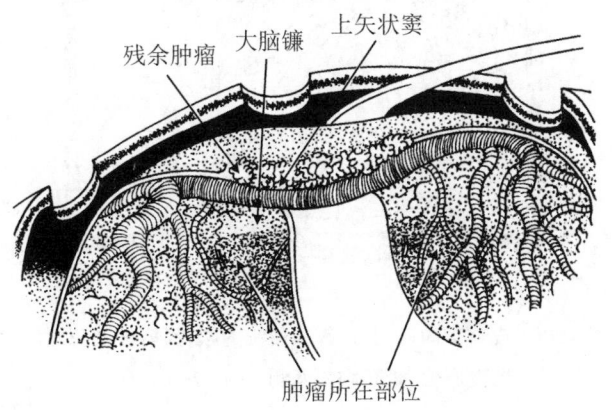

肿瘤所在部位

图 7-46　肿瘤侵犯矢状窦边缘

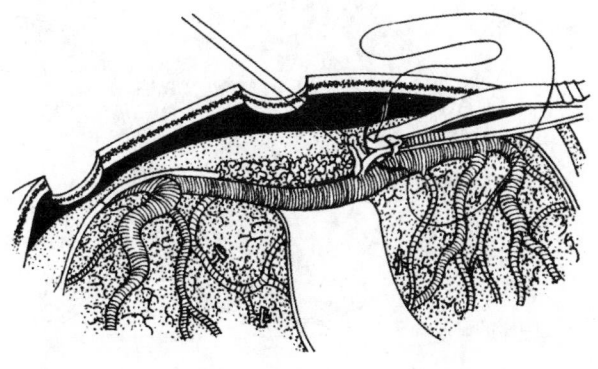

图 7-47　用血管钳夹住被侵犯的矢状窦边缘肿瘤,用尖刀
切开,同时用镊子夹住切口,用细丝连续缝合

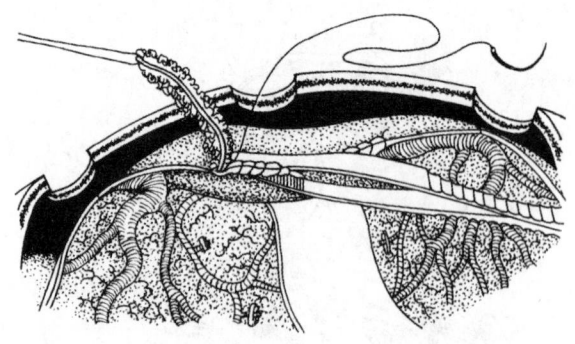

图 7-48　被侵犯的矢状窦予以切除,每次切开 2~3 cm
　　　　　缝合一针,避免出血过多

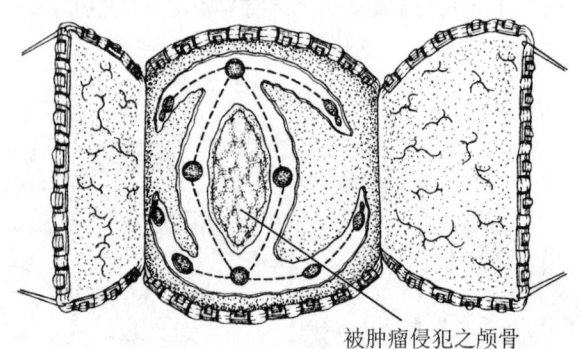

被肿瘤侵犯之颅骨

图 7-49　皮瓣翻向两侧,显露被侵犯的颅骨,将被侵犯之颅骨
　　　　　留在原位,骨瓣翻向两侧

用剥离子分离被肿瘤侵蚀的颅骨

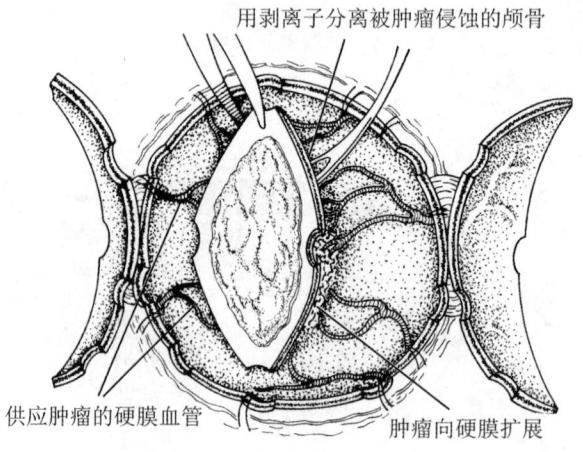

供应肿瘤的硬膜血管　　　　　　肿瘤向硬膜扩展

图 7-50　电凝供应肿瘤的硬脑膜动脉后,用剥离子分离
　　　　　被肿瘤侵蚀的颅骨片

矢状窦

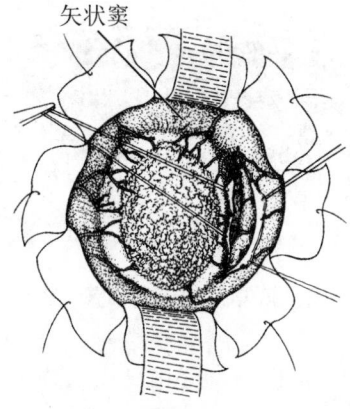

图 7-51 于肿瘤 5～6 mm 处切开硬膜,如矢状窦
完全闭塞,可将矢状窦切断及切除

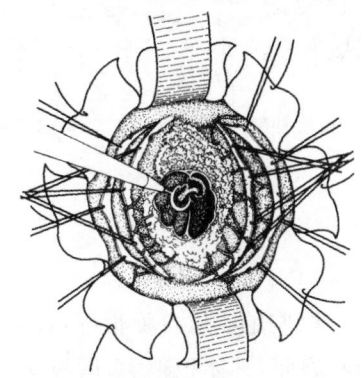

图 7-52 硬脑膜缘两侧用细丝线悬吊,行囊内切除肿瘤

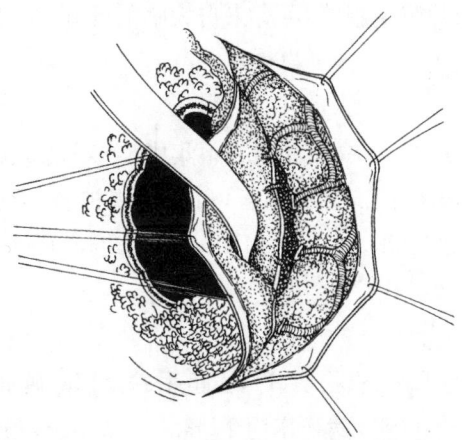

图 7-53 囊内大部切除后,分离囊壁与血管切断被侵
犯的矢状窦及大脑镰,将肿瘤完整切除

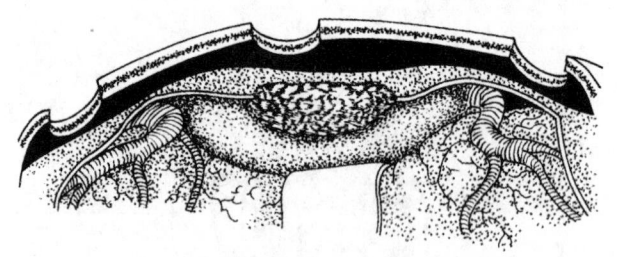

图 7-54　肿瘤侵犯矢状窦上壁,暴露清楚后准备切除

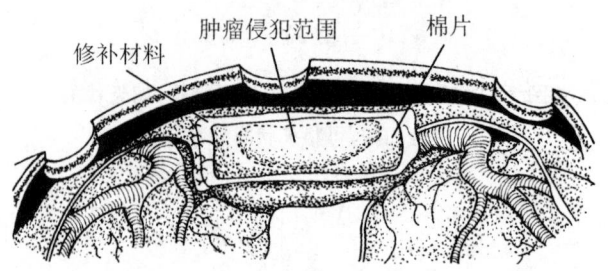

图 7-55　将修补材料缝合于切除之矢状窦边缘上

三、嗅沟脑膜瘤

占脑膜病的 4%～10%。嗅沟脑膜瘤自筛板部位的脑膜长出,多发生于一侧,沿颅前窝生长,向上压迫额叶底面,常体积很大,后极达鞍上区,并向对侧生长,两侧常不对称,15%肿瘤可侵入筛窦,肿瘤多呈球形,供血主要来自筛前动脉与脑膜前动脉,由肿瘤基底向肿瘤供血,还可有来自大脑前动脉、中动脉发出的分支。

(一)临床表现

主要有精神症状,常有欣快感、注意力不集中、单侧或双侧嗅觉丧失,因肿瘤多较大而出现颅压增高,若肿瘤向后方生长,可压迫视神经、视交叉,出现视力、视野改变,30%患者有癫痫大发作。CT 及 MRI 可精确定位(图 7-56)。

(二)治疗

应使用低额部入路手术(冠状切口),力争手术全切除肿瘤(图 7-57),文献报告手术全切除率为 93%～100%,病死率为 17%。Nakamura 报告 82 例嗅沟脑膜瘤,63 例女性,19 例男性,平均年龄 57.8 岁(39～91 岁),出现精神紊乱者占 72%,头痛者占 31.7%,视力、视野受损者占 24.4%,癫痫者 19.5%,嗅觉障碍者 58.5%,

经额外侧入路肿瘤全切除者占91.2%,经双额肿瘤全切除者占93.5%,手术死亡4例占4.9%(均为经双额入路手术者),平均随访63.4月,复发率为4.9%。王硕、赵雅度报告,42例嗅沟脑膜瘤,手术全切除率为95%,无手术死亡者,17例术后出现精神症状,3例出现脑脊液漏。

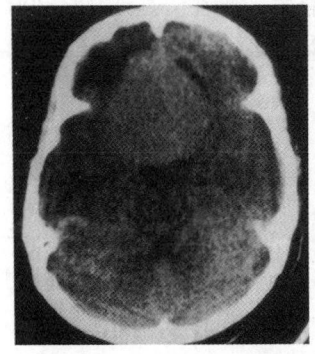
(a) CT平扫:于颅前窝底显示略高密度球形占位病变

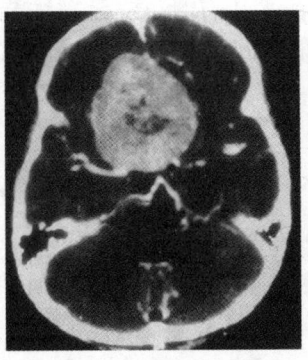
(b) CT强化后肿瘤明显强化瘤内有小囊

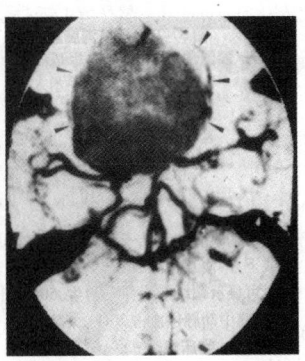
(c) CTA显示肿瘤与周围血管的关系

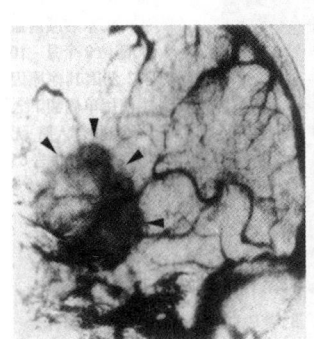
(d) 颈动脉造影静脉期显示肿瘤染色情况

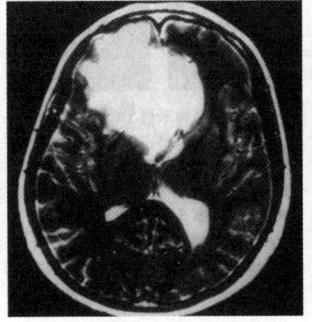
(e) MRI T₂WI显示肿瘤情况

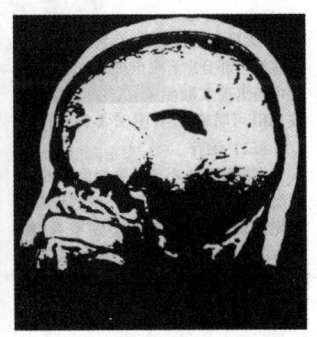
(f) MR强化后在嗅沟显示肿瘤位于嗅沟,且被明显强化

图 7-56 嗅沟脑膜瘤

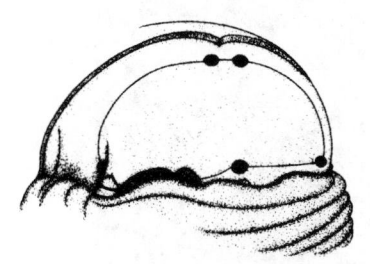
(a) 冠状皮肤切口,颅瓣尽量向下(低位)

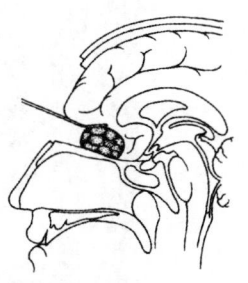
(b) 嗅沟脑膜瘤手术入路

图 7-57 嗅沟脑膜瘤手术示意图

四、鞍结节脑膜瘤

占脑膜瘤的 7%～10%，从鞍结节长出，在视交叉的前方或下方，使其抬高或移位，肿瘤生长在中线部位，颅平片有时可显示鞍结节有骨质增生，50%由眼动脉及筛动脉供血，脑膜中动脉供血占 20%，大脑前动脉供血占 16%。

（一）临床表现

主要为单眼或双眼视力减退及双颞侧偏盲，视神经萎缩，常无视盘水肿、嗅觉及精神障碍，依此可与嗅沟脑膜瘤相鉴别。部分患者可出现内分泌紊乱，但蝶鞍常不扩大，依此可与出现双颞侧偏盲的大型垂体腺瘤相鉴别，应用 CT 或 MRI 可明确诊断（图 7-58，图 7-59）。

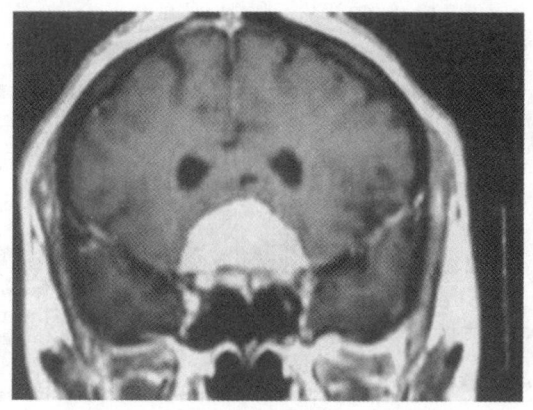

图 7-58　鞍结节脑膜瘤冠状 MRI 扫描图

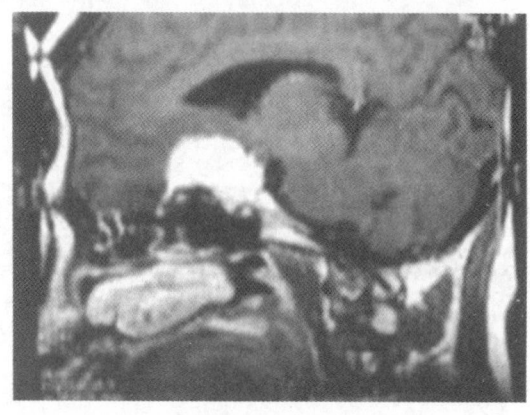

图 7-59　鞍结节脑膜瘤矢状 MRI 扫描图

（二）治疗

根据肿瘤大小可行单侧额部或翼点入路手术，对大型肿瘤可行发际内冠状切口，双侧骨瓣，切除肿瘤。据报告手术死亡率为 5.2％，5 年复发率为 18.5％，10 年复发率为 28％，Nakamura 报告 72 例鞍结节脑膜瘤，53 例女性，17 例男性，平均年龄 54.3 岁，所有患者均有视力障碍，31％有头痛，眩晕占 12.5％，恶心占 5.6％，精神紊乱占 11.1％，癫痫占 2.8％，经额外科手术切除肿瘤后，视力立即改善者占 77.8％，但双额入路手术后视力改善者占 46.2％，平均随访 45.3 月。肿瘤复发率占 2.8％。Goel 等报告 70 例鞍结节脑膜瘤手术治疗，84％肿瘤全切除，16％肿瘤次全切除，70％患者术后视力改善，16％无变化，10％恶化。平均随访 46 月，仅 1 例复发。Park 报告外科手术治疗鞍结节脑膜瘤，术后 80％视力改善。国内一组报道 123 例鞍结节脑膜瘤，全切除 82 例，近全切除 18 例，部分切除 22 例，活检 1 例，死亡 10 例，其中下丘脑损伤 6 例，颈内动脉损伤 1 例，大脑前动脉损伤 1 例，心肌梗死 1 例，术后颅内血肿 1 例。术后 68％视力进步。随访 48 例，随访 9 个月～10 年，44 例恢复原工作，2 例生活不能自理，2 例因其他原因死亡。胡国友等报告 42 例手术治疗，其中使用单侧额下入路 11 例，单侧翼点入路 17 例，6 例为眶上翼点联合入路，无手术死亡，Simpson Ⅰ、Simpson Ⅱ级切除率为 89％，魏子忠等报告 65 例鞍结节脑膜瘤，肿瘤全切除率为 93.8％，手术死亡率为 3.1％。

五、蝶骨嵴脑膜瘤

是颅底最常见的脑膜瘤之一，占脑膜瘤的 13％～19％，Cushing 和 Eisenhardt 按脑膜瘤在蝶骨所在部位分为 3 个亚型，即蝶骨嵴外侧部（蝶骨大翼部）、中部（小翼部）及内侧部（床突部）。另外此区还有扁平型脑膜瘤。

（一）临床表现

因肿瘤所在部位不同其临床表现也不同，蝶骨嵴内侧型脑膜瘤生长于前床突或蝶骨内侧。多年视力减退为主要症状，因视神经受压出现单眼视力减退或失明，若视交叉受压则出现视野缺损，可出现单眼疼痛，视神经受压侧出现视神经萎缩，因颅内压增高而使对侧眼底出现视盘水肿（Foster-kennedy 综合征）。此区肿瘤还可呈扁平样生长，并侵犯海绵窦，引起球结膜充血，眼球突出，单眼视力下降及第Ⅲ、Ⅳ、Ⅵ对脑神经麻痹，三叉神经第一支亦可受累。内侧肿瘤还与颈内动脉粘连，或肿瘤将此动脉包绕。生长于蝶骨嵴中、外侧的脑膜瘤在外侧裂间生长，挤压额叶及颞叶,头痛及颅内压增高常见,可出现癫痫、失语、对侧肢体力弱及锥体束征等。肿瘤基底常有一内生骨疣,而扁平型脑膜瘤易引起明显的骨质增生,因而影响眼眶的容积,造成眼球突出,亦可挤压脑神经及海绵窦,外侧肿瘤并能引起颞部隆起,此区肿瘤女性患者明显多于男性,可达(4~5):1(图7-60~图7-64)。

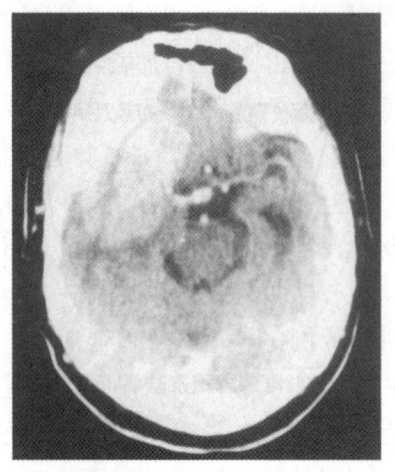

图7-60 增强 CT 显示右蝶骨嵴外侧脑膜瘤

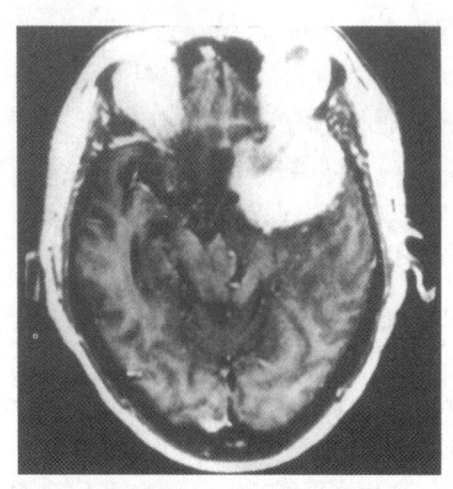

图 7-61 MRI 显示左蝶骨嵴中部脑膜瘤

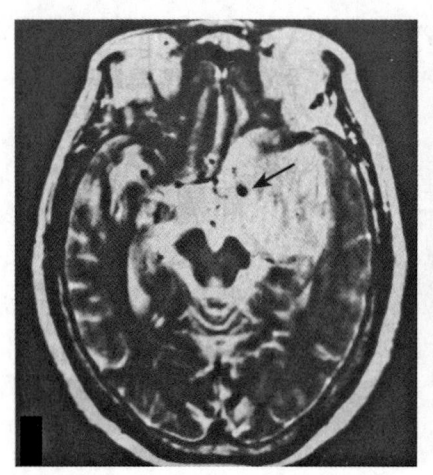

(a) 显示肿瘤与颈内动脉的关系
(箭头指示为颈内动脉)

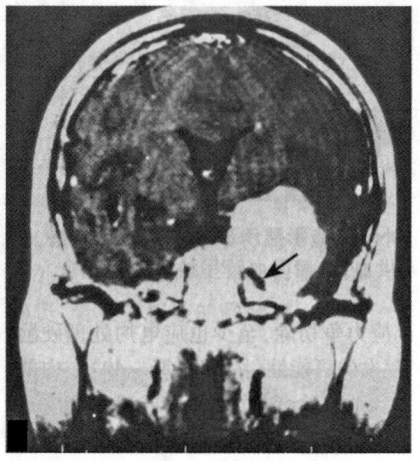

(b) 冠状扫描箭头显示为颈内动脉

图 7-62 MRI 显示蝶骨嵴内侧脑膜瘤

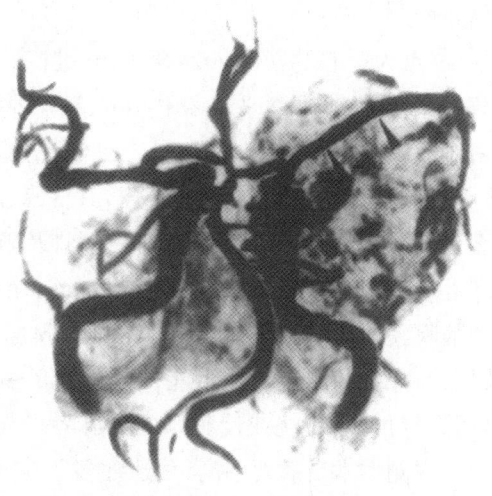

图 7-63　MRA 显示肿瘤压迫大脑中动脉及肿瘤血供情况

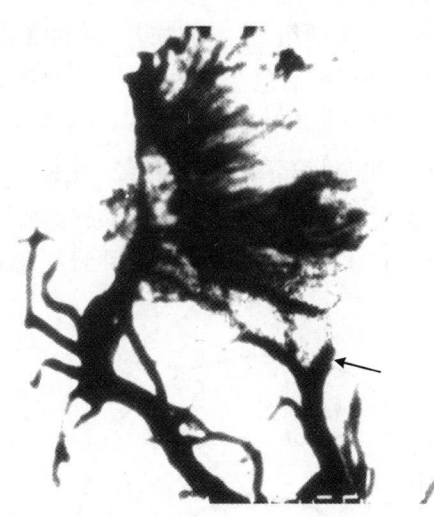

图 7-64　左颈外动脉造影显示颞浅动脉(箭头)增粗
向肿瘤供血,肿瘤内血管呈放射状

（二）治疗

蝶骨嵴脑膜瘤特别是内侧型肿瘤手术仍存在许多困难,全切除肿瘤更为困难,这是因为:① 肿瘤邻近有许多重要脑神经和血管,肿瘤邻近海绵窦,第Ⅲ、Ⅳ、Ⅵ对脑神经,视神经和视交叉等,另外与垂体、下丘脑等重要结构紧密连接。② 肿瘤的血运十分丰富,深在手术十分困难,内侧型脑膜瘤主要由眼动脉供血,如向颅前窝发展则由筛前动脉供血,并可压迫、包绕颈内动脉,外侧型的血液供应主要来自颈外动脉分支如脑膜中动脉。

目前手术多采用以翼点为中心的额颞入路开颅切除肿瘤,电灼处理颅底供血后应用超声吸引(CUSA)、激光刀等技术先在囊内切除部分肿瘤,然后切除囊壁及残存肿瘤,术中可使用血液回输系统,减少输血量。有作者推荐使用眶、颧入路手术,认为眶、颧入路适用于蝶骨嵴各个部位的脑膜瘤,其优点是:① 提供最低的入路,并多方面分离肿瘤。② 可在手术早期切除增生的颅骨及阻断肿瘤供血。③ 如手术需要时,在远端和近端控制海绵窦内的颈内动脉。蝶骨嵴中、外侧脑膜瘤常能做到全切除,增厚的硬脑膜、颅骨,甚至眶顶及受累的硬脑膜也应力争切除,至少也应电灼处理硬脑膜及颅骨,减少肿瘤复发的可能性(图 7-65～图 7-69)。内侧型脑膜瘤有时难以做到全切除,对肿瘤包绕或侵犯颈内动脉者可先行颅内外血管搭桥手术,然后再切除肿瘤。内侧型术后病死率高,后遗症多,对手术未能全切除者,术后可辅助放疗,手术后 5 年复发率为 12%,10 年复发率为 39.5%。Nakamura 等报告 256 例蝶骨嵴脑膜瘤,其中 108 例位于蝶骨嵴内侧,女性占 75%,男性占 25%,平均年龄 55.6 岁,将其分为两组,第Ⅰ组海绵窦未受累者 39 例,海绵窦受累者 69 例为第Ⅱ组;Ⅰ组中 71.8%肿瘤包绕颈内动脉,Ⅱ组为 91.3%;全组肿瘤全切除者 36 例(92.3%)为Ⅰ组患者,Ⅱ组仅占 14.5%;Ⅰ组脑神经均完好保存,而Ⅱ组中为行肿瘤全切除的有 3 例牺牲第Ⅱ、Ⅴ对脑神经,手术并发症为术后皮下积液和脑积水(6.5%)、硬膜下水瘤(5.6%)、术后大脑中动脉供血区梗死(3.7%)、术后出血(2.8%)。术后平均随访 70.04 月,影像学显示肿瘤复发率第Ⅰ组为7.7%,第Ⅱ组为 27.5%。

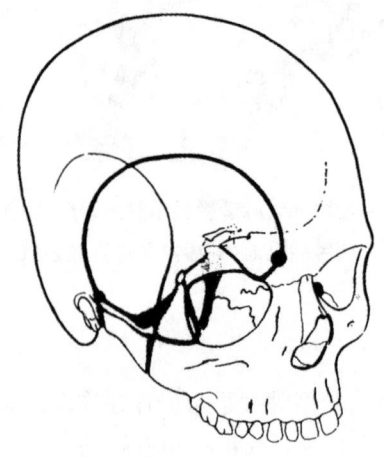

图 7-65 眶颧入路皮肤切口及开颅示意图

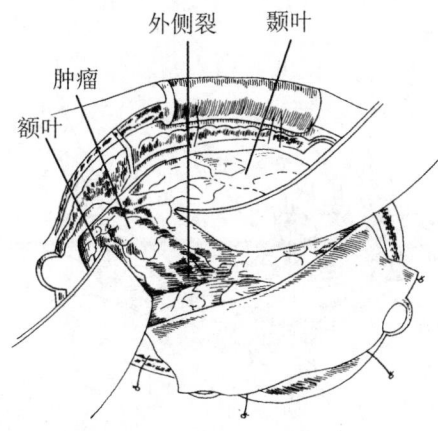

图 7-66 蝶骨嵴外侧脑膜瘤,额颞部开颅,外侧裂分离,
牵拉额颞叶,暴露肿瘤

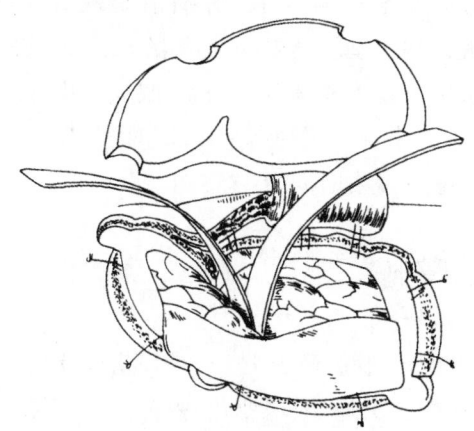

图 7-67 硬脑膜翻向上,通过外侧裂显露肿瘤

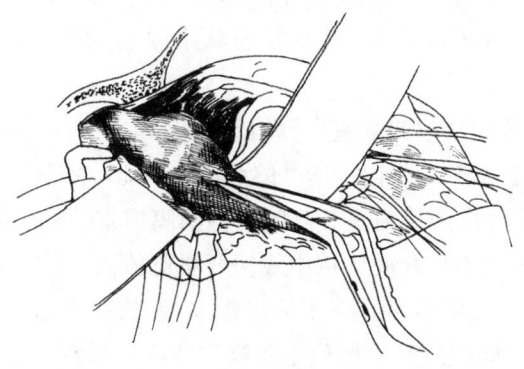

图 7-68 用双极电凝、电套圈分块切除肿瘤

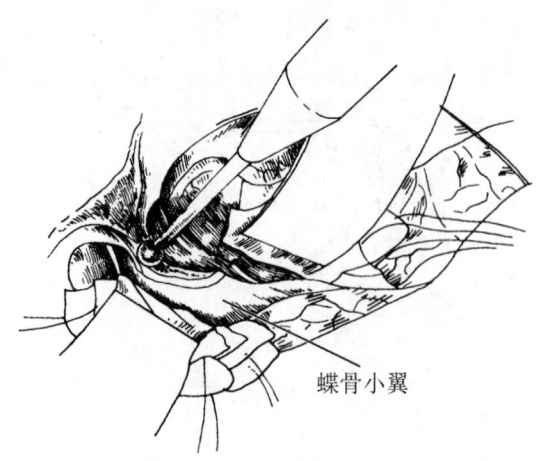

蝶骨小翼

图 7-69　肿瘤切除后,用磨钻将受侵犯的蝶骨小翼磨除

蝶骨嵴脑膜瘤有时呈扁平样生长,肿瘤沿全蝶骨生长,侵犯眼眶、眶内。Mirone 等报告 71 例此区扁平型脑膜瘤,平均年龄 52.7 岁,62 例女性,9 例男性,临床表现为突眼者占 85.9%,视力障碍占 57.7%,眼运动障碍占 12.7%,手术全切除者占 83%,平均随访 76.8 个月。在肿瘤全切除组的复发率为 5%,肿瘤次全切除组肿瘤复发率为 25%,平均复发时间为 43.3 月。

六、脑室内脑膜瘤

脑室内脑膜瘤较少见,占脑膜瘤的 1%～2%,儿童及成人多见,肿瘤多发生于侧脑室三角区的脉络丛裂。头痛、人格变化、视力障碍常见。就诊时 72% 的患者有对侧同向偏盲,62% 有对侧肢体力弱,38% 有精神症状,34% 出现共济失调,24% 有对侧肢体感觉障碍,优势半球侧脑室内脑膜瘤可出现失语。肿瘤由颈内动脉、大脑后动脉及脉络膜前动脉供血,大型肿瘤脉络膜后动脉亦参与供血(图 7-70,图 7-71)。

第四脑室内脑膜瘤从第四脑室内脉络丛长出,主要由小脑后下动脉供血。有头痛、呕吐、眼底视盘水肿等颅内压增高的症状与体征,并可查到水平眼球震颤,共济失调,或因脑桥受压出现轻偏瘫。侧脑室内脑膜瘤常使用经颞中回切开入路切除(图 7-72),亦有主张不切开皮质从中线切开胼胝体入路进入,手术全切率高,但位于优势半球侧者后遗症较多。王军等报告 35 例脑室内脑膜瘤,30 例位于一侧侧脑室,2 例位于双侧侧脑室,1 例位于侧脑室及第三脑室,1 例位于第三脑室,30 例手术全切除肿瘤,4 例近全切除,1 例大部分切除,行放疗治疗,随访中 1 例复发。

第四脑室内脑膜瘤可行颅后窝中线入路切除肿瘤。

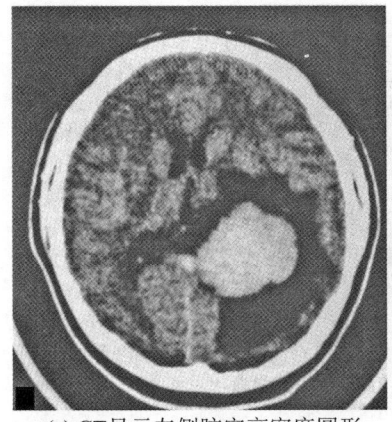
(a) CT显示左侧脑室高密度圆形
占位病变

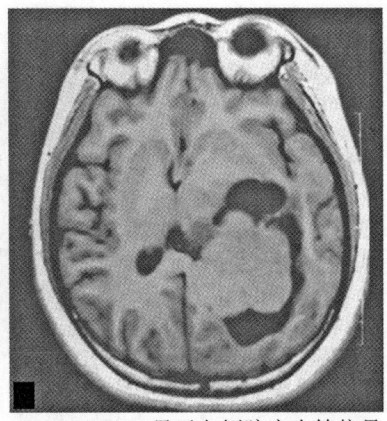
(b) MRI T₁WI显示左侧脑室内等信号
占位病变

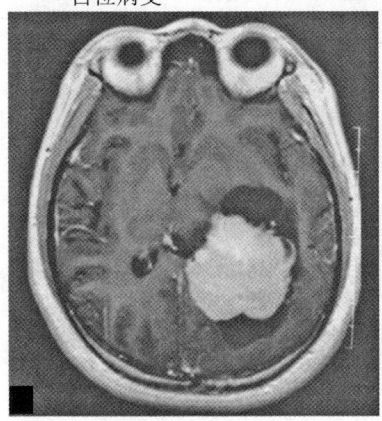
(c) MR强化、轴面像

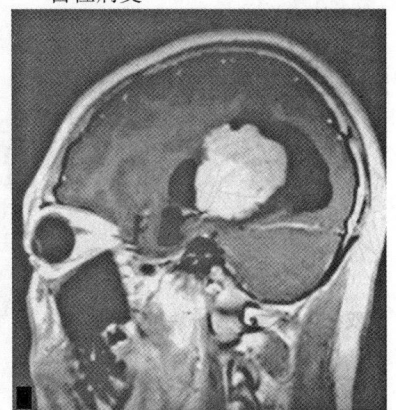
(d) MR强化、矢状扫描像

图 7-70 左侧脑室内脑膜瘤

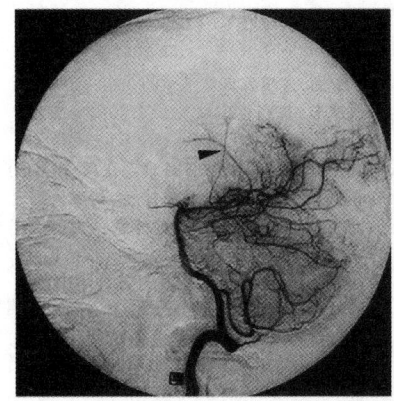
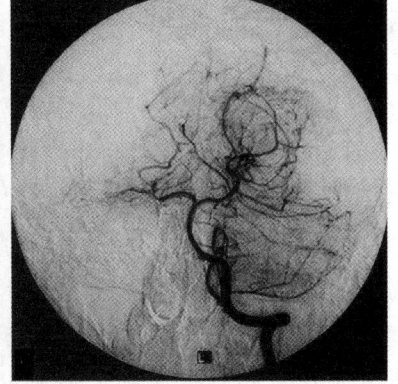
(a)(b) 正、侧位椎动脉造影显示脉络膜后动脉间肿瘤供血

图 7-71 椎动脉造影显示肿瘤供血

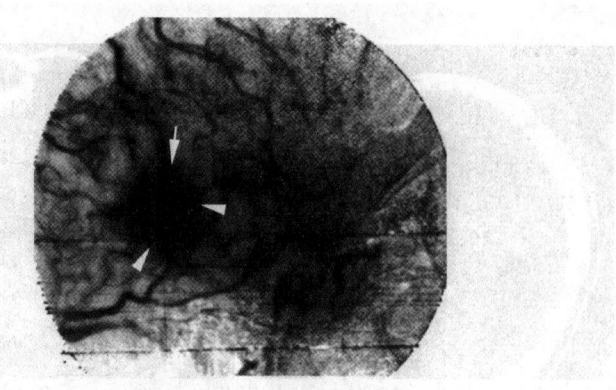

(c) 静脉期显示肿瘤染色

图 7-71(续)　椎动脉造影显示肿瘤供血

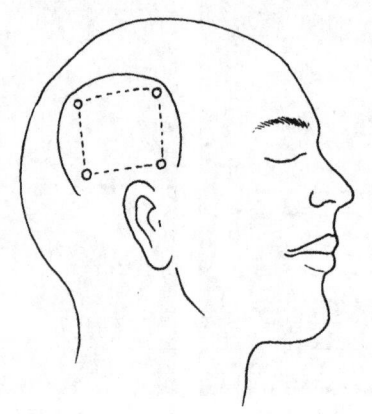

图 7-72　右侧脑室内脑膜瘤手术切口示意图

七、岩斜区脑膜瘤

　　岩斜区脑膜瘤较少见,占颅后窝脑膜瘤的 3%～10%。肿瘤为扁平状或球形,基底位于斜坡的上部或下部或位于岩骨尖部。由于解剖关系,多数脑神经及基底动脉等重要神经血管在此区,手术亦很困难。在解剖上,斜坡宽度为 3 cm,两侧为第Ⅲ～Ⅶ对脑神经,其后为脑干及基底动脉,肿瘤常压迫脑干,或与脑神经、基底动脉相粘连。另外,岩骨尖位于小脑幕裂孔之侧方,前下为破裂孔及颈内动脉,内侧为海绵窦后部、环池与中脑,后下为斜坡及脑桥,并有第Ⅲ、Ⅳ、Ⅴ、Ⅵ对脑神经通过,后外方为第Ⅶ、Ⅷ对脑神经,上方为岩上窦。这一区域内除颈内动脉外尚有基底动脉、大脑后动脉等。斜坡附近则有与海绵窦、岩上窦相连的静脉丛。

（一）临床表现

症状多呈缓慢进展，病程常达 2～3 年，症状与体征可为一侧或两侧多发性脑神经损害的症状和两侧锥体束征，多伴有轻度到中度颅内压增高。肿瘤位于斜坡上部出现第Ⅲ～Ⅷ对脑神经损害，肿瘤在下斜坡多出现第Ⅶ～Ⅻ对脑神经损害，早期常为一侧性，之后进展为两侧性损害。头痛、步态不稳、听力下降、眩晕、吞咽困难等是常见的症状，眼底视盘水肿亦常见，面部痛觉减退、面肌麻痹、软腭运动障碍、单瘫或轻偏瘫为常见体征。有统计面部麻木可见于 80% 的患者，听力下降和面肌麻痹分别见于 50% 和 40% 的患者，脑神经尾群和眼运动神经（常为展神经）见于 1/3 患者。脑神经麻痹、小脑体征、锥体束征和脑积水是斜坡脑膜瘤的特点。

岩骨尖脑膜瘤在较小时，仅在局部压迫使岩骨尖骨质破坏和累及第Ⅲ、Ⅳ、Ⅴ、Ⅵ对或第Ⅶ对脑神经。待肿瘤长大时肿瘤由岩骨尖向颅中窝、颅后窝与小脑幕内侧发展，压迫上述神经、血管和脑干（图 7-73～图 7-76）。

（二）治疗

Van Havenheigh 报告 21 例岩斜区脑膜瘤，未经任何治疗，观察其生长情况，小型肿瘤（平均肿瘤直径为 15. 1 mm），其生长率为 0. 106 mm/m，容积生长为 0. 071 cm^3/m；中等大小肿瘤（平均肿瘤直径为 22. 6 mm），有 56% 生长，生长率为 0. 071 mm/m，容积生长为 0. 08 cm^3/m；大型肿瘤（平均肿瘤直径为 33. 8 mm），有 80% 生长，生长率为 0. 02 mm/m，容积生长为 0. 023 cm^3/m；全组生长率为 0. 81 cm/y，容积生长为 0. 81 cm^3/m。如排除未生长肿瘤，则生长肿瘤的生长率为 1. 16 cm/y，容积生长为 1. 10 cm^3/y。但 Jung 报告岩斜区脑膜瘤的生长率为 0. 37 cm/y，容积生长为 4. 94 cm^3/y。

由于肿瘤位于深部，肿瘤与多数脑神经、大血管及脑干等重要结构毗邻，因此手术难度大。经岩骨入路是理想的手术入路（图 7-76），术中钻除乳突，暴露乙状窦，如听力已丧失则迷路也予以磨除。切开硬膜从乙状窦前沿颅中窝底进入，保护 Labbe 静脉，向内达天幕，完全切开本侧天幕见到小脑半球，此时不需过分牵拉脑组织即能很好地暴露肿瘤，辨清肿瘤与脑神经、基底动脉及脑干的关系，在显微镜下分块切除肿瘤，手术常难做到肿瘤全切除，手术死亡率较高，术后脑神经麻痹，轻偏瘫等后遗症较多。目前多采用改良翼点入路、远外侧入路、经天幕或幕上下联合入路手术，手术困难，常难以做到全切除，手术死亡率较高，术后脑神经麻痹，轻偏瘫等后遗症较多。有文献报告，岩斜区脑膜瘤手术的死亡率为 2%（0～9%），术后残疾

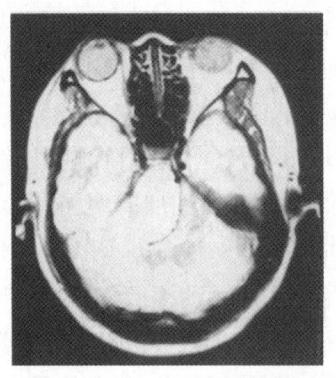

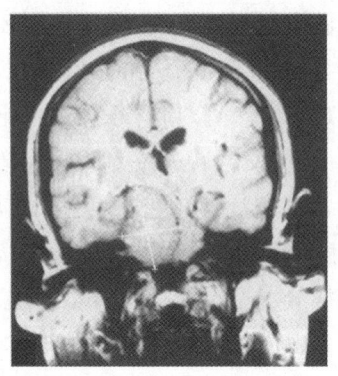

(a) 脑膜瘤边界清楚，T₁信号脑膜瘤与脑组织 近似，压迫脑干，基底动脉向左侧移位

(b) 冠状切面，脑干严重受压，第三脑室 向对侧移位

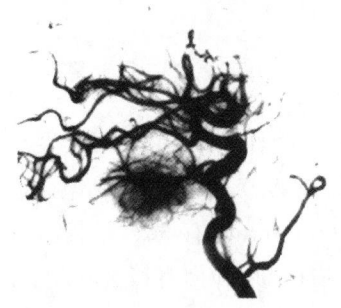

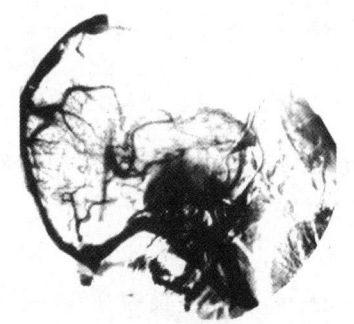

(c) 肿瘤供应动脉来自脑膜垂体干动脉， 动脉期染色，血运较丰富

(d) 静脉期肿瘤染色明显，呈雪团状， 引流静脉入乙状窦

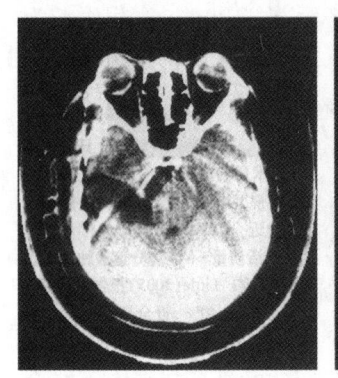

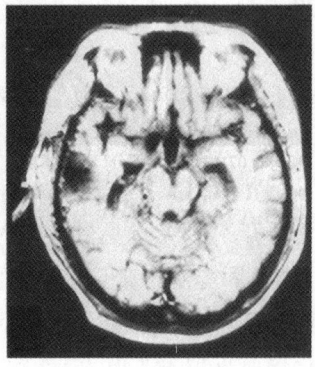

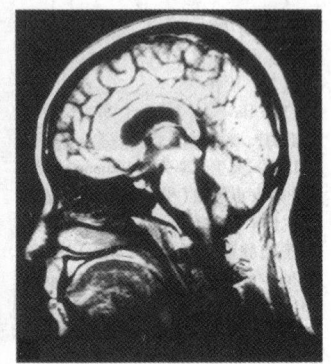

(e) 术后CT轴位像，肿瘤消失　(f) 术后MRI轴位像，肿瘤消失　(g) 术后MRI矢状位像，肿瘤消失

图 7-73　右侧岩骨——斜坡脑膜瘤 MRI

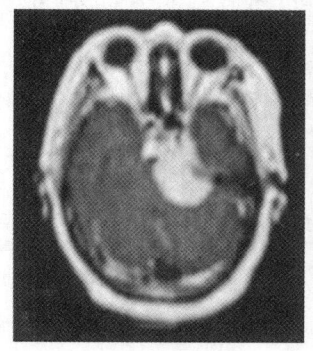 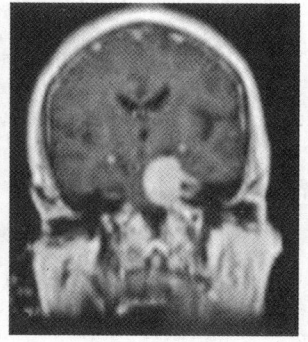 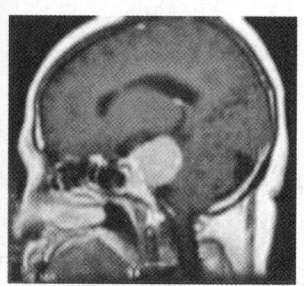

(a) MRI轴性扫描　　　　　(b) 冠状位扫描　　　　　(c) 矢状位扫描

图 7-74　上斜坡脑膜瘤

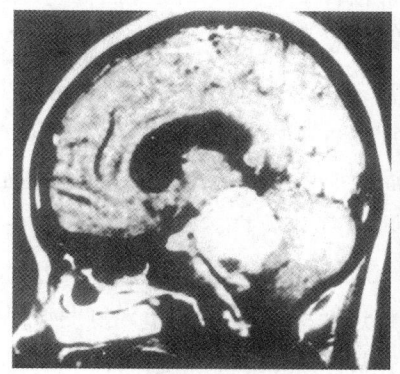 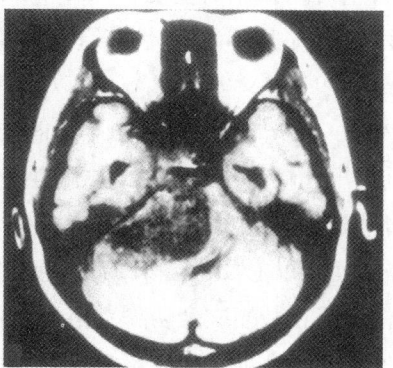

(a) MRI侧位像　　　　　　　(b) MRI轴位扫描片

图 7-75　岩斜部脑膜瘤

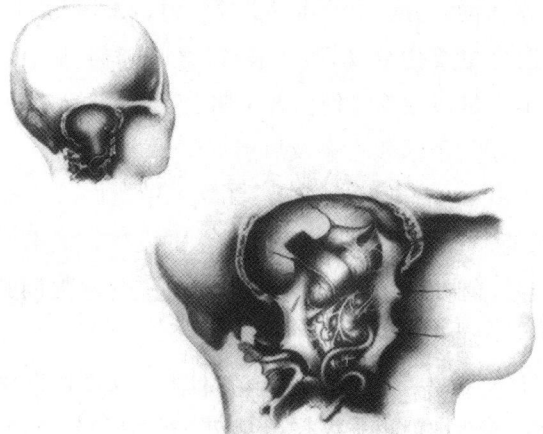

图 7-76　经岩骨入路切除岩骨——斜坡区脑膜瘤手术示意图

率为 23%(7%~39%),永久性脑神经麻痹占 44%(29%~76%),严重神经功能障碍占 17%。有文献记载,术后 3 年岩斜区脑膜瘤的复发率为 21%(7%~42%)。Bassiouni 报告 81 例岩斜区脑膜瘤,69 例女性,12 例男性,平均年龄 55 岁,75.3% 表现为头痛、眩晕占 49.3%,步态不稳占 45.7%,精神改变占 12.3%,视力障碍占 11.1%,听力丧失占 9.9%,癫痫占 9.9%,偏瘫占 7.4%,面瘫占 5.2%,半身麻木占 3.7%,耳鸣占 3.7%,吞咽困难占 2.5%。神经系统检查:出现共济失调占 51.9%,脑神经麻痹占 28.4%,其中包括视神经萎缩占 4.9%,动眼神经麻痹占 2.5%,三叉神经受累占 4.9%,听神经受累占 13.6%,吞咽神经受累占 2.5%。肿瘤行 Simpson I 级切除 29 例,II 级切除 45 例,III 级切除 1 例,IV 级切除 4 例。术后致残率为 19.8%,手术死亡率为 2.5%,术后平均随访 5.9 年(1~13 年),86% 保持正常生活,7 例术后复发。Natarajan 等报告 150 例岩斜区脑膜瘤,患者平均年龄 51 岁,男性占 19.3%,女性80.7%,男女之比为 1:4.2。本组肿瘤平均大小为 3.44 cm(0.79~8.38 cm),2.5 cm 以上者占 89%。肿瘤全切除者占 32%,次全切除者占 43%,部分切除者占 25%,未能全切除者术后行放射治疗。手术并发症为 22%,其中出现新脑神经损伤或原脑神经症状加重者占 20%,其他有脑梗死、脑积水、脑脊液漏、颅内出血、伤口感染者均少见,无手术死亡。该组 90% 随访在 3 年以上,66% 在 7 年以上,27% 在 11 年以上,平均随访 101.6 月。在肿瘤全切除者中有 4% 肿瘤复发,在肿瘤次全切除者中 5% 肿瘤进展;全切除肿瘤组无复发生存率 3 年为 100%,7 年为 93.7%,12 年为 85%;无进展生存率 3 年为 96%,7 年为 86.8%,12 年为 79.5%,肿瘤复发平均时间为 72 月。在术后 132 例生存者中,72% 能正常工作或者已退休,能正常生活;14% 因残疾能做部分工作,日常生活可以自理;2% 重残需人护理。日常活动评分(KPS)术前为 78±11,术后为 76±11,至随访末期达 84±9。术后后遗症主要为复视,听力丧失,平衡障碍,脑神经 V_1、V_2 麻痹等。作者认为近全切除肿瘤辅以放疗可使患者长期生存,并维持良好生活质量,不能过分追求肿瘤全切除而增加手术死亡率及后遗症。Little 报告 137 例岩斜区脑膜瘤手术治疗,全切除占 40%,近全切除占 40%,1 例术中死亡,26% 患者术后出现新的脑神经麻痹,而肿瘤近全切除者减少神经并发症的发生。在平均随访 29.8 月中,肿瘤复发率为 17.6%,全切与近全切二组无统计学差异。强调肿瘤近全切除比肿瘤全切除术后严重后遗症低,并未增加肿瘤复发率。

鉴于上述手术的危险性,Lunsford 等指出对重要功能区的脑膜瘤不宜强求全切除而增加手术死亡或造成严重后遗症,影响患者生存质量,可对部分切除后的残存肿瘤行放射治疗,对位于重要功能区的较小的脑膜瘤可直接行放射外科治疗,岩斜区脑膜瘤适合上述条件,术者应权衡手术利弊,合理选用。

八、颅后窝脑膜瘤

颅后窝脑膜瘤占脑膜瘤的 10％左右，30％～52％于小脑脑桥角，发生于岩骨后部内耳道附近。肿瘤的基底部位于乙状窦、颈静脉、岩上窦、岩下窦旁，贴附于硬脑膜上，肿瘤向前生长可使第Ⅴ、Ⅵ、Ⅶ和Ⅷ对脑神经受累，肿瘤位置偏后下靠近颈静脉孔可早期出现第Ⅸ、Ⅹ和Ⅺ对脑神经麻痹，肿瘤不断长大并向中线侧生长，可压迫小脑和脑干引起小脑与脑干功能障碍，因此患者常出现听力减退、耳鸣、眩晕、面部麻木或疼痛、头痛等，并可查到面肌力弱、眼球震颤、听力下降（很少出现耳聋）、肢体力弱和锥体束征。肿瘤供血主要来自颈内动脉虹吸段的分支，脑膜中动脉分支和咽升动脉，偏后生长的肿瘤由枕动脉、椎基底动脉脑膜支供血。CT 和 MRI 等神经影像学检查常无内耳道扩大，肿瘤与岩骨粘连区基底宽阔，依此可与听神经相鉴别（图 7-77～图 7-80）。

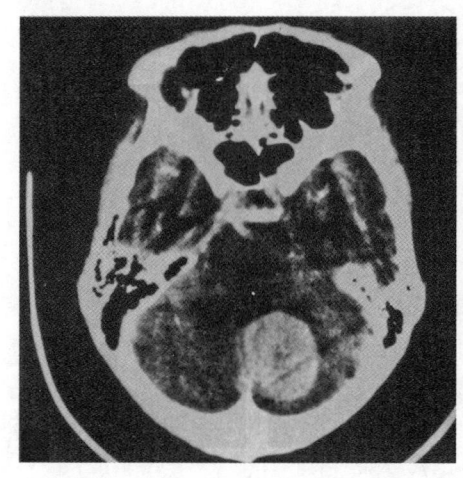 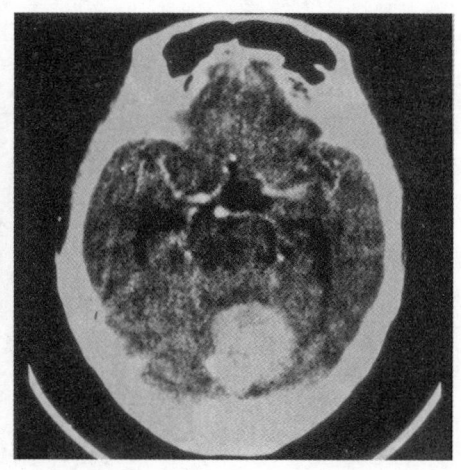

(a) CT平扫　　　　　　　　　(b) 强化后显示肿瘤明显强化

图 7-77　颅后窝脑膜瘤

标准乙状窦后入路常用来切除偏一侧的肿瘤，如肿瘤较大，可先行囊内切除部分肿瘤，而后再行全切除，但应注意肿瘤包膜与脑神经和脑干及血管的粘连，应在显微镜下仔细分离，避免加重其损伤，肿瘤切除后附着的硬膜应电灼，增生的骨可用钻磨除，术中应用电生理监测技术监护脑神经及脑干的功能状态，有助于防止脑神经及脑干损伤。若肿瘤供血丰富或与脑神经及脑干粘连紧密，将影响全切除率。

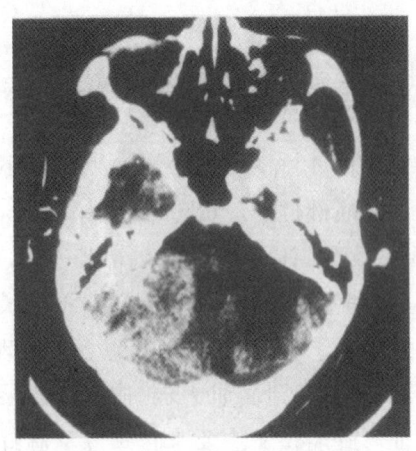

图 7-78　右侧小脑脑桥角脑膜瘤,CT 扫描见肿瘤
与岩骨粘连,但基底宽,内听道不扩大

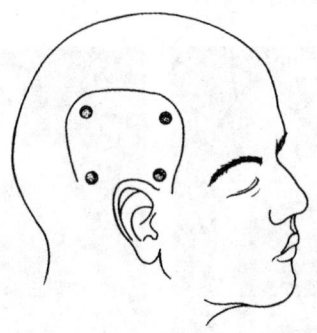

图 7-79　小脑幕脑膜瘤,颞下入路皮肤切口及骨瓣位置

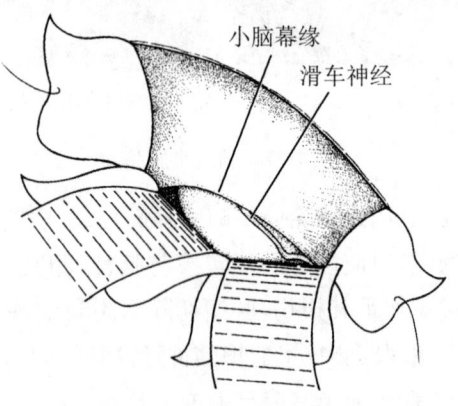

小脑幕缘

滑车神经

图 7-80　肿瘤位于小脑幕缘,主要部分在小脑幕下,抬起
颞叶,可见滑车神经被肿瘤挤向小脑幕以内

九、小脑天幕脑膜瘤

小脑天幕脑膜瘤占颅后窝脑膜瘤的 21%～30%,肿瘤多起自横窦或直窦旁,有时靠近窦汇,肿瘤位于小脑幕的上面或下面,但多位于上面,有时肿瘤在小脑幕上、下生长呈哑铃形,有时呈扁平样生长。肿瘤血供来源于基底动脉的分支与脑膜支。在小脑幕上面生长的肿瘤症状类似于枕、颞叶肿瘤,在小脑幕下面的肿瘤临床症状类似小脑肿瘤,可出现头痛、癫痫、幻视、视野缺损及颅内压增高的症状与体征。

位于天幕缘的肿瘤由颈内动脉脑膜垂体干的天幕支供血,有时胼周动脉亦参与供血,这些脑膜支正常时多不显影,但参与向肿瘤供血时则会扩张而能清楚显影,肿瘤常将小脑上动脉推向下方,大脑后动脉推向上方,大脑内及大脑大静脉被肿瘤压向下方。当肿瘤沿天幕裂孔生长时,常向天幕上下生长,其周围有 Labbe 静脉、大脑中静脉和基底动脉。

天幕上面前方生长的脑膜瘤,可经颞部入路手术切除(图 7-81～图 7-84),位于后外侧者可经颞顶部入路手术,位于下面偏后者可经枕下入路手术切除肿瘤。脑神经功能障碍常是术后的主要并发症,术中利用脑干诱发电位等电生理手段进行监护,可减少或防止此类并发症发生。

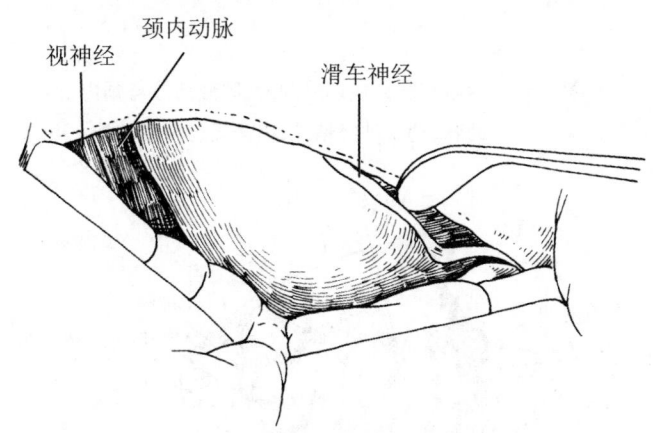

图 7-81 分离肿瘤与其周围的粘连,肿瘤前缘与视神经、颈内动脉粘连

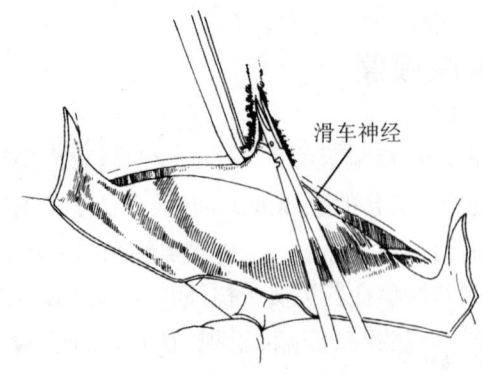

图 7-82　剪开小脑幕，可见滑车神经紧贴小脑幕缘，特别是在岩床韧带处
滑车神经在其下进入海绵窦，应小心操作，以免损伤神经

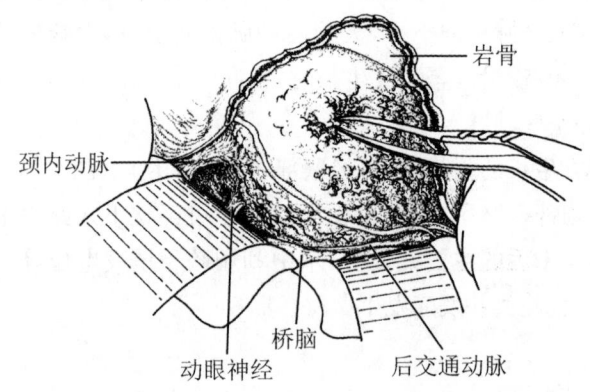

图 7-83　用电套圈分块切除肿瘤，肿瘤前缘与颈内
动脉、动眼神经粘连，内侧面与桥脑粘连

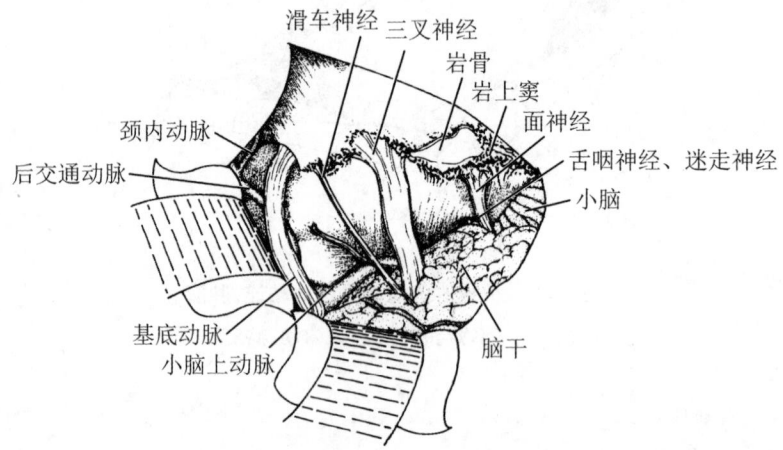

图 7-84　肿瘤完全切除后，手术野解剖情况

十、枕大孔区脑膜瘤

枕大孔区脑膜瘤较少见,为枕大孔区最常见的肿瘤,占脑膜瘤的 2.5%～3.1%,常位于颅颈交界的腹侧(前部)和腹外侧,与后组脑神经(第Ⅸ～Ⅻ对)关系密切,肿瘤向颅后窝及椎管方向生长,压迫小脑、延髓和脊髓首端,并影响脑脊液的循环和血液供应。典型的临床症状是枕颈部持续性疼痛(相常在 C_2 皮节),单侧上肢麻木,对侧感觉丧失,进行性肢体力弱,先从上肢开始,伴有手部小肌肉萎缩,以后下肢亦力弱,出现锥体束征,还可出现步态不稳、共济失调、眼球震颤等小脑体征,以后还可出现吞咽困难、声音嘶哑及膀胱功能障碍,25%的患者有胸锁乳突肌及斜方肌力弱(第Ⅺ对脑神经损伤),患者常出现颅内压增高的症状与体征。

枕大孔区肿瘤诊断困难,即或有 CT 检查也易漏诊,因 CT 头颅扫描常观察不到颅颈交界部病变,但 MRI 成像特别是矢状扫描能很好地显示肿瘤及邻近结构的关系(图 7-85)。

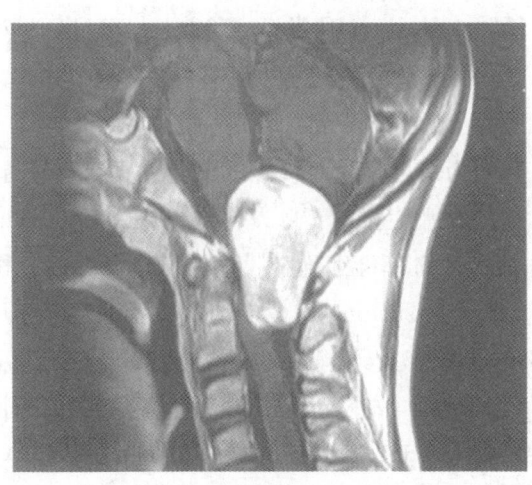

图 7-85 MRI:枕大孔区脑膜瘤

对枕大孔后部肿瘤宜采用中线或单侧直线切口切除;对位于枕大孔腹外侧或腹侧的肿瘤,多采用远外侧入路手术,即经枕骨髁入路。手术切除常能取得良好结果,多数能做到肿瘤全切除,脑神经功能障碍是主要并发症。Bassiouni 报告 25 例枕大孔区脑膜瘤,女性 19 例,男性 6 例,平均年龄 59.2 岁,主要症状为颈枕部疼痛(72%)、肢体麻木(32%)、步态不稳(32%)、吞咽困难(8%)。查体:步态不稳占48%,肢体感觉障碍占 40%,影像及手术等证实 36%肿瘤位于枕大孔区肤侧,64%肿瘤位于肤外侧,96%的患者肿瘤全切除,部分切除占 4%,术后给予放疗,术后平均随访 6.1 年(1~14 年),无术后复发。KPS 评分从术前 79 分升至 89 分。Talac-chi A 报告 64 例,81%肿瘤全切除,无手术死亡,主要并发症为脑神经麻痹,发生率为 27%,特别是第Ⅸ~Ⅻ对脑神经,但长期随访 2/3 的患者可以恢复。吴震等报告 114 例枕大孔区脑膜瘤,男性 46 例,女性 68 例,平均年龄 52.3 岁。其中枕颈部疼痛者 92 例,头晕者 48 例,吞咽困难者 42 例,声音嘶哑或构音困难者 30 例,步态不稳者 36 例,偏身感觉障碍及肢体无力者 45 例。肿瘤位于枕大孔腹侧型 24 例,腹外侧型 80 例,背外科侧型 10 例。肿瘤全切除者 86%,近全或大部切除者 14%,随访 93 例,平均随访 90.3 月,1 例肿瘤复发,63.4%正常生活,30.1%轻度功能障碍,6.5%重度功能障碍。术后一过性后组脑神经障碍为术后主要并发症,可达 8%~55.6%,以呼吸及吞咽功能障碍为主,其次为脑脊液漏,发生率可达 16%~20%,该组 ICU 监护 2.1 d。12 例曾行呼吸机辅助呼吸,术后吞咽困难 63 例,33 例行气管切开。术后血肿 3 例,3 例脑脊液漏,9 例脑积水,死亡 3 例,2 例植物生存。

第三节　脑膜血管外皮细胞瘤

脑血管外皮细胞瘤为来自脑膜血管外皮细胞或具有血管母细胞的前体细胞,是具有肉瘤生物学行为的恶性肿瘤。1938 年,Cushing 和 Eisenhandt 因其有恶性倾向故而将此肿瘤命名为血管母细胞脑膜瘤。1954 年,Begg 和 Garret 报告原发性血管外皮细胞瘤,并证实 Cushing 所报告的血管母细胞脑膜瘤就是脑膜血管外皮细胞瘤。1979 年,WHO 曾将其归入脑膜瘤,但 WHO 在 2007 年明确将本病与脑膜瘤区分开了,认为脑膜血管外皮细胞瘤是一个与脑膜瘤不同的临床实体。易于复发和向中枢神经系统以外转移。相当于 WHO Ⅱ级或Ⅲ级(间变性)的肿瘤。

一、发病率

脑膜血管外皮细胞瘤占颅内原发性肿瘤的 0.4%。为脑膜瘤发病率的 1/60~1/40。

二、分子生物学特点和生物行为学

脑膜血管外皮细胞瘤与脑膜瘤不同,染色体 12q13 常重新排列,一些癌基因常定位在此区,如 MDM2,CDK4 和 CHOP/GAGG153,染色体 12q13、19q13、6p21 和 7p15 等基因改变在脑膜瘤常不出现,*NF2* 抑癌基因突变常出现在脑膜瘤,但在血管外皮细胞瘤不出现,本瘤的生物学行为与组织表现不相关,如 MIB-1、KI67 或 DNA 异信体等与肿瘤恶性度不对应。

三、病理

肿瘤为实体性肿瘤,分叶状灰红色血运丰富,常与硬脑膜粘连,一般不浸润脑组织。肿瘤细胞丰富,呈圆形或卵圆形,细胞排列密集,核异形性,可见核分裂,部分病例可见坏死、囊变、出血、细胞质增多或退行性,瘤内可见大量 CD34 及 SMA 标记阳性的"鹿角样"血管裂隙形成,细胞 EMA 标记(+)HLA-Dr,Leu-7,S-100 蛋白和 BCL-2(+),并表达ⅩⅢa 依此可与脑膜瘤和其他软组织肿瘤区分,Vim(−)。

四、临床表现

本病男性比女性多见(占 56%～75%),平均诊断时年龄为 40 岁,10% 为儿童。其发生部位与脑膜瘤相似,15% 位于后颅凹,8%～15% 位于椎管内(一半以上在颈段),常为单发病变,病程比脑膜瘤短。因肿瘤所在部位不同而产生不同的症状与体征,常有头痛,幕上患者 16% 有癫痫发作。

五、影像学检查

颅骨平片可见骨破坏但无骨增生。CT 扫描:与脑膜瘤相似,显示窄的或广基底附着于硬膜上,为高密度混有局限性低密度区,多呈不均匀强化,肿瘤强化边缘不规则,如蘑菇样分叶状强化,均为恶性行为表现。MRI T_1加权为等或高信号,并有血管流空现象,强化后一半患者有鼠尾征。CT 或 MRI:有脑浸润,与硬膜呈狭窄粘连,有骨破坏而无骨增生,根据此可将本病与脑膜瘤相区分(图 7-86)。

CT 或 MRI 有脑浸润,与硬膜呈狭窄粘连,有骨破坏而无骨增生,根据此可将本病与脑膜瘤相区分。

血管造影:肿瘤学供丰富,可见螺旋状血管向肿瘤供血,静脉期肿瘤染色延长,一半有颈内动脉供血,血管造影见螺旋状血管向肿瘤供血,无早期静脉引流(图 7-87),可与脑膜瘤相区别。

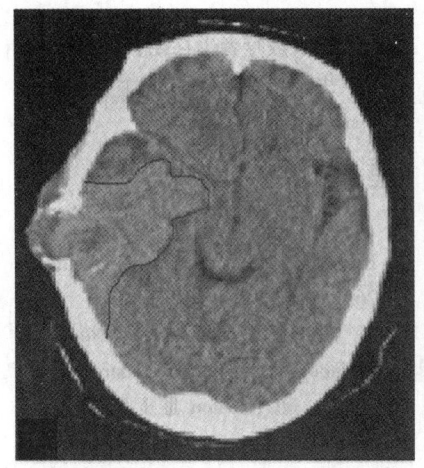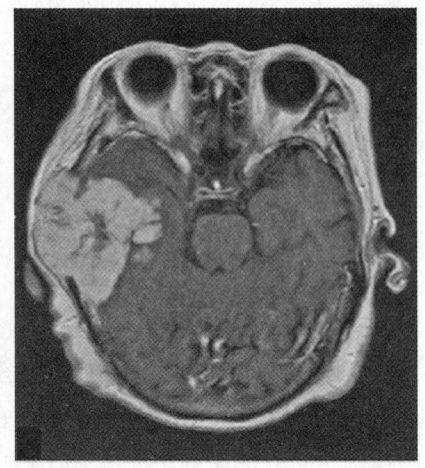

(a) 脑膜血管外皮细胞瘤CT扫描图　　(b) 脑膜血管外皮细胞瘤MRI扫描图

图 7-86　脑膜血管外皮细胞瘤 CT 及 MRI 显示肿瘤呈分叶状长到颅外,有骨破坏但无骨增生

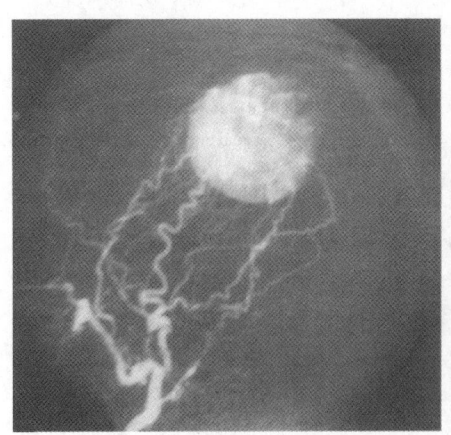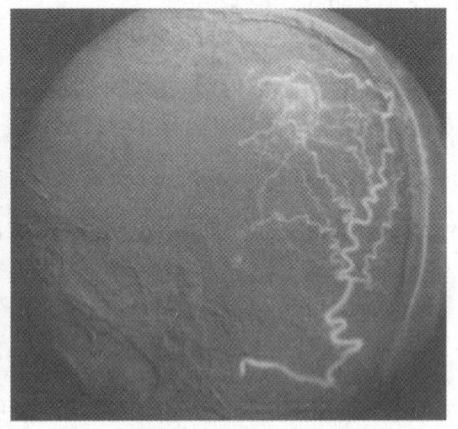

图 7-87　脑膜血管外皮细胞瘤脑血管造影肿瘤血供丰富,见螺旋状血管向肿瘤供血

1. 外科治疗

术前栓塞供血血管,可减少术中出血,应力争手术全切除肿瘤,大组报告手术全切除者可占 50%～67%,未能全切除者推荐行放疗。

2. 放射外科

Galanis 等报告 10 例复发肿瘤行放射外科治疗。其中 3 例以前未放疗(肿瘤<25 mm),对治疗反应很好,可达 3 年以上,7 例部分反应维持 12 个月,3 例保持现状。作者推荐放射外科治疗小的复发病例。张颌报告 106 例中枢神经系统血管外皮细胞瘤(椎管内 2 例),手术全部切除 84 例,次全切除 22 例,术后死亡 3 例,随访 53 例,随访 8 月～10 年,中位数为 41 个月,其中 41 例术后接受放疗,70.7%健在,

9.8％复发,19.5％死亡。12 例未行放疗者 66.7％健在,33.3％死亡。

全组随访 53 例中平均生存期为 98 个月,5 年生存率为 70.6％,行放疗者 5 年生存率为 74.1％,未放疗者为 57.8％,有 1 例术后 2 年发生肺、骨转移。死亡病例平均生存期为 29 个月(1～65 月)。

3. 复发

脑膜血管外皮细胞瘤全切除后也易复发,文献报告 5 年复发率为 60％左右,Guthrie 报告 5 年、10 年、15 年复发率分别为 65％、75％和 85％,长期生存者仍可复发,应警惕。第一次复发后短期即可再复发,2、3、4 次手术后,其复发期分别为 38 个月、15 个月和 17 个月,第一次手术后 53％病情改善,3％恶化,再次手术后仅 33％改善,13％恶化,因此强调第一次手术关系到预后的重要性。

4. 转移

脑膜血管外皮细胞瘤常见中枢神经系统外转移,最常见向骨、肺和肝脏转移,据统计其转移率 5 年、10 年、15 年分别为 13％、33％、64％。长期生存者仍可转移及复发,在随访中应密切注意,但向颅内转移者少。

六、预后

脑膜血管外皮细胞瘤的术后 5 年生存率为 67％,10 年生存率为 40％,15 年生存率为 23％,Guthrie 等报告第一次手术中位生存期为 60 个月,Schrochs 收集文献 118 例,5 年生存率为 65％,10 年为 45％,15 年为 15％。手术全切除平均生存 109 月,不完全切除者为 65 个月,有颅外转移者平均生存 29 月,术后行放疗者生存比未放疗者生存期长,有报告术后行放疗者平均生存 4.6 年,而未行放疗者少于 1 年。

第四节 脑 膜 肉 瘤

肉瘤来源于间叶组织,在中枢神经脑膜肉瘤可来源于硬脑膜、软膜-蛛网膜、脉络丛组织、血管上皮成纤维细胞外膜。在颅内,肉瘤常与硬脑膜连接(63％),易与脑膜瘤混淆,颅内肉瘤的分类基于中枢神经系统外软组织肉瘤知识依赖光镜,免疫组化及电镜特点进行分类。颅内肉瘤有纤维肉瘤、软骨肉瘤、血管肉瘤、横纹肌肉瘤等。

颅内肉瘤少见,占颅内肿瘤的 0.1%～0.3%。约一半病例为儿童或年轻人,性别无差异,肿瘤在幕上,但横纹肌肉瘤常在后颅窝或中线部位。

脑膜肉瘤在临床表现上与于其他颅内恶性肿瘤相似,表现为占位效应及瘤周水肿,临床症状包括头痛、抽搐、肢体力弱、精神改变或脑积水。

使用激素治疗可缓解症状,肿瘤生长至头皮下时可能触及肿块,此时,在影像学检查时可见到颅骨侵蚀及肿物凸至头皮下,此特点有助于本病的诊断。

外科治疗应力争全切除肿瘤,但由于肿瘤所在部位或侵蚀生长,常难做到术区边缘无肿瘤存在。手术中对手术边缘区应做冰冻检查,了解有无残存瘤细胞,因肿瘤常浸润至血管周围间隙,肉眼难以发现,易于残留瘤细胞,术中应注意这些区域,对于肿瘤连接的硬膜、颅骨,头皮下应切到无肿瘤细胞残存。

脑膜肉瘤预后不佳,全切除后局部仍可复发,并易转移,组织学分类决定患者的预后,如纤维肉瘤常很快复发,并可出现蛛网膜下腔扩散,中位生存期为 6～9 个月,局部放疗常应用。横纹肌肉瘤经手术、放化疗后中位生存期不超过 24 个月,儿童脑膜肉瘤预后更差,常于几周内死亡。

第八章 海绵状血管瘤

海绵状血管瘤又称海绵状血管畸形,是由众多薄壁血管组成的海绵状异常血管团,它并非真性肿瘤,组织学分类属于血管畸形。

第一节 流 行 病 学

海绵状血管瘤属于四种脑血管畸形的一种,其发生率仅次于脑动静脉畸形(arteriovenous malformation,AVM),而比静脉畸形和毛细血管扩张症多见。在CT问世前,由于颅平片和血管造影诊断海绵状血管瘤的阳性率低,研究者们多认为海绵状血管瘤少见,发病率为 $0.02\% \sim 0.53\%$ 。随着 CT 的问世,特别是 MRI 的应用,海绵状血管瘤发病率有所增加,与尸检报告相仿,该病占脑血管畸形的 $5\% \sim 13\%$ 。海绵状血管瘤可见于各年龄,多见于 $20 \sim 50$ 岁,男女发病率相似。有报道男性病例多为 30 岁以下,女性病例多为 $30 \sim 60$ 岁。中颅窝底病例中女性多见。海绵状血管瘤 80% 位于幕上,以额叶、颞叶和基底节区多见; 15% 位于幕下,以脑干多见; 5% 位于脊髓;偶见于脑室内、视交叉和乳头体等部位。海绵状血管瘤多为单发和散发,也可多发,后者占 $6\% \sim 33\%$,多有家族史。有家族史的海绵状血管瘤患者 $60\% \sim 70\%$ 为多发病灶,而无家族史的患者中占 $10\% \sim 15\%$ 。脑组织外的海绵状血管比较少见,多位于海绵窦区。

第二节 病 因

1. 先天性学说

近来研究显示海绵状血管瘤有家族倾向,与人种有关,家族性和(或)多发海绵状血管瘤多见于西班牙裔,为常染色体显性遗传,所有患本病的西班牙裔患者具有相同的基因突变,其突变基因位于染色体 7q 长臂的 q11、q22。Squitieri F 等通过对 15 个海绵状血管瘤患者突变基因的研究,发现突变基因可能位于 7q(CCM1)、7p(CCM2)和 3q(CCM3),并且具有遗传异质性。近来,研究者又发现第 4 个与海绵状血管瘤有关的基因。Cave-Riant F 等认为 CCM1(位于常染色体 7q21)编码 KRIT1 蛋白,其基因突变(多数发生在外显子 13、15 和 17)造成的等位基因的杂合性缺失可能是家族性海绵状血管瘤的病因。Verlaan 等研究了 27 个家族,报告 *KRIT1* 基因在家族性海绵状血管瘤患者中的突变率为 47%,散发患者中未发现 *KRIT1* 基因突变,认为 *KRIT1* 基因可能是抑瘤基因。Dupre N 等研究了 5 个家族并从中发现了 CCM2 和 CCM3 等位基因杂合性缺失。Glading 等认为内皮细胞间联合缺陷是引起先天性肌无力综合征(congenital myasthenia syndrome,CMs)的首要病理改变。

2. 后天性学说

该学说认为常规放疗、病毒感染、外伤、手术、出血后血管性反应均可诱发海绵状血管瘤。Baumgartner 等报告 3 例儿童脑肿瘤术后放疗,多年后放疗区域出现海绵状血管瘤并逐渐增大,出现症状,最终手术切除;Heckl S 等总结并复习了 40 例患者的病例,发现放疗后出现海绵状血管瘤患者常见于儿童,成人少见;Noel L 等也报告了类似病例。Zabramski 等追踪 6 个家族 21 人,随访 2.2 年发现 17 个新生海绵状血管瘤病灶,每个患者每年出现 0.4 个新生病灶。如果新生海绵状血管瘤较预料更常见,则仅凭先天性学说病例数就会低估出血的危险性。Tung 等认为病灶的增大是由病灶内反复少量出血及栓塞引起的。由于病灶低流量低压,出血常局限在囊内,一旦出血突破囊壁,即引起明显症状。McCormick 等认为异常静脉中的高血压会引起毛细血管扩张,从而引发海绵状血管瘤,临床发现有 2.1%～100% 的海绵状血管瘤病例伴有静脉异常。对于儿童患者,海绵状血管瘤伴有毛细血管扩张、动静脉畸形的病例较成人多,这些不同类型病变共存的现象提示所有的隐匿性血管畸形可能是一个连续的病理过程。

第三节 病 理

大体上,海绵状血管瘤为边界清楚的紫红色桑葚样病灶,从数毫米到数厘米。与 AVM 不同的是海绵状血管瘤无高流量或扩张的供应动脉和引流静脉。质地可软或硬,取决于其内的含血血管、血栓、钙化和骨化成分。病灶周边或病灶内可有小的出血,但大的血肿少见。周边脑组织常有胶质增生,有含铁血黄素沉着而黄染。病变可因反复出血、进行性玻璃样变、栓塞而逐渐增大。

　　光学显微镜下,海绵状血管瘤由缺乏肌层和弹性纤维的大小不等的海绵状血管窦组成,血管排列紧密,血管间只有少量疏松纤维结缔组织而无脑组织是海绵状血管瘤病理学特点。血管管腔大小不等,管壁薄,仅有单层的内皮细胞和较薄的外膜,无基膜。病灶内可见玻璃样变、钙化、囊变、胆固醇结晶、不同阶段的出血。血管壁可有玻璃样变及增厚。病灶周围存在大量含铁血黄素沉着,提示病灶曾发生多次隐性出血。病灶周边脑组织胶质增生(图 8-1,图 8-2)。

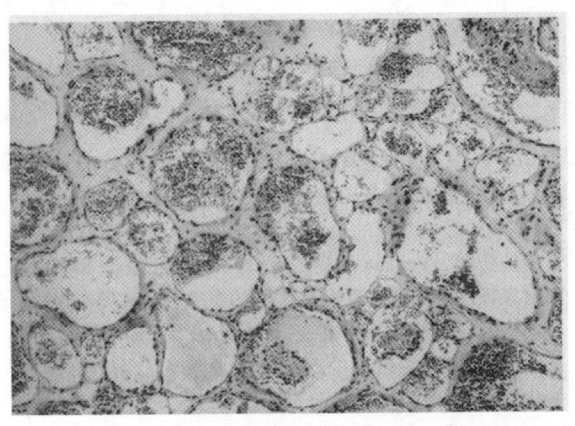

图 8-1　海绵状血管瘤(HE 染色,×200)

海绵状血管瘤由扩张的血窦组成,血窦腔内被覆单层扁平内皮细胞,血窦内有大量红细胞,血窦间可见粉染的纤维结缔组织间隔。

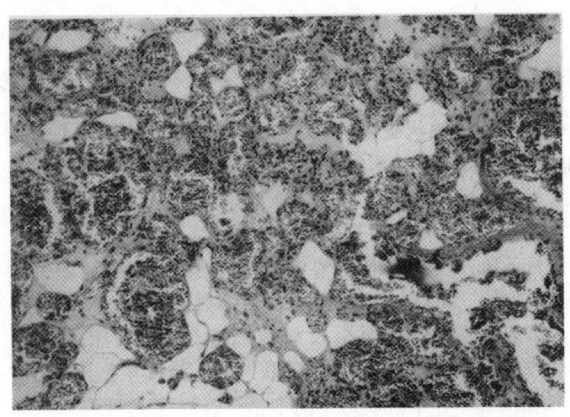

图 8-2　海绵状血管瘤(HE 染色,×200)

海绵状血管瘤由扩张的毛细血管组成,血管腔内被覆单层扁平内皮细胞,血管腔内充满红细胞,血管间可见粉染的纤维结缔组织及少许脂肪细胞。

第四节 临 床 表 现

1. 无症状

占总数的 11%～44%，轻微头痛可能是唯一主诉，常因此或体检行影像学检查时发现。头痛是否与病灶出血有关有待进一步研究。但其中 40%在 6 个月至 2 年内发展为有症状的海绵状血管瘤。

2. 癫痫

占 40%～100%，是幕上脑内海绵状血管瘤最常见的症状，表现为各种形式的癫痫。海绵状血管瘤较发生于相同部位的其他病灶更易发生癫痫，原因可能是海绵状血管瘤对邻近脑组织的机械作用（缺血、压迫）及继发于血液漏出等营养障碍，病灶周边脑组织常因含铁血黄素沉着、胶质增生或钙化成为致病灶。Williamson 等使用细胞内电极记录海绵状血管瘤周围神经元的电活动，发现与肿瘤周围的神经元相比，前者的自发性突触活动更复杂、更明显，而且刺激突触更易诱发兴奋性反应。

3. 出血

是脑内海绵状血管瘤引起临床症状的最主要原因，且与病灶的大小以及是否存在低密度环无直接的联系。家族性海绵状血管瘤患者、儿童患者以及多发病灶者，容易发生出血，此外，深部病灶出血率比表层病灶高 2 倍。病灶内常有不同阶段的出血，而有症状的显性出血占 8%～37%，其年出血率为 0.2%～4.5%；无症状或偶然发现的海绵状血管瘤年出血率为 1%。与 AVM 出血不同，海绵状血管瘤最常见的出血类型是病灶内反复少量出血及病灶或周围的慢性渗血，较少进入蛛网膜下腔或脑室。海绵状血管瘤多为少量出血，合并出血后临床症状加重，但很少有大量出血而致病情急剧恶化，致死者少见，因此海绵状血管瘤出血预后较 AVM 好。但海绵状血管瘤患者首次出血后再次出血的可能性增加，从出现症状开始，年再出血率为 35%～55%。有家族史，女性患者，尤其是怀孕女性的海绵状血管瘤，大脑半球深部的海绵状血管瘤，接受全脑放疗及并发静脉畸形的海绵状血管瘤患者易再出血。反复出血可引起病灶增大并加重局部神经功能缺失。

4. 局部神经功能缺失

占 15.4%～46.6%，包括脑神经麻痹（动眼神经、展神经、三叉神经和面神经）、视力减退和突眼、偏瘫、偏身感觉障碍和小脑共济失调。下丘脑及垂体受损时可出现肥胖、闭经、泌乳或多饮多尿等。急性及进行性局部神经功能缺失常继发于病灶出血,症状取决于病灶部位与体积,可表现为静止性、进行性或混合性。大量出血引起严重急性神经功能症状加重较少见。

第五节　影像学特点

1. 颅骨 X 线片

主要表现占位附近骨质破坏,无骨质增生现象。可有颅高压征象。部分病灶能发现钙化点,不能定性。

2. 血管造影

绝大多数海绵状血管瘤血管造影不显影,除非病灶较大产生明显的占位效应,或并发静脉畸形,可表现无特征的乏血管区或在静脉相、窦相可见部分病灶染色。部分病灶在双倍剂量延迟显影可见异常毛细血管染色。海绵状血管瘤为富含血管的病变,在血管造影上不显影的原因可能是:供血动脉太细或已有栓塞;病灶内血管床太大,血管瘤内血流缓慢,经动脉注入的造影剂大部分沿着正常血管流出,少部分造影剂进入血管瘤又被瘤内的血液所稀释。随着 CT 和 MRI 的出现使海绵状血管瘤的诊断率大大提高。但如海绵状血管瘤合并其他血管畸形或 MRI 不能明确是海绵状血管瘤还是 AVM 时,血管造影仍是必要的。

3. CT

CT 诊断海绵状血管瘤的敏感性为 $70\% \sim 100\%$,但特异性 $<50\%$。CT 表现为边界清楚的类圆形或结节状病灶,均一略高或高密度,或混杂密度。后者提示钙化、出血或囊变,极少表现低密度。注射造影剂后可有轻度强化或不强化。高密度的出血可掩盖肿瘤本身。海绵状血管瘤一般没有占位效应和周围水肿,除非病变有新近出血或病变增大(可能是多发的小的持续性出血病灶)。

4. MRI

MRI 是诊断海绵状血管瘤最敏感的方法。其与病理符合率达 $80\% \sim 100\%$。在 MRI T_1 和 T_2 加权像上海绵状血管瘤表现为中央呈网状混杂信号的核心,其信号特点随瘤内出血时间的不同而呈现出不同的影像征象。① 不伴或伴有急性期出血时,T_1WI 上表现为等信号,T_2WI 表现为低信号。② 伴有亚急性出血时,T_1WI 及 T_2WI 均表现为高信号,是由于红细胞溶解,正铁血红蛋白形成所致。③ 慢性期血肿内游离稀释的正铁血红蛋白在所有序列中均为高信号。由于反复多次少量出血,多数病灶周围为含铁血黄素沉着形成的低信号环,以 T_2WI 上明显。病灶周围一般无明显水肿,伴有急性或亚急性出血时,MRI 显示均匀高信号影,病灶周围脑组织可有水肿。注射造影剂后不强化或有轻度强化,这与有无血栓形成及钙化有关。海绵状血管瘤常伴有钙化,MRI 上表现为无信号黑影。由于海绵状血管瘤无供血动脉和引流静脉,在 MRI 上不显示流空现象(图 8-3,图 8-4)。硬膜外型海绵状血管瘤对位于中颅窝海绵窦区,头颅 CT 和 MRI 表现为海绵窦区的肿物,边缘光整,周围脑组织无水肿,增强后肿块显著强化;血管造影仅显示局部占位效应,多数缺乏血管染色,与在增强 CT 和 MRI 上的显著强化形成鲜明对照(图 8-5),海绵状血管窦易与脑膜瘤混淆,手术切除十分困难。Sukai 等报道儿童海绵状血管瘤多见囊性病灶。有 8%~33% 的海绵状血管瘤可伴发静脉畸形。尽管海绵状血管瘤的 MRI 表现对预测未来瘤体是否出血没有多大帮助,但 MRI 仍然是长期追踪检查海绵状血管瘤患者的一种较好的检查方法,也是对有海绵状血管瘤家族史的患者的一种较好的检查方法。

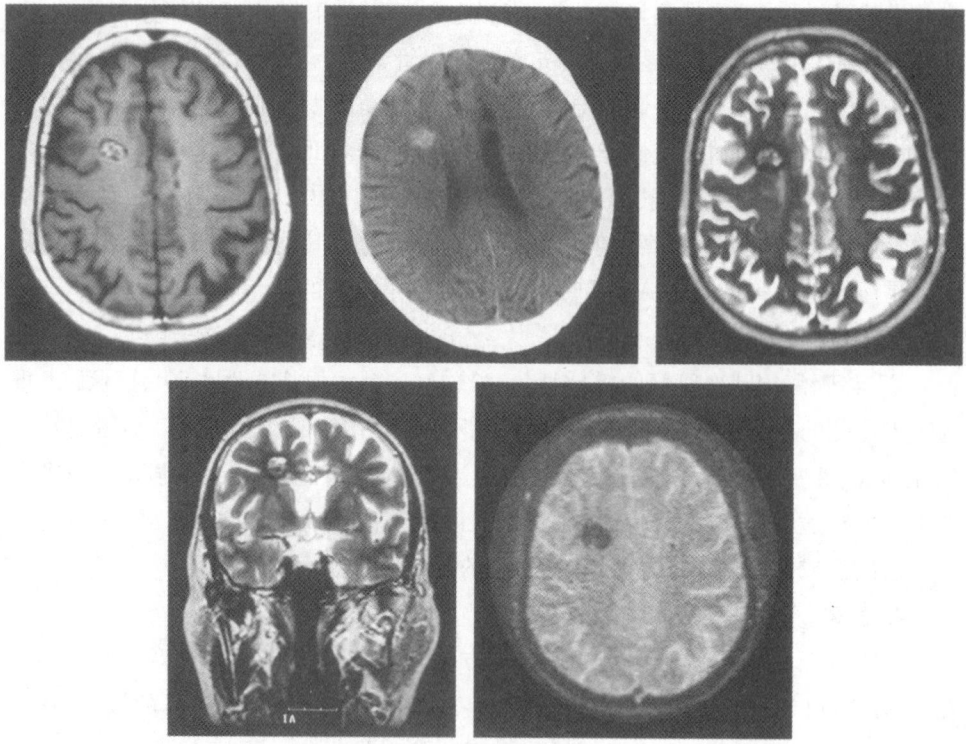

图 8-3 海绵状血管瘤

CT 表现为实质内边界清楚的类圆形病灶,无占位效应和周围水肿。MRI T_1WI 和 T_2WI 上海绵状血管瘤表现为中央呈网状混杂信号核心的病灶,周围为含铁血黄素沉着形成的低信号环,以 T_2WI 上明显,病灶周围一般无明显水肿。

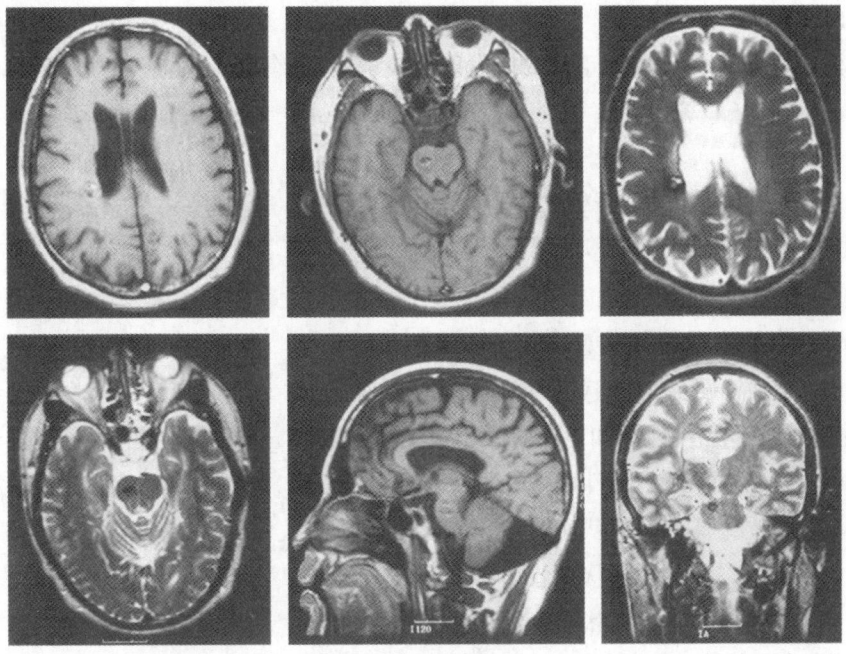

图 8-4　多发海绵状血管瘤

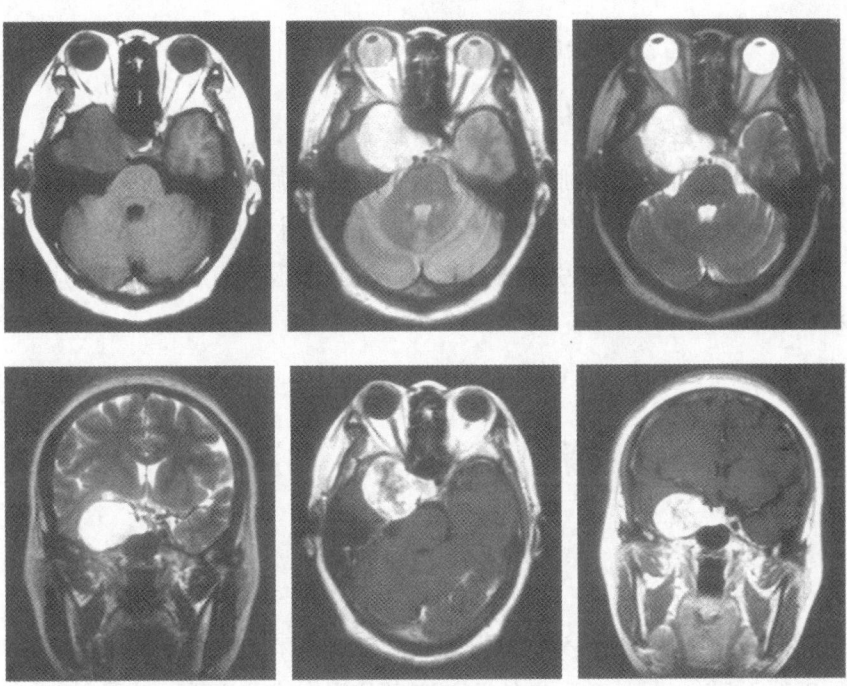

图 8-5　头颅 MRI 表现为海绵窦区的肿块,边缘光整,周围脑组织不伴水肿,
增强后肿块显著强化

5. PET

海绵状血管瘤表现为正常或低发射性核素摄入，有别于高摄入的肿瘤。

第六节 自 然 病 程

影响自然病程的因素如下：

（1）出血。虽然海绵状血管瘤会引起出血，但比 AVM 少且危险性小。出血危险性取决于年龄、性别和以往有无出血史等因素。

（2）癫痫。常是难治性癫痫。

（3）部位。幕下海绵状血管瘤预后较幕上差。

（4）年龄。儿童海绵状血管瘤易出血或癫痫。

（5）妊娠易促使海绵状血管瘤出血或增大。

第七节 鉴 别 诊 断

海绵状血管瘤需与动静脉畸形（AVM）、星形胶质细胞瘤相鉴别。MRI 能显示 AVM 的畸形血管团和流空的供血动脉和引流静脉，磁共振血管成像（MRA）和血管造影可显示供血动脉和引流静脉。星形胶质细胞瘤病灶有占位效应，常有囊变，病灶周围有水肿。

第八节 治   疗

1. 保守治疗

对无症状的或仅有轻微头痛的海绵状血管瘤临床上可以不予处理，因为患者年出血率低于 1%。另外对一些有症状，但部位深在或位于重要功能区，手术危险性很大的海绵状血管瘤可先保守治疗，定期随访。建议 2 年内，每 6 个月复查一次 MRI，如病变稳定则以后每年复查一次。

2. 手术治疗

(1) 适应证：有明显症状如严重头痛、进行性神经功能缺失、反复显性出血、药物难治性癫痫、病灶增大或有高颅内压、眶内及椎管内海绵状血管瘤估计手术能达到病变并能避免损伤重要结构，全身情况允许者均应手术治疗。尽管部分癫痫能以药物控制，但手术治疗能有效降低癫痫发作的频率，减轻严重程度，患者术后多能停用抗癫痫药物，因此对此部分患者也主张手术治疗。反复出血、位置表浅、进行性神经功能障碍的脑干海绵状血管瘤也可以手术治疗。由于妊娠能增加病灶出血可能，故对准备妊娠而明确有海绵状血管瘤的妇女应建议先手术切除海绵状血管瘤，而对怀孕期间诊断为海绵状血管瘤除非反复出血或神经功能症状进行性加重者，一般建议先行保守治疗。儿童患者由于病灶出血可能性大以及潜在癫痫可能，是手术的指征。

(2) 手术方法：海绵状血管瘤最常见于脑实质内，由于缺乏供血动脉，病变内血流缓慢，易形成血栓而导致病变的机化和钙化，加之病变与周围脑组织界限明确，除位于脑干的病变外，手术切除相对较容易，一般应用显微外科手术方法切除病灶。对海绵状血管瘤伴癫痫者单纯切除病灶后，虽大部分患者(60%~70%)癫痫症状消失，但研究表明痫灶位于病灶周围含铁血黄素沉积的脑组织，因此应同时切除病灶和周边不正常的脑组织。术前对痫灶评估和术中皮层脑电图检测利于致痫灶的定位和切除。由于病灶位于皮层下，立体定向技术、神经导航和术中超声的应用有助于术中准确定位病灶、减轻周围脑组织损伤和明确病灶是否完全切除。如海绵状血管瘤伴静脉畸形，术中应注意保护后者，否则会引起脑梗死。深部(如丘脑、基底节和脑干等)海绵状血管瘤，过去由于手术对周围脑组织损伤较大，病残率较高。随着微侵袭和立体定向技术的发展，准确和完整切除病灶和致痫灶，同时减少对正常脑组织的损伤成为可能。切除脑干海绵状血管瘤时，第四脑室底的电生理监测可避免脑神经核团的永久性损伤。切除海绵状血管瘤手术类似切除转移瘤，用双极电凝小心地将海绵状血管瘤与周围胶质增生带间分离。

另一部分海绵状血管瘤位于脑外，尤其是中颅窝海绵窦区，临床主要表现为占位效应和脑神经功能障碍。此类海绵状血管瘤手术相当困难，常因术中大出血被迫终止手术，手术并发症和死亡率较高，手术全切难度大。海绵窦海绵状血管瘤的病理生理特点：① 收缩压依赖性：气球簇学说认为肿瘤由多个血窦构成，窦腔体积随收缩压改变。通过控制收缩压可以缩小肿瘤体积，减少术中出血。② 向心性供血：海绵窦海绵状血管瘤起源于海绵窦侧壁，血供为瘤周硬膜，DSA 证实肿瘤周围硬膜持续浓染，自瘤周向中心依次染色。③ 瘤周"三明治"解剖结构：海绵窦是硬膜外腔中的一部分，有研究称之为蝶鞍外侧间隙(lateral sellar space, LSC)，从外向内依次为硬膜外侧壁、神经及被膜、肿瘤假包膜。这种三明治结构提示，肿瘤和周围神经之间存在着天然间隙，通过解剖间隙分离肿瘤，离断供瘤血管可以实现肿瘤的全切。目前，海绵窦海绵状血管瘤的手术入路包括：硬膜外入路和硬膜内入路。根据肿瘤的生长方向选择手术入路，对于向鞍上和鞍旁生长的肿瘤采用硬膜内入路，充分解剖侧裂。如果肿瘤向中颅窝生长，常采用硬膜外入路。两种手术入路的关键都是沿海绵状血管瘤假包膜分离肿瘤，避免进入瘤内。仔细分离并保护脑神经和其供血血管。首选应沿肿瘤的外侧周边进行分离，采用双极电凝弱电流止血，逐步离断来自硬膜的细小供瘤血管，减小肿瘤体积，增加操作空间。绝大部分学者认为减少术中出血的关键在于完整切除肿瘤。在分离肿瘤包膜时，全程会遭遇静脉性出血。两个部位出血相对较凶猛：① 分离肿瘤后内侧海绵窦与岩上窦移行时，会遇到来自斜坡硬膜外静脉丛的出血。② 分离肿瘤前内侧时，会遭遇来自患侧未闭海绵窦的汹涌静脉性出血。对于静脉性出血，可以采用多块明胶海绵耐心压迫填塞，均可控制。神经功能的保留至关重要，要想实现功能保留首先要实现解剖保留。对于直径＞3.0 cm 的肿瘤，神经多被挤压成薄束状，术中辨认也比较困难，有学者采用术中眼肌监护，有助于神经保留。此外，动眼神经非常脆弱，即便术中解剖保留，术后大部分患者仍会出现动眼神经瘫，但多数受术者可在 3 个月后逐渐恢复。动眼神经在海绵窦内有蛛网膜包绕形成动眼神经鞘，术中必要时可以打开从而减少对神经的牵拉和嵌顿。国外报道海绵窦海绵状血管瘤的术后神经功能缺失率达 72%。

3. 放射治疗

长期以来，对于海绵状血管瘤的放射治疗存在较大争议。多数学者认为立体定向放射治疗对海绵状血管瘤的疗效不肯定，不能有效阻止海绵状血管瘤增长和再出血，放疗并发症也比动静脉畸形放疗常见。脑内和脑外海绵状血管瘤病灶的病理基础以及生物学特性有较大差别。病理研究发现，脑内海绵状血管瘤内皮细胞下层缺乏成纤维细胞、肌成纤维细胞和平滑肌细胞，放疗后很难完全形成血栓。St George 等发现与脑外海绵状血管瘤相比，周围正常脑组织中有含铁血黄素沉积是脑内海绵状血管瘤的一个病理特点，而含铁血黄素具有放射增敏作用，这是放疗后并发症较高的原因。临床研究证实放射治疗对出血率以及癫痫都没有明确疗效，甚至加重患者病情。研究证实，放射线本身能诱发海绵状血管瘤，增加病灶出血的风险，同时放疗引起的并发症高达 40% 以上。但立体定向放射治疗仍是一种试验性治疗海绵状血管瘤的方法。有人认为放疗可使海绵状血管瘤的血窦皱缩、闭塞并缩小瘤体，因此对重要功能区如下丘脑、顶盖及深部脑干的海绵状血管瘤，血供丰富的海绵状血管瘤行术前准备及手术残留的病灶可辅助放疗，为防止出现放射性脑损伤,应适当降低周边剂量(12~16 Gy)。Kondziolka 等对 47 例有明显出血史海绵状血管瘤患者行 γ-刀治疗,平均随访 3.6 年,发现海绵状血管瘤年出血率较放疗前降低;Kim 等对 22 例海绵状血管瘤患者行直线加速器或 γ-刀治疗,平均随访 38.3 月,治疗后年出血率 1.55%,低于未治疗组 35.5%,癫痫症状得到较好控制,6 例存在神经功能障碍,其中永久性障碍 1 例,因此认为对于手术危险性高的部位,放疗是治疗海绵状血管瘤的选择。Maesawa 等和 Thompson 等也有类似报告。近年来虽相继有报道证实放射治疗能减少部分患者的癫痫发作,临床疗效与病灶部位及病程有关,但多数资料显示放疗效果不如手术切除。因此,对于有临床症状的海绵状血管瘤尽量手术治疗。

第九节 预　　后

海绵状血管瘤在脑内的边界清晰,手术容易全切除,一般术后不遗留严重的神经功能障碍。中颅窝硬膜外海绵状血管瘤,手术难度大,术中出血多,影响第Ⅲ、Ⅵ对脑神经。术前应用放疗可使之缩小,然后再行手术切除。术后患者可有脑神经麻痹、轻瘫,也可出现癫痫。术后对患者应进行随访,少数患者遗留神经功能障碍,但不影响生活,术后恶化者少见,无复发迹象。

第十节 临 床 分 型

一、根据临床表现、影像学、手术所见和病理

1. Ⅰ型海绵状血管瘤

病变位于脑内,可发生在任何脑区;临床主要表现为头痛、反复癫痫发作和出血;MRI 检查具有特征性,由于反复小量出血后含铁血黄素的沉积,病变周围呈典型的环型或半环型低信号区,在 T_2WI 上与 CSF 的高信号形成鲜明对照;血管造影除肿瘤的占位效应外,不能显示血管性病变的特征。术中常见肿瘤呈分叶状,与脑组织界限清楚,缺乏明显的供血动脉和引流静脉。显微镜下肿瘤由大量扩张的血

管构成,血管壁仅有菲薄的胶原纤维和内皮细胞,无肌层和弹力组织,管腔内有新鲜血栓和机化血栓,几乎所有的肿瘤内或其周围均可见含铁血黄素沉积。肿瘤内不含脑组织。部分肿瘤伴有囊性变或出血。此型肿瘤适合手术切除,预后良好。本组所有脑内海绵状血管瘤经手术治疗后病情都有改善,手术死亡率为0。

2. Ⅱ型海绵状血管瘤

是指位于颅内脑外的海绵状血管瘤。据文献记载,脑外海绵状血管瘤的生长部位多与静脉窦有关。但到目前为止,除位于窦汇和岩窦的个案报道外,几乎所有的脑外海绵状血管瘤均在海绵窦区,大型肿瘤可占据整个中颅窝底。一般认为此种肿瘤起源于海绵窦内,随着肿瘤的增大,逐渐扩展到中颅窝。术前很难做出确切的定性诊断,多被误诊为脑膜瘤而进行手术,术中常因难以控制的大出血而使手术无法进行。其手术死亡率可达 36%～38%。此类海绵状血管瘤可进一步分成两个亚型:

(1) Ⅱa 型海绵状血管瘤:病变多位于海绵窦;女性多见,主要表现为头痛和相应脑神经障碍,最常见单侧动眼神经麻痹,有时出现患侧眼球固定,肿瘤较大时伴有三叉神经症状。头颅 CT 和 MRI 检查表现为海绵窦区的肿块,边缘光整,周围脑组织不伴水肿,增强后肿块显著强化;血管造影仅显示局部占位效应,多数缺乏血管染色;在增强 CT 和 MRI 上的显著强化与血管造影时缺乏血管染色形成鲜明对照。术中见海绵窦和中颅窝底的硬脑膜被肿瘤抬起,呈紫色或紫红色,与脑组织无黏着。肿瘤可见明显搏动,质地很软,但张力甚高,可被完全或明显压缩,放松压迫后肿瘤立即恢复原状,穿刺肿瘤可顺利抽出血液。拔除穿刺针后针眼喷血。一旦切开,出血汹涌,取检时瘤内感觉空虚,只能钳取到少量丝状结构而无明确的实质性肿瘤成分;显微镜下肿瘤由大量扩张的薄壁血管构成,管腔内充满血液,无血栓和钙化,大量血管之间缺乏肿瘤间质成分。弹力纤维染色仅有很少量弹力纤维。此类肿瘤切除十分困难,通常采取放射治疗,待肿瘤内血管闭塞后再行手术切除。

(2) Ⅱb 型海绵状血管瘤:与Ⅱa 型具有基本相同的生长部位、临床表现以及影像学检查结果,但增强 CT 和 MRI 检查时肿瘤内有不规则强化者多属此型。术中肉眼下不容易看到搏动,但触之亦有明显搏动感.不能完全被压缩,有实质性肿瘤的感觉,穿刺能抽出血液。切开后出血虽较明显但不汹涌。肿瘤活检时能钳出实质性肿瘤成分。显微镜下肿瘤亦为大量血管构成,但多数区域血管壁较厚,肿瘤间质成分较多。弹力纤维染色显示肿瘤内有较多弹力纤维成分。此型海绵状血管瘤适合手术切除,应用显微操作沿肿瘤包膜分离,能够将肿瘤完全切除,甚至有进行肿瘤分块切除或使用 CUSA 切除肿瘤而无严重出血的报道。分块切除时肿瘤出血较多,仅能做到肿瘤部分切除。

二、MR 分型

1. Ⅰ型

以亚急性出血为特点，T_1WI 表现为中心高信号（高铁血红蛋白），T_2WI 高信号变为低信号，周围有很低信号环。

2. Ⅱ型

为局限性不同时间的出血和血栓形成，周围有神经胶质增生和含铁血黄素沉积。T_1WI 和 T_2WI 上表现为中心高低不均质信号，周围为低信号环。这种海绵状血管瘤在临床上常为活动性、血栓形成和出血反复出现。

3. Ⅲ型

为慢性非活动性病变，病变内及病变周围残留的含铁血黄素在 T_1WI 和 T_2WI 上呈低信号。

4. Ⅳ型

在 T_1WI 和 T_2WI 上很难显示，梯度回波 MR 扫描容易发现，表现为小点状低信号。

微动静脉畸形或脑肿瘤合并的亚急性出血可类似Ⅰ型海绵状血管瘤，此时应进行 MR 和血管造影检查。Ⅱ型是特征性的海绵状血管瘤，但有血栓形成的 AVM 和出血性转移瘤可以有相似的表现。Ⅲ型和Ⅳ型可与放射性毛细血管扩张症相似。

第九章　脑干肿瘤

脑干肿瘤的发生率占颅内肿瘤的 1%～2%,其中小儿组占 7%～15%。由于高分辨 CT 及 MRI 的应用和显微外科手术的开展,使人们大大提高了对脑干肿瘤的认识。北京市神经外科研究所从 20 世纪 80 年代至 2001 年对 612 例脑干占位性病变实施了显微外科手术治疗,占同期手术治疗颅内肿瘤的 2.7%。

第一节　病理分类

本组 612 例脑干占位性病变中,胶质瘤 311 例,海绵状血管瘤 203 例,血管网状细胞瘤(亦称血管母细胞瘤)79 例,转移瘤 11 例及其他病变 8 例。实际上海绵状血管瘤属血管畸形类,但它反复、小量的出血,使病变像"滚雪球"样逐渐增大,产生瘤样占位和破坏效应。除了非肿瘤性占位病变外,胶质瘤占本组脑干肿瘤的77.4%,胶质瘤包括星形细胞瘤、间变性星形细胞瘤、室管膜瘤、胶质母细胞瘤、节细胞胶质瘤和恶性少突胶质细胞瘤。

第二节　一般临床资料

主要脑干占位性病变患者的年龄、性别比和术前平均病程见表 9-1 及图 9-1。胶质瘤患者的发病年龄曲线高峰在青少年时期;血管网状细胞瘤和海绵状血管瘤的发病年龄曲线高峰在青壮年时期;转移瘤多发于中老年时期。

表 9-1 主要脑干肿物患者的一般资料

主要病变总数(例)	年龄(平均)	M：F (男性：女性)	病程(平均)
胶质瘤 311	1.7～65 岁(27.8 岁)	1.3：1	0.2～324 个月(19.7 月)
海绵状血管瘤 203	3～70 岁(32.9 岁)	1.3：1	4 天～288 个月(18.6 月)
血管网状细胞瘤 79	6～64 岁(33.9 岁)	1.3：1	0.7～144 个月(21.6 月)
转移瘤 11	36～63 岁(50.4 岁)	0.6：1	1～18 个月(6.7 月)

注:脑干胶质瘤多发于儿童,且多为恶性,生长广泛,无法手术切除。故此处列出的儿童的比例较实际上要小。

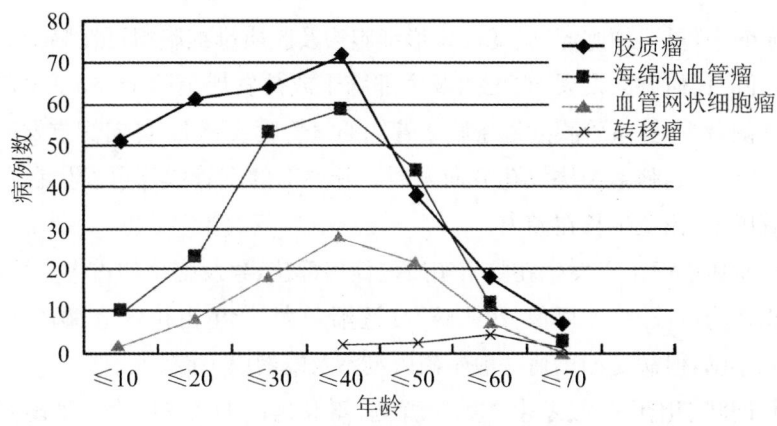

图 9-1 主要脑干肿物患者的年龄分布

第三节 肿瘤的部位及生长模式

脑干被人为地分成中脑、脑桥和延髓。从背侧至腹侧方向,中脑以导水管及黑质为界又分为顶盖,被盖和大脑脚;脑桥以内侧纵束为界分为脑桥被盖部及腹侧部,其侧方与小脑相连部为脑桥臂。延髓的背侧、腹侧分界尚无公认的解剖学结构;但在纵轴上,延髓以闩部为界,上方为开放部,下方为闭合部。另外,由于脑干有大量的纤维与丘脑、颈髓相连,两个接壤部肿瘤可以相互累及。脑干主要肿物的发生部位见表 9-2。

表 9-2　主要脑干肿物的发生部位

	胶质瘤 $N=311$	海绵状血管瘤 $N=203$	血管网状细胞瘤 $N=79$
中-丘脑	43	6	
中脑	60	25	2
桥-中脑	7	13	1
脑桥	67	125	4
桥-延部	35	10	8
延髓	38	21	44
延颈部	61	3	20

胶质瘤中,星形细胞瘤、间变性星形细胞瘤及胶质母细胞瘤可在脑干的任何部位发生,并向任何方向发展,它可累及大部脑干或是发展至脑干外,原发在大脑脚及脑桥腹侧者少见;室管膜瘤源于脑干背侧的室管膜或膜下,可向侧方发展到小脑脑桥角,或向第四脑室和枕大孔方向发展。延颈部的室管膜瘤可发生在脊髓中央管的室管膜上,完全生长在髓内。

海绵状血管瘤可以发生在脑干实质内任何部位,累及脑桥的占大多数,它以少量反复出血为特征,病变可像"滚雪球"样逐渐增大,产生占位效应,病变可累及第四脑室和小脑,但病变的出血一般不破入脑室及蛛网膜下腔。

血管网状细胞瘤一般发生在脑干背侧,累及延髓的占 91.1% ;延髓开放部的这种肿瘤向第四脑室内生长,闭合部的小肿瘤长在软膜下;延颈交界部的肿瘤也可完全长在髓内;脑桥的可在背侧或是脑桥内生长。血管网状细胞瘤的特征是血管极为丰富,而且肿瘤周围有囊变;或以大囊为主,而在囊壁内有小结节样肿瘤。

第四节　症状和体征

脑干具有复杂的解剖生理功能,脑干病变所引起的临床症状及体征复杂多样,其轻重程度悬殊,并与病变的性质有一定关系。分别以脑干"经典""一般"和"特定"的症状体征论述。

1. 脑干的经典症状及体征

脑神经及其核性损伤的症状;交叉性麻痹;共济失调。

(1)脑神经损伤:有定位意义,尤其神经核性的损伤更说明病变在脑干内。如解剖中论述,Ⅲ和Ⅳ脑神经发源于中脑,其中滑车神经的功能在日常生活不如其他的重要,故患者主诉中,眼上斜肌的麻痹几乎得不到描述。第Ⅴ、Ⅵ、Ⅶ和Ⅷ对脑神经与脑桥有关,第Ⅸ、Ⅹ、Ⅺ和Ⅻ对脑神经出入延髓。咽反射减弱、吞咽困难、第Ⅸ和Ⅹ对脑神经损伤本为延髓症状,但脑桥病变中也常见,这与监控吞咽运动程序的脑桥中枢损伤有关。

(2)交叉性麻痹:或称交叉性瘫痪,为脑干特有症状,指麻痹脑神经的对侧肢体运动功能障碍。交叉性感觉障碍也为其中一种。由于脑干肿瘤起源于被盖部居多,锥体束位于腹侧部,所以在脑干肿瘤患者中,早期的交叉性麻痹症状不如脑干血管性病变中多见。

(3)共济失调:其发生与解剖基础有关,中脑、脑桥及延髓以上、中、下三对脑脚与小脑相连;且小脑和脑桥同是胚胎的后脑演变来的。临床上,脑干三部分的病变均可引起共济失调,并且多为早期症状。

2. 脑干的一般症状

非脑干病变特有,包括高颅压、感觉功能障碍和运动功能障碍等。

(1)高颅压:中脑肿瘤患者产生高颅压症状的约占65%,脑桥不到10%,延髓占25%左右。

(2)感觉功能障碍:是一种主观症状,目前尚无客观评价标准。临床上的表现形式较零乱,交叉性感觉障碍可在部分病例中出现。

(3)运动功能障碍:中脑肿瘤若累及大脑脚,对侧肢体瘫痪表现较完全;在脑桥,即使肿瘤位于腹侧,一些患者还保持有相当的运动功能,这与锥体束在脑桥分为若干小束有关。延髓及延颈交界区肿瘤可以引起多样化的肢体活动障碍,可表现为半身瘫痪、一肢瘫痪、双下肢截瘫、四肢活动障碍,甚至表现为节段性麻痹。

3. 脑干的特定症状及体征

这些症状及体征有其解剖学基础,虽然有些症状不多见,但其一经出现,就具有定位意义,有些尚未被人们充分认识。如中脑肿瘤引起的发作性意识障碍、红核震颤;脑桥背侧侧视中枢病变导致的同侧注视麻痹;脑桥腹侧受累的病理性发笑;脑桥被盖背外侧区病损后的排尿障碍;延髓病变造成的呼吸困难、顽固性呃逆、胃肠出血及心跳改变。

第五节 神经影像学检查

MRI是当今脑干肿瘤最有效的检查手段,CT及数字减影血管造影(digital

subtraction angiography，DSA)检查有辅助作用。

1. 胶质瘤

在 MRI 中，星形细胞瘤多表现为长 T_1WI 和长 T_2WI(图 9-2)；注射造影剂后，一般肿瘤影像随着级别的增加而增强，即星形细胞瘤 Ⅰ～Ⅱ 级可不增强，或有一部分增强，而星形细胞瘤 Ⅲ～Ⅳ 级则明显增强，或伴有坏死区。肿瘤没有、也可有相对清楚的边界。在 DSA 上的胶母细胞瘤可能有肿瘤染色，但仅为肿瘤的一小部分，而且染色较轻。室管膜瘤有特定的生长部位，多向脑干外膨胀生长；注射造影剂后，呈均匀的增强，边界清楚(图 9-3)。

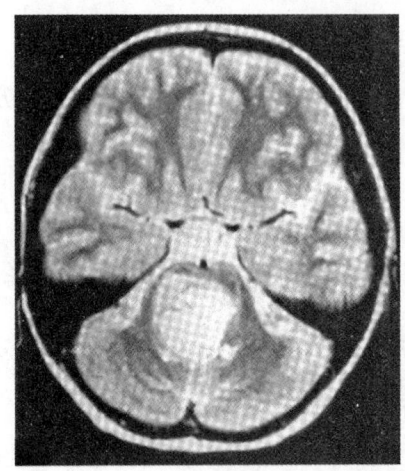 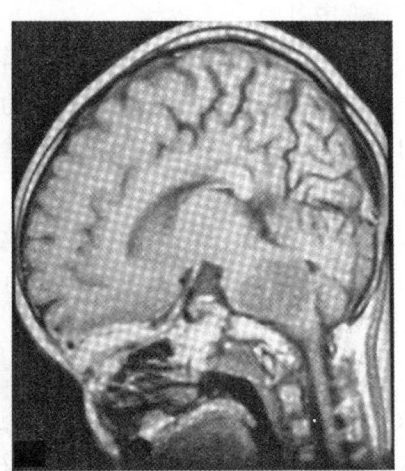

(a) T_1WI矢状位　　　　　　　(b) T_2WI横断面

图 9-2　脑桥胶质瘤的 MRI

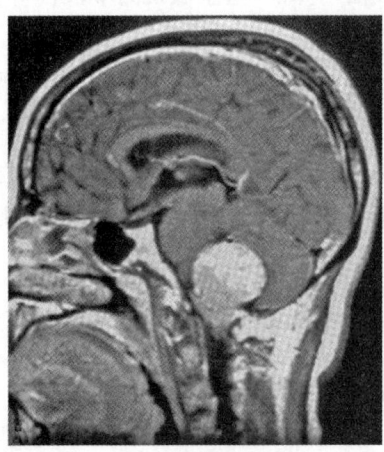 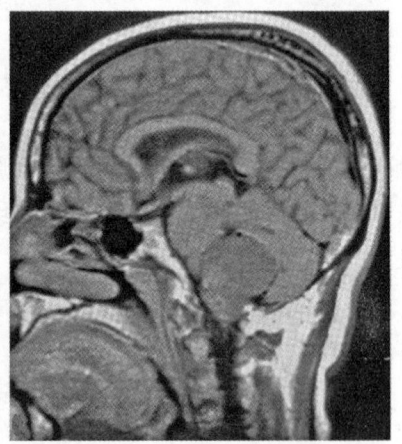

(a) T_1WI矢状位　　　　　　　(b) Gd-DTPA强化扫描

图 9-3　延髓背侧室管膜瘤的 MRI

2. 血管网状细胞瘤

平扫时肿瘤为等或低 $T_1 WI$ 和高 $T_2 WI$，在注射造影剂后肿瘤被高度均匀增强，并可见瘤体中有血管流空现象（图 9-4）。肿瘤周围几乎全部伴有囊变；部分病例囊变大于瘤体本身。DSA 上整个肿瘤浓染，其供血动脉清晰可见（图 9-5）。

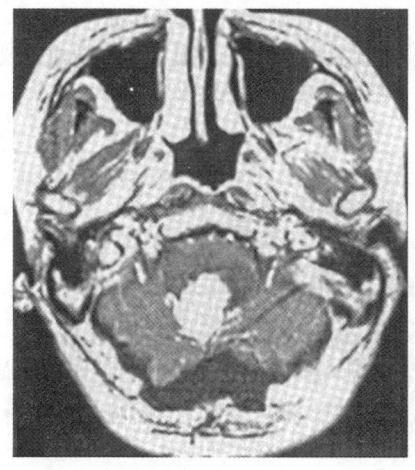

(a) $T_1 WI$ 矢状位　　　　　(b) Gd-DTPA强化扫描

图 9-4　延髓背侧血管母细胞瘤的 MRI

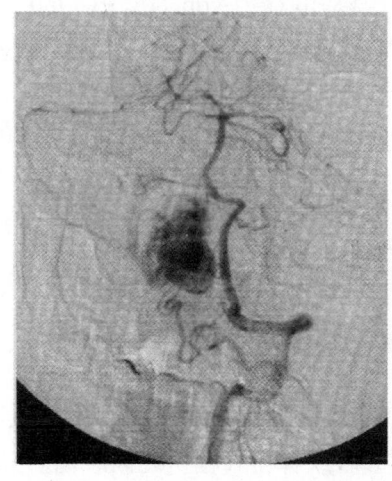 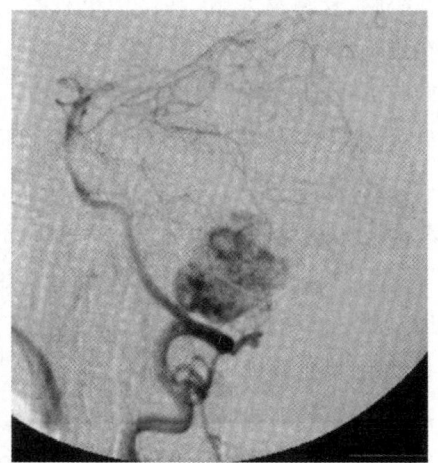

(a) 侧位相　　　　　　　　　(b) 正位相

图 9-5　延髓背侧室管膜瘤的 DSA

3. 转移瘤

影像学表现多变。一般来说转移瘤的边界尚清楚，多呈圆形生长，瘤周边伴有明显的水肿带；强化扫描使肿瘤较均匀一致增强，瘤中心可有坏死。

第六节 诊断与鉴别诊断

鉴别诊断主要从发病过程及影像学上进行分析,除了脑干肿瘤之间需要互相鉴别外,还需要与非肿瘤性病变鉴别。

1. 胶质瘤

为慢性发病,星形细胞瘤、间变性星形细胞瘤及胶质母细胞瘤多见于青少年,症状体征进行性加重。有如上所述的影像学改变,肿瘤弥漫生长在脑干内,可向各个方向发展,也可较局限。瘤体内可有出血或坏死。室管膜瘤也是胶质瘤的一种,多见于中青年,发生于室管膜部位,即导水管、脑桥及延髓背侧及中央管,大多向其周围的空腔发展。肿瘤边界清楚,强化扫描使肿瘤较均匀一致增强。节细胞胶质瘤多位于延髓及延颈部。病程长,症状体征逐渐缓慢发展。注射 Gd-DTPA 后 MRI 显示肿瘤被加强,轮廓清晰。

2. 血管网状细胞瘤

多见于青壮年。发生于脑干背侧,其中以延髓最多。还有多发者,除了脑干,还可在小脑、脊髓及大脑,甚至中枢神经系统以外,称为 von Hippel-Lindau 综合征。在强化的 MRI 上,肿瘤被高度加强,并可见血管流空现象。这种肿瘤位于脑干的软膜下,长得很大时则突出到软膜外。位于延颈部的也可完全在髓内。这种瘤的另一特点是瘤的外围有囊形成,囊可以很大。在 DSA 上整个肿瘤染色,并可显示供瘤动脉。

3. 转移瘤

发病年龄较长,如能查明原发病灶,又有脑干相应的症状体征和影像学改变,可明确诊断。

4. 海绵状血管瘤

青壮年多见。没有高血压史。其发病特点为:发作,缓解,再发作,再缓解;但总的趋势越来越重。也有少数患者是逐渐起病,或者在病程中逐渐恶化。MRI 的表现是:小量反复出血者,呈典型的"爆米花"样影像学改变(图 9-6)。如出血较多,早期 MRI 表现为张力性血肿(图 9-7),此时病情也较重。数日后,高密度的周围可有黑圈或原来的高密度内有黑斑,这是含铁血黄素沉积所致,这种现象在 T_2 WI 尤为明显。海绵状血管瘤也可多发。DSA 上多无异常发现,有些病例可合并静脉畸形。

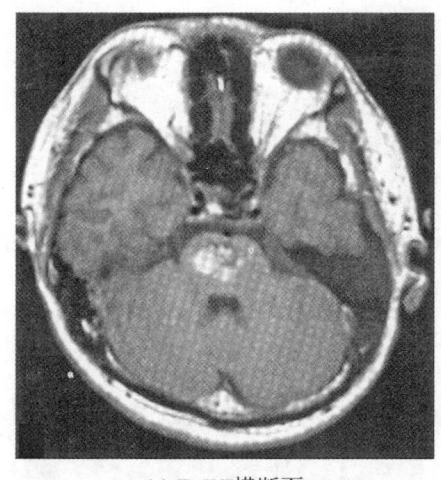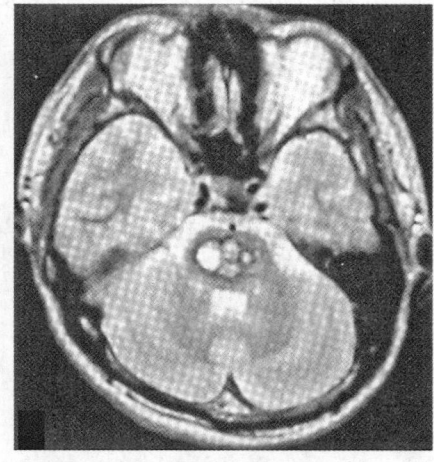

(a) T₁WI横断面 (b) T₂WI轴位

图 9-6 脑桥海绵状血管瘤的 MRI,"爆米花"样改变

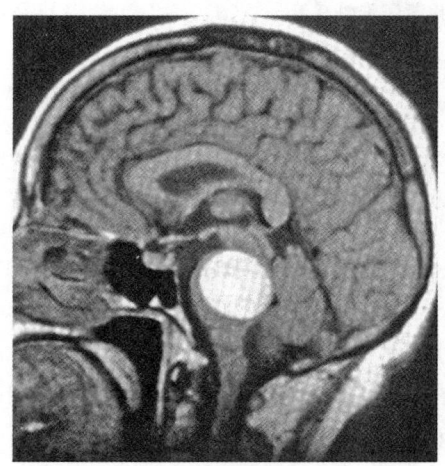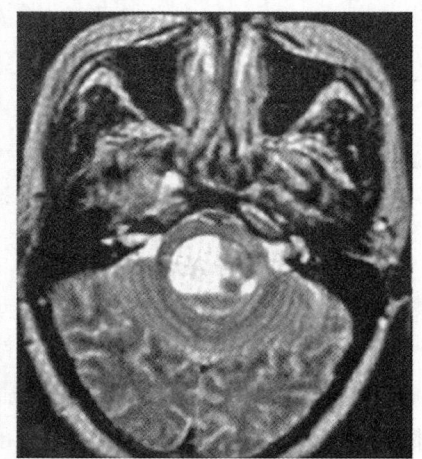

(a) T₁WI矢状位 (b) T₂WI横断面

图 9-7 脑桥海绵状血管瘤急性出血的 MRI

5. 脑干脓肿

无论是特异性或非特异性炎症,患者多为年轻人,病程较短,一般先有发热史,相继出现脑干症状及体征。一些特异性的血或脑脊液抗体结合试验对定性有帮助。Gd-DPTA 的 MRI 上病变呈环形强化,且边缘清楚,伴明显的水肿区(图 9-8)。抗生素及类固醇激素的治疗可使病情逐渐好转,病灶随之在影像上消失。

6. 脑干囊虫

患者有食米猪肉史。在 MRI 上,病变呈球形囊,强化扫描后可见环形增强及小结节,在颅内其他部位可能有同样病变。

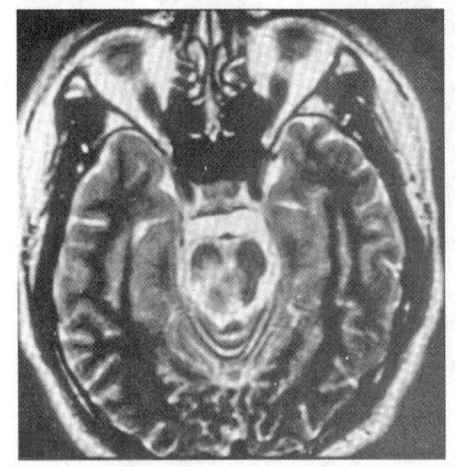 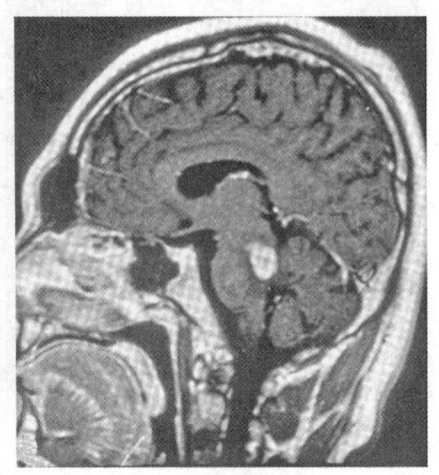

(a) T$_1$WI矢状位强化扫描   (b) T$_2$WI横断面

图 9-8　中桥脑背侧炎性病变

第七节　治　　疗

1. 手术治疗

　　脑干充满了重要的神经核团及传导束,掌管着重要的生命功能。有十对脑神经进出脑干,整个脑干周围还有许多血管包绕。脑干的前方有斜坡及岩骨尖阻挡,背部由小脑覆盖,此外小脑幕及其上面的静脉窦紧紧地控制着这个小小空间。手术只能通过狭窄而较长的通道达到脑干病变部位。对脑干任何一处的手术损伤,皆可能出现重要的神经功能障碍。手术的目的是尽可能多地切除占位病变,又要尽可能少地损伤脑干正常组织,特别是与生命本能有关的结构。手术一定要有良好照明的手术显微镜,在直视下操作,保持术野清晰,不允许有大出血。必要时,术中要有诱发电位监测,以防损伤重要结构。

　　根据病变的不同部位,采取不同的手术入路(图 9-9)。颞枕下入路适用于中脑一侧及脑桥上部一侧的病变;枕下幕上入路,即 Poppen 入路,适用于中脑顶盖病变,也适用于整个导水管或导水管近端病变;侧裂入路适用于中脑内偏前或一侧大脑脚内侧病变;后正中入路适用于脑桥及延髓背部以及导水管远端病变;颅后窝侧方入路适用于脑桥及延髓前方及侧前方病变。

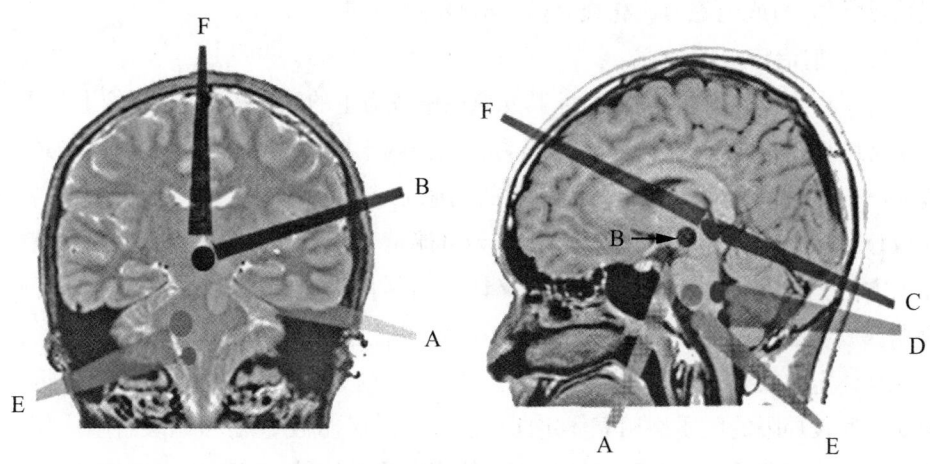

图 9-9 手术入路示意图

A 为颞枕下入路：适用于中脑偏侧和脑桥上部偏侧病变；B 为侧裂入路：适用于中脑腹侧或一侧大脑脚内侧病变；C 为枕下幕上（Poppen）入路：适用于中脑背侧病变；D 为后正中入路：适用于脑桥、延髓背部以及导水管远端病变；E 为颅后窝侧方入路：适用于脑桥及延髓腹侧及侧方病变；F 为侧脑室-第三脑室或大脑纵裂-第三脑室入路：适用于导水管近端病变。

不同性质肿物有不同的切除方法。星形细胞瘤应从瘤内向周围逐渐吸除，如能辨认出肿瘤界限，也可沿其边界切除肿瘤；位于第四脑室、小脑脑桥角及延颈部髓外的室管膜瘤可分块或整个切除。手术要求轻、准、稳，严格沿着肿瘤的松软的变性层分离。要注意鉴别，保留正常的血管，勿轻易地电灼及切断。肿瘤被取出后，将软膜疏松缝合，硬膜严密缝合，以防漏液到硬膜外。

血管网状细胞瘤大多数位于延髓背侧，是由无数扩大的血管窦组成的，碰破后出血难止。血管网状细胞瘤由许许多多迂曲而扩张的动脉供血，引流静脉较供血动脉更粗大，整个肿瘤轮廓清楚，瘤周围多伴有新月形囊肿。肿瘤越大，供血动脉越多、越扩张，引流静脉也越粗大，而供应脑干本身的血液被肿瘤盗走一部分，使脑干局部长期处于"贫血"状态。要完整摘除这种肿瘤，先阻断供瘤动脉，分离肿瘤后再烧断引流静脉，切忌分块切除。对于大的脑干血管网状细胞瘤，术前对供血动脉进行栓塞，可以降低肿瘤盗血程度。1～3 周后再行手术切除肿瘤，以保证术后过程顺利。

海绵状血管瘤的界限清楚，其周围是一层黄染的退变组织。瘤本身是一些扩张的毛细血管窦夹杂着几个小血肿。急性出血的血肿体积往往比瘤本身大得多。手术应先放出血肿，使血肿壁塌陷，再将血肿壁及壁上的畸形血管由其周围的黄染退变层中分离出来。如果病史很久又反复出血，则瘤周玻璃样变及纤维增生，甚至钙化。在这种情况下，放出血肿后，血肿壁不易塌陷，分离血肿壁时容易增加脑干损伤,用激光刀或电磁刀汽化血肿壁可减轻分离的损伤。

2. 放射治疗

脑干内弥漫性生长的肿瘤,尤其儿童以脑桥为主的脑干胶质瘤,影像上几乎没有正常脑桥结构显示者,放射治疗仍为首选。脑干胶质瘤放疗的常规剂量为每疗程 40~50 Gy;可使部分患者得到暂时的临床症状改善。也有资料表明,大剂量分次放疗(100 Gy,每日 2 次,总量 7200 Gy)可能是一种不增加神经损害、更好控制肿瘤的方法。但学者们经较长期随访,又认为高剂量放疗并不能明显改善患者的生存期。放射治疗还可用于恶性胶质瘤手术后的辅助治疗。

立体定向放射外科,包括 γ 刀、X 刀等治疗,尚无大宗、长期的病例随访报道,但对一些较局限的胶质瘤用立体定向分次放射治疗,部分患者可以缓解临床症状,得到较好的短期疗效。对脑干转移瘤立体定向放射外科治疗能较好地控制病变生长,甚至使治疗的病灶完全消失。立体定向放射外科也可用于多发的、小的血管网状细胞瘤的治疗。

有些胶质瘤在接受放射治疗后,肿瘤形成囊性变,或其边界变得相对清楚,为手术摘除肿瘤创造了条件。

3. 化学治疗

一些学者认为术后、放疗后或是复发的脑干胶质瘤辅以化疗,可延长患者的生存时间;另有认为,化疗不但对患者生存率无改善,反而又增加感染的风险。在手术中,将抗肿瘤药放入肿瘤的残腔内,有助于抑制和杀死残留的肿瘤细胞。

4. 免疫和基因治疗

有报道称目前免疫治疗效果不肯定,许多医师寄希望于基因治疗,但这种新的方法尚在临床初步实践中。

5. 介入治疗

供瘤血管的栓塞,用于大的脑干血管网状细胞瘤术前,以防止严重的术后并发症,如呼吸障碍、应激性消化道出血等。

第八节 预 后

对于脑干内弥漫性生长的,影像上几乎分辨不出正常脑干组织的胶质瘤缺乏有效的治疗手段,预后较差。那些局限性的分化较好的星形细胞瘤,手术预后良好;如分化不良者,手术后辅以综合治疗,也不乏较长生存的病例。至于胶质母细胞瘤,手术只能帮助暂时缓解临床症状,为其他治疗创造条件。本组胶质瘤中,室管膜瘤患者的五年生存率达 67%;其次是星形细胞瘤患者,五年生存率为 42%;间变性星形细胞瘤患者的五年生存率为 14%;胶母细胞瘤患者则无一例生存超过5 年。

本组 79 例血管网状细胞瘤患者中 47 例(59.5%)术后显著进步;11 例(13.9%)与术前相似;19 例(24.1%)术后恶化,其中 13 例治疗后好转;有 2 例早期手术的大的血管网状细胞瘤分别于术后 6 d 和 44 d 死于消化道出血、胃穿孔及术后瘤腔周围出血;全组手术病死率为 2.5%(2/79)。有 74 例随访了 3～170 个月(平均 51 个月):正常工作或学习的 43 例(58.1%);自理生活或从事家务劳动的 29例(39.2%);1 例多发血管网状细胞瘤患者术后能自立生活,但 16 个月后由于延髓缺血而死亡;1 例自然死亡。

203 例海绵状血管瘤患者术后症状稳定及改善者占 78.8%,症状加重及出现新的神经症状占 21.2%。本组 187 例患者经 0.5～15 年随诊,出血复发率为2.1%(4 例),其中 1 例接受 3 次手术的患者,于出院半年后患肺炎死亡。163 例(87.2%)在工作、学习或从事家务劳动;19 例(10.2%)需要照顾生活。

随着显微手术器械的改良和手术技巧的提高,脑干实质内手术的致残率大大降低,如手术造成脑神经的损伤不是完全的,术后还有希望逐渐恢复和适应。

第十章 颅内黑色素瘤

第一节 概 述

一、基本特征

颅内黑色素瘤较为少见，恶性程度很高。其发病率随人种、地域的不同而有所差异，白种人的发病率远较黑种人高。肿瘤生长较快，临床病程进展迅速，预后差。供瘤血管丰富，常侵犯血管壁并有广泛血行播散、转移，且易引起瘤内出血。肿瘤分为原发性和转移性两类。黑色素瘤是仅次于肺癌和乳腺癌转移到中枢神经系统的肿瘤。原发性黑色素瘤多见于皮肤、黏膜、视网膜等处。约 44% 的皮肤黑色素瘤患者尸检证实有中枢神经系统转移，称为继发性颅内黑色素瘤。原发性颅内黑色素瘤更为少见，可分为良性（扩张型）和恶性（浸润型）两种。良性黑色素瘤起病隐匿，病程长；恶性黑色素瘤呈弥漫性生长，可沿蛛网膜下腔播散，多继发颅内出血，可引起明显的颅内压增高。

二、年龄分布与发生率

根据国内、外统计资料，美国于 2011 年有新发病例 70230 例。颅内原发性黑色素瘤占颅内肿瘤的 0.07%～0.17%；转移性者占颅内肿瘤的 0.11%～0.39%，在颅内转移瘤中占颅内肿瘤的 2.1%～6.3%。体表恶性黑色素瘤（surface malignant melanoma，SMM）的发生率为(1.5～2.1)/10 万人口。王锐等报道 25 例颅内黑色素瘤占同期颅内肿瘤的 0.4%，而原发性颅内黑色素瘤仅有 3 例。Humphery 统计 795 例儿童颅内肿瘤，原发性颅内黑色素瘤仅为 1 例。某医院 1955～1989 年收治儿童原发性颅内黑色素瘤 6 例,占同期颅内肿瘤的 0.3%。有关性别发生率的统计不尽一致,多数文献报道男性多于女性。Beresfor 报告 37 例中,男性 26 例,女性 11 例;王锐报告 25 例中男性 19 例,女性 6 例;而李荣基等报告 4 例全部为男性。颅内黑色素瘤的发病年龄不一,多见于 1.5～58 岁,约 2/3 在 40 岁以前,平均年龄为 30 岁。原发性颅内黑色素瘤患者一般偏年轻,以青壮年以下为主;而继发性颅内黑色素瘤可发生于任何年龄。

三、肿瘤来源

颅内黑色素瘤以转移性最为多见,原发灶最常发生于躯干和下肢皮肤等处黑色素痣的恶性变,亦可来自眼脉络膜、肠道等处的肿瘤。黑色素瘤细胞多经血液转移至颅内,可在大脑、小脑、脑干等处生长,以大脑额叶较为多见。极少数病例由于输入黑色素瘤患者的血液而发生颅内种植性转移。转移性肿瘤颅内出现较晚,可为单发,亦可呈多发,过去限于检查条件似以单发性较多,实际上以多发性广泛转移者为主。本类肿瘤多与皮肤多发性带毛黑色素痣伴同,但亦可无黑色素痣而只有皮肤色斑,统称为神经皮肤黑素病。个别报道与颜面部的 Ota 痣相同(Ota 痣系脸部皮肤、巩膜、眼结膜的不规则黑素斑,其分布范围常与三叉神经的走行区域相同)。黑素痣之下的皮下组织、相邻的颅骨骨膜、颅骨、脑膜均可被此色素染成黑色。

原发于颅内的黑色素瘤较为罕见。一般认为原发性颅内黑色素瘤来源于软脑膜或蛛网膜的黑色素细胞。黑色素细胞正常分布于皮肤的基底层内,但正常人在脑底部、小脑和脑干底面、视交叉部及大脑各叶之沟裂处、脊髓软膜上均有存在。最多见于延髓腹侧及脊髓上颈段的脑(脊)膜上,有时亦见于脑桥及大脑脚、室管膜及脉络丛等部位。在某种原因和条件下可转变而形成肿瘤。在 20 世纪 50 年代之前,病理学家认为颅内黑色素肿瘤均为颅外黑色素肿瘤转移而来。Gibson 证明了黑色素母细胞广泛存在于软脑膜,随后病理学家发现黑色素细胞在脑干、颈髓和脑底软脑膜处分布较多,与临床小脑桥脑角黑色素肿瘤的好发相关。Limas 等通过对颅内黑色素瘤细胞超微结构的研究,证明该肿瘤起源于黑色素细胞而并非施万细胞或蛛网膜细胞,因此命名颅内原发性黑色素瘤为"脑膜黑色素瘤"。脑膜黑色素瘤可发生于颅内和脊髓软膜的任何部位,多见于脑神经集中处、脑底部、脑干的腹外侧和大脑皮层的沟裂处,松果体区亦有发生,偶发于硬脑膜,其好发部位多与软脑膜黑色素细胞的相互聚集有关。

颅内病灶常为多发,广泛分布于软脑膜、蛛网膜、脑皮层及皮层下区域。肿瘤沿软脑膜向周围扩散,并向脑组织内浸润生长,瘤细胞脱落可沿蛛网膜下腔播散,通过直接种植或血行转移,在软脑膜上形成大小不等的瘤结节。颅内转移性黑色素瘤则随血流分布,以脑内病变为主,也可同时发生脑膜转移。恶性黑色素瘤属亲神经性肿瘤,易向脑组织转移,多侵犯脑神经或包绕神经根,甚至完全替代;位于椎管内者多与神经根或马尾粘连。部分颅内黑色素瘤可波及整个中枢神经系统。高度恶性者瘤细胞常侵犯颅骨及脊椎,瘤组织也可浸润或侵蚀脑表面的血管而导致血管破裂,引起广泛性蛛网膜下腔出血。肿瘤内的毛细血管分布异常也是易于发生出血的原因。

第二节　病理及分型

一、肉眼观察

黑色素成分多者,肿瘤呈灰黑色,瘤组织形态因部位不同而不一致。肉眼可见脑组织、脑膜及颅骨被黑色肿瘤侵犯,有的大片脑组织被肿瘤占据,均呈黑色。脑内肿瘤常为片状、巢状或结节状,界线尚清,脑(脊)膜上或近皮层的肿瘤分布广泛而弥散,或呈地毯样生长。邻近颅底的肿瘤常包绕周围的脑神经,造成多发脑神经损害。瘤细胞团致密,细胞间无一定排列方式,在蛛网膜下腔聚集成堆,或沿血管向外延伸。块状生长的黑素瘤常有出血及坏死灶,肉眼即可见到。Sung 等报道的病例中在原发瘤和随脑脊液转移灶中均可见黑色素斑点,黑色素少者需镜检方能见到。黑色素的多寡,在不同肿瘤和同一瘤的不同区域可有差异性。其余的肉眼改变与典型髓母细胞瘤基本相同。

二、镜下所见

显微镜下可见瘤细胞呈多形性,亦可为圆形、卵圆形、梭形或多角形,细胞核深染,胞核大,多为圆形或卵圆形,常被色素掩盖或挤向一侧,核分裂现象较多见。胞浆内饱含黑色素颗粒,呈颗粒状或块状。有的病例瘤细胞含黑色素少,可被误诊为星形细胞瘤,需用特殊染色进行鉴别。颅内黑色素瘤无论在组织发生、形态及生物学行为等方面,均很难与黑色素型脑膜瘤相区别。

黑色素瘤有两型细胞：一型细胞小，高度未分化，形态及排列与典型髓母细胞瘤不能区别；另一型细胞较大，内含黑色素，常可排列成规则或不规则的腺泡状或腺管状，构成腺泡的上皮样细胞多呈立方形，有人认为类似脉络丛上皮，也有人认为类似眼睫状体"髓上皮瘤"的色素上皮成分，但均为比拟性猜测，尚无绝对证据。肿瘤往往以前一型细胞为主，黑色素细胞次之，有时黑色素细胞亦可占相当大的比重。很明显，两型细胞均显示为高度恶性的组织像，转移瘤内也含有两型细胞。因此，黑色素成分并非软脑膜原有的黑色素被埋入，而是新生物的成分。值得提出的是 Rubinstein 和 Northfield 报道的病例，在小脑蚓部的原发瘤活检标本内，两型细胞明确存在，但患者于两年半死后尸检时却发现在小脑的原发灶和软脑膜转移灶内均未查到黑色素细胞，只是典型的髓母细胞瘤。单纯病理组织学检查很难确定颅内黑色素瘤为原发性或继发性，因为两者在组织形态学上基本一致。

通常，黑色素瘤组织病理学可分为两种类型：

1. 非色素性黑色素瘤

肉眼见肿瘤无色素沉着，但 HE 染色标本显微镜下检查可见有黑色素颗粒，硝酸银染色也可见到少量黑色素颗粒。

2. 黑色素性黑色素瘤

肉眼可见肿瘤有黑色素沉着，镜下见大而圆的黑色素细胞，核深染，胞浆丰富，含数量不等的黑色素。

一般可将颅内黑色素瘤分为三种类型：

1. 肿瘤型

单发或多发，位于脑实质内。

2. 脑膜浸润型

肿瘤在蛛网膜下腔弥漫生长。

3. 混合型

为前两型的并存。

第三节　临床表现及诊断

一、临床表现

黑色素瘤患者病程很短，约 70% 在 4 个月以内、少数可达 1 年以上。依据肿瘤所在部位、形态、大小及数目不同,其临床表现亦有不同。

1. 颅内压增高症状

头痛是颅内黑色素瘤的最常见症状。由于肿瘤生长迅速,累及范围较广泛,而且肿瘤弥散于蛛网膜下腔或阻塞第四脑室,影响脑脊液循环,故颅内压增高症状较显著。主要表现为头痛呈进行性加重,伴有头晕、恶心、呕吐、视盘水肿等临床征象,可有精神症状及癫痫发作。

2. 神经系统损害定位症状

文献报道绝大部分颅内黑色素瘤常位于颞叶和顶叶邻近脑膜处生长。肿瘤发生于脑实质内或侵入脑室者,可出现偏瘫、失语、偏盲、局灶性或全身性癫痫发作或小脑症状等。肿瘤发生于脊髓者,可表现为相应脊髓节段的感觉及运动障碍。

3. 蛛网膜下腔出血或肿瘤卒中症状

肿瘤侵及血管时易发生出血。据大宗病例报道,出血的发生率可高达 46%,表现为瘤内、脑实质内或蛛网膜下腔广泛性出血。出血后临床症状常突然加重,患者可表现突发性意识障碍及呕吐,严重者可发生脑疝。

4. 其他

原发性肿瘤常起源于脑底部,可侵及多根脑神经,呈现脑神经损害征象。肿瘤代谢产物对软脑膜或蛛网膜的刺激,可产生蛛网膜炎或脑膜炎症状。蛛网膜炎性反应及肿瘤细胞在蛛网膜下腔的播散常引起脑积水,继而出现颅内压增高症状。少数病例由于肿瘤坏死,瘤细胞中大量的黑色素进入脑脊液,并汇入血流,由肾脏排出,从而出现黑色素尿。黑色素瘤患者尿中如有黑色素存在,表示有黑色素原活性,常为本病的标志。但是非色素性黑色素瘤患者的尿中无黑色素原,所以尿中黑色素原阳性或阴性时都不能排除本病诊断的可能性。

二、辅助检查

1. 腰椎穿刺

颅内压常偏高,脑脊液中蛋白、细胞数均有不同程度增高。如肿瘤侵及血管引起出血时,脑脊液常为血性。

2. 脑血管造影

颅内黑色素瘤的血运丰富,脑血管造影可见丰富的肿瘤血管染色,有较高的诊断价值。有时血管造影可见血管周围有毛糙感,这可能系瘤细胞浸润到脑血管周围间隙形成血管套袖所致。

3. 脑室造影

肿瘤位于大脑半球者,表现为脑室受压、变形、移位或扩大。肿瘤位于幕下者,可见幕上脑室系统扩大及梗阻性脑积水。

4. CT 扫描

能直观地显示肿瘤的部位、大小、数目和范围,但诊断特异性较差。CT 平扫时,病灶多表现为高密度影,少数也可为等密度或低密度影;增强扫描呈均匀或非均一强化。CT 表现和肿瘤固有的黑色素成分及瘤内出血有密切关系。团状生长的肿瘤,CT 扫描可见强化明显的团块影以及出血、坏死性改变。颅内转移性黑色素瘤的 CT 表现无特异性。

5. MRI 扫描

对颅内黑色素瘤的诊断敏感性和特异性均优于 CT。黑色素性黑色素瘤 MRI 扫描的特征性表现为短 T_1、短 T_2 信号。少数不典型 MRI 表现为短 T_1 和长 T_2、或等 T_1 和等 T_2 信号改变,取决于瘤组织中黑色素含量和分布,以及瘤内出血灶内顺磁性正铁血红蛋白含量的多少。有学者认为,黑色素在成像中的作用大于瘤内出血灶,黑色素是顺磁性物质,是由苯酚氧化为醌型异构体,然后自身聚合形成黑色素。黑色素内存在自由基和不成对电子,可形成金属离子赘合物,造成 MRI 顺磁性质子弛豫增强。黑色素能产生复杂的磁化率,当应用外加磁场时,由于磁场梯度产生的质子相位后移,首先导致 T_2 质子弛豫增强。因此,黑色素性黑色素瘤 MRI 的 T_1WI 和 T_2WI 弛豫时间加快。T_1WI 表现为高信号,T_2WI 为低信号,增强效应明显(图 10-1)。病理学证实黑色素瘤细胞内外都含有数量不等的黑色素成分,一般细胞内多于细胞外。黑色素瘤在 T_1WI 和 T_2WI 的信号变化是与肿瘤细胞内外的黑色素含量及分布密切相关。黑色素在肿瘤细胞内含量不同,T_1WI 和 T_2WI 信号表现亦不同(图 10-2,图 10-3)。

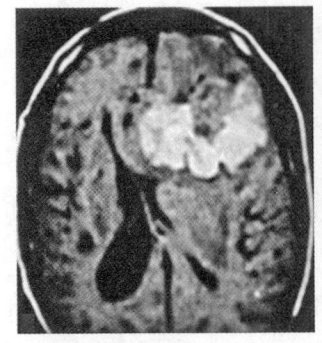 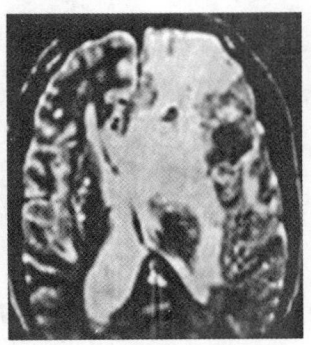 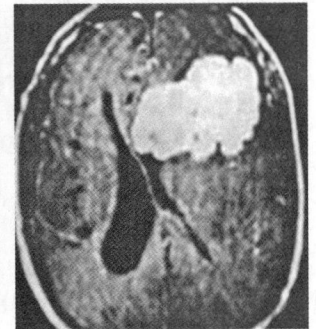

(a) T_1WI肿瘤为高信号, 形状　　(b) T_2WI肿瘤亦为高信号　　(c) 增强扫描肿瘤明显强化
不规则

图 10-1　颅内黑色素瘤 MRI 扫描:肿瘤位于左额颞部并侵入丘脑

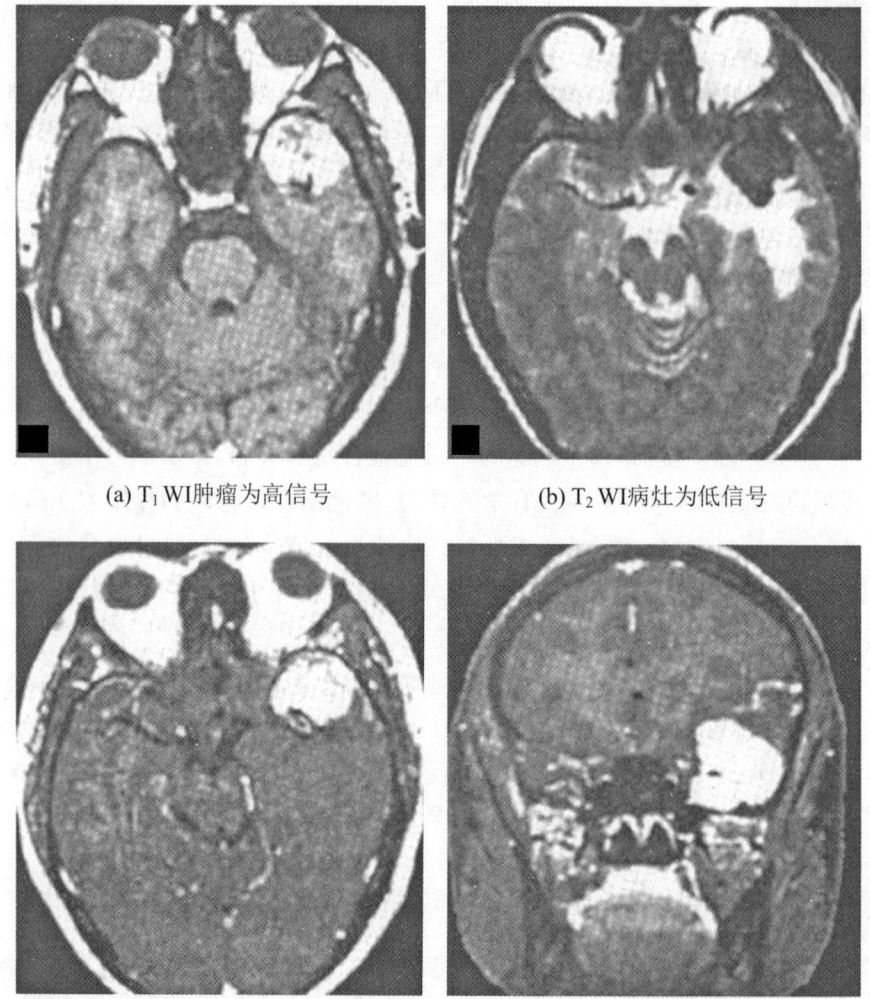

(a) T₁WI肿瘤为高信号　　　　(b) T₂WI病灶为低信号

(c)(d) 增强扫描肿瘤明显强化

图 10-2　颅内黑色素瘤 MRI 扫描：肿瘤位于左颞前部

Isiklar 依据切除后肿瘤细胞内黑色素不同含量的百分比及 MRI 的表现，将其分成四型：

（1）黑色素型：T_1WI 黑色素瘤为高信号，T_2WI 为低信号，质子密度像为等信号或高信号。

（2）不含黑色素型：T_1WI 黑色素瘤为低信号或等信号，T_2WI 和质子密度像为高信号或等信号。

（3）混合型：与前两型的任何一型都不相同。

（4）血肿型：MRI 只表现为血肿的特征。

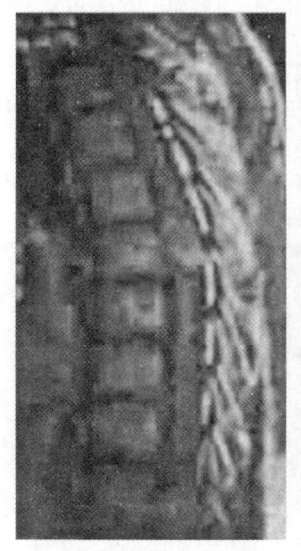 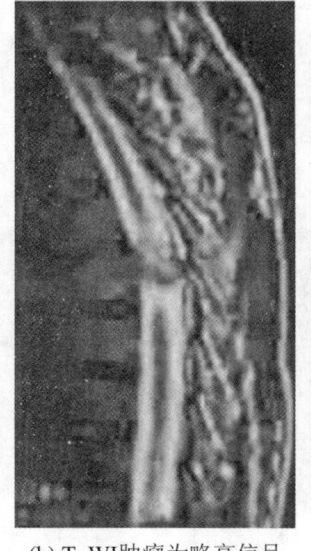 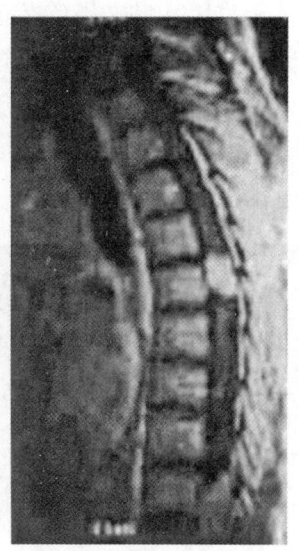

(a) T$_1$WI肿瘤为高信号　　(b) T$_2$WI肿瘤为略高信号　　(c) 增强扫描肿瘤明显强化

图 10-3　椎管内黑色素瘤 MRI 扫描：肿瘤位于脊髓内

临床上约有 70％的肿瘤为黑色素型，细胞内黑色素含量＞10％，其余为不含黑色素型和混合型，即细胞内黑色素含量＜10％。MRI 诊断需与转移性黏液性腺瘤相鉴别，后者在 MRI 上亦呈短 T$_1$、短 T$_2$信号特征(图 10-4)。

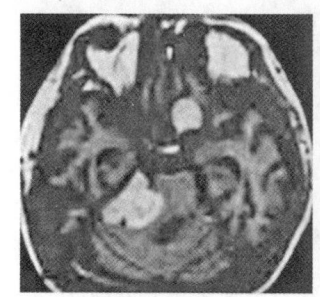 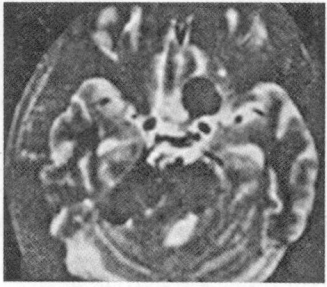 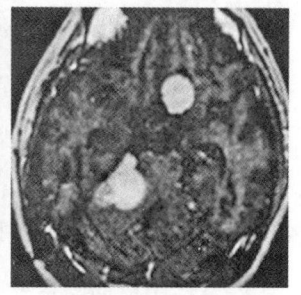

(a) T$_1$WI病灶为类圆形高信号　　(b) T$_2$WI病灶为低信号　　(c) 增强扫描病灶明显强化

图 10-4　颅内多发性黑色素瘤 MRI 扫描，肿瘤位于左侧鞍上和右侧小脑桥脑角

三、诊断

由于临床症状缺乏特异性，诊断有一定困难。原发性黑色素瘤大多需经手术或尸检方可确诊。鉴于颅内黑色素瘤生长快、病程短等特点，临床上常误诊为蛛网膜炎、脑血管病、颅内胶质细胞瘤、转移瘤及癫痫等。如发现患者皮肤等处有黑色素瘤或体表、内脏有黑色素瘤手术史,尤其是皮肤上有长毛的黑痣,以后出现脑部症状和颅内压增高,且病程短,神经系统症状进展快,CT 及 MRI 检查有明显占位效应者,应考虑有黑色素瘤颅内转移的可能性,但术前很难达到定性诊断。术中如发现瘤体带有黑色组织或肿瘤区域的硬脑膜、脑组织呈黑色,是诊断颅内黑色素瘤的可靠依据(图 10-5)。

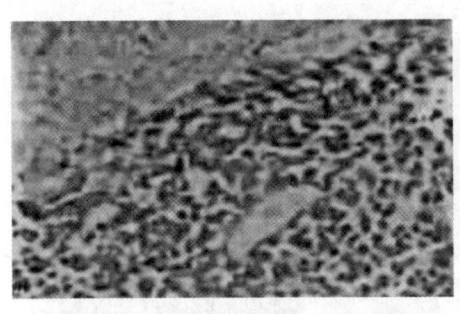

(a) 镜下见瘤细胞为圆形或多角形,核异形性明显,沿血管向脑组织浸润性生长(HE染色,×200)

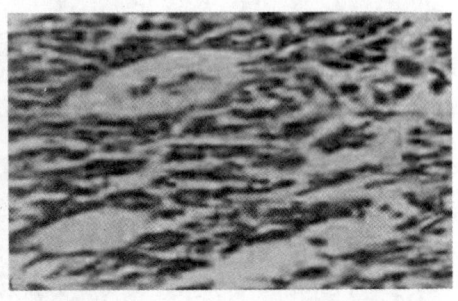

(b) 免疫组化:HMB45胞浆染色强阳性(SP染色,×200)

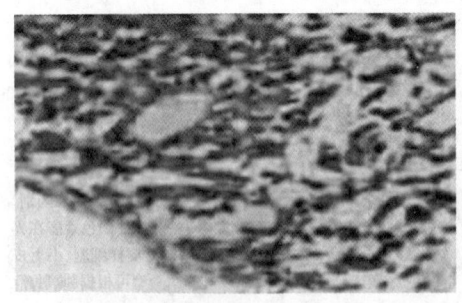

(c) 免疫组化:S-100胞浆染色强阳性(SP染色,×200)

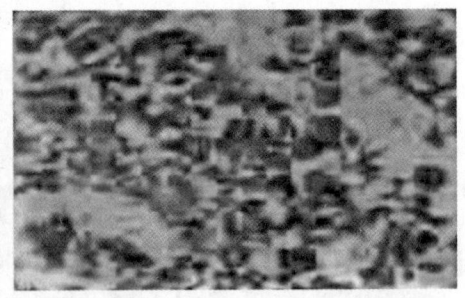

(d) 免疫组化:VIM胞浆染色强阳性(SP染色,×400)

图 10-5　颅内黑色素瘤病理学检查

原发性中枢神经系统黑色素瘤是特指中枢神经系统的黑色素瘤,而身体其他部位未发现此类肿瘤。目前公认的是 Willis 提出的诊断标准,即诊断原发性黑色素瘤需具备三个基本条件:

(1) 皮肤及眼球未发现黑色素瘤。

(2) 上述部位以前未做过黑色素瘤切除手术。

(3) 内脏无黑色素瘤转移。

有出血症状者,需根据临床特点与脑血管病相鉴别。由于瘤细胞代谢的刺激易引起炎症反应,故脑脊液蛋白量及白细胞数可有增多,注意与蛛网膜炎相鉴别。脑室造影对定位诊断常有帮助。脑血管造影可显示病理血管,但与胶质细胞瘤鉴别较为困难。CT 扫描表现为边界不清的高密度影,但难以定性,如为多发性病变,可有助于本病的诊断。

1. 活组织检查

通过 HE 染色病理切片,对色素型恶性黑色素瘤的诊断并不困难,而对不含色素型的诊断尚无十分的把握,主要是因为不含色素型黑色素瘤无黑色素,形态表现复杂多样,缺乏诊断特征,与癌和淋巴瘤很难区别,给病理诊断和鉴别诊断带来较大困难。恶性黑色素瘤在光镜下的形态很复杂,主要由 3 种细胞(即上皮样细胞、小上皮样细胞或痣细胞与梭形细胞)构成,其分型可根据肿瘤形态和细胞构成划分。恶性黑色素瘤上述分型的形态学特征和瘤细胞的排列方式对诊断本病有肯定的价值,对瘤细胞内黑色素颗粒的确认尤其有意义。多数病例常规 HE 染色即可确诊;少数病例尚需采取 Fontana 染色或 DOPA 反应方能确诊;另有少数病例需要进行仔细鉴别,如上皮样细胞型易与鳞癌混淆;小上皮样细胞型与非何杰金氏恶性淋巴瘤和未分化癌相似;具有腺泡状结构者,可与腺泡状横纹肌肉瘤或腺泡状软组织肉瘤混淆,尤其是无黑色素型的诊断更为困难。

不含黑色素型肿瘤在电镜下与含黑色素型一样,均可于瘤细胞内找到黑色素小体。电镜检查有助于不含黑色素型和转移性黑色素瘤的诊断。在观察黑色素小体时,必须注意黑色素小体在不同发育时期的连续关系:

Ⅰ期:黑色素小体呈泡状,易与其他泡状结构混淆,故诊断价值不大。

Ⅱ、Ⅲ期:黑色素小体对恶性黑色素瘤有明确的定性诊断价值。

黑色素小体可见于非黑色素细胞中,只有相对诊断意义。在辨认黑色素小体时,不能与形态近似的细胞器相混淆,如溶酶体和 Weibel-Palade 小体等。

诊断黑色素瘤的基本标准是:

(1) 在瘤细胞内找到Ⅱ期和(或)Ⅲ期黑色素小体。

(2) 在缺乏黑色素小体的黑色素样细胞中存在平行小管时,则高度提示为黑色素细胞的分化,尽管不是特异性的,但常成为诊断恶性黑色素瘤的有力证据。

(3) 利用光镜和电镜检查的互补性,将两者有机地结合,以做出正确判断。在电镜检查中需要多部位取材切片,甚至需要进行连续切片观察。

2. 实验室检查

经腰椎穿刺、取脑脊液行细胞学检查对本病有较大的诊断价值,特别是出血的病例,脑脊液中尚可查见黑色素瘤细胞而获得确诊。应用免疫组织化学技术、以 HE 染色的细胞形态学观察为基础,选用多种抗体染色,对恶性黑色素瘤、尤其是不含色素型的肿瘤的诊断和鉴别诊断有重要意义。

(1) S-100 蛋白:作为最早发现的恶性黑色素肿瘤相关标志物,它广泛地分布在黑色素瘤中,并以不含色素型细胞内较为明显,是恶性黑色素瘤的有效诊断标志。S-100 蛋白的阳性颗粒在瘤细胞的胞核和胞浆内均匀分布,在胞核内染色较深。S-100 蛋白的染色强度与黑色素颗粒沉着呈负相关,即黑色素越多,其阳性反应越弱,与瘤细胞的分化程度及组织学类型无明显相关。原发性和转移性不含色素型恶性黑色素瘤均显示出较强的 S-100 蛋白阳性反应。S-100 蛋白染色在原发性和转移性肿瘤的病理诊断和鉴别诊断上有重要价值,特别是对不含色素型恶性黑色素瘤的病理确诊尤为重要。尽管目前已发现 S-100 蛋白染色阳性的肿瘤有 20余种,对恶性黑色素瘤的诊断缺乏特异性,但其染色对恶性黑色素瘤具有高度敏感性;在与其他肿瘤进行鉴别诊断时,结合 HE 染色的细胞形态学改变或与其他组织源性抗体联合应用时,则更有价值。

(2)黑色素瘤特异性单克隆抗体(HMB$_{45}$):是一种新的黑色素瘤细胞特异性单抗,它能识别前黑色素小体球蛋白,可与不完全性黑色素瘤细胞及黑色素瘤特异性抗原起反应。研究结果表明,HMB$_{45}$ 较 S-100 蛋白更具敏感性。HMB$_{45}$ 是目前对恶性黑色素瘤诊断和鉴别诊断最具敏感性和特异性的标志物。

(3)波形蛋白:是一种间叶组织肿瘤标志物,对恶性黑色素瘤的染色具有高度敏感性。但其特异性较低,单独应用时对恶性黑色素瘤鉴别诊断的意义有限,在与S-100 蛋白、HMB$_{45}$ 或上皮源性抗体联合应用时,对于本病的诊断或与低分化癌的鉴别诊断具有重要辅助作用。

四、鉴别诊断

1. 颅内胶质细胞瘤

与颅内黑色素瘤在临床症状学上基本相似,极易误诊。CT 及 MRI 扫描见到明显的占位效应及大片的水肿带,肿瘤为不均匀团块状,可伴有钙化,增强扫描多表现有强化效应。MRI 扫描 T$_1$WI 为等信号或高信号,T$_2$WI 为高信号,病灶多位于脑白质或皮层下。若病变呈均匀的短 T$_1$、短 T$_2$信号,则为黑色素瘤的特征性表现。

2. 脑血管病及自发性蛛网膜下腔出血

部分颅内黑色素瘤由于生长迅速,可发生瘤卒中;肿瘤组织也可侵及脑表面血管而导致蛛网膜下腔出血。CT 及 MRI 扫描对此可以进行鉴别。急性、亚急性颅内血肿在 MRI 上表现为红细胞内、外存在含氧血红蛋白、脱氧血红蛋白、正铁血红蛋白和含铁血黄素的演变过程。血肿在 CT 演变过程中表现为从初期的高密度影向后期的低密度影转变。患者常为急性起病。儿童自发性蛛网膜下腔出血除考虑颅内先天性血管畸形外,还有可能为颅内黑色素瘤伴出血。

3. 脑膜瘤

颅内原发性黑色素瘤与脑膜瘤的表现很相似,为颅内硬脑膜下孤立性的病灶,可有局部浸润。CT 扫描应与镰旁脑膜瘤相鉴别,后者是以硬脑膜为基底的等密度或高密度的病灶,呈均匀性强化;MRI 表现为 T_1WI 呈等信号,T_2WI 为等信号或低信号,有增强效应。根据 CT 和 MRI 表现多可作出明确的鉴别诊断。

4. 听神经瘤

发生于小脑桥脑角的黑色素瘤应与听神经瘤相鉴别,其主要鉴别点是在 CT 扫描上无内听道骨质破坏的征象。

5. 脂肪瘤与皮样囊肿

CT 及 MRI 表现为脂肪密度(信号),常位于中线部位,如鞍区、小脑幕裂孔、第四脑室及小脑桥脑角等处。

第四节　治　　疗

本病和颅内其他肿瘤一样,均应提倡早期诊断和早期治疗。一般来说,治疗时间越早,预后就越好。治疗方法包括手术切除、放疗、化疗、免疫治疗与基因治疗等。

一、手术切除

颅内黑色素瘤的治疗以手术切除为主。进行手术时应遵循下述基本原则:① 生理上允许。② 解剖上可达。③ 技术上可行。④ 利大于弊。

由于以下原因,目前此类肿瘤手术全切除仍较为困难,治疗效果尚不能令人满意:① 颅内黑色素瘤起病隐匿,生长迅速,恶性程度较高,浸润生长范围广泛,而且易在颅内和椎管内种植、转移和扩散,一般于出现症状时肿瘤直径多>3 cm,且往往因颅内压增高症状十分明显方就诊,故延误了早期治疗时机。② 肿瘤多位于脑干的腹侧(斜坡)或外侧(小脑脑桥角),与重要结构粘连紧密。③ 肿瘤血供较丰富,尤其是恶性黑色素瘤的血管分布异常,并有出血倾向。

鉴于黑色素瘤的血供丰富的特点,术中活检或分块切除肿瘤时,为避免可能发生的大量失血,在显露肿瘤时,不应盲目地行瘤内切除,须采用显微外科技术,配合激光刀,沿肿瘤边界细致地进行分离,将供瘤血管逐一予以阻断,待肿瘤血供减少后再行瘤内分块切除,或将肿瘤完整切除。有条件时亦可用氩氦刀或电磁刀进行肿瘤切除,这样可明显减少术中的出血。

黑色素瘤切除后复发率较高,复发后可再次行手术治疗。据 Paillas 报道,大多数颅内黑色素瘤患者手术后生存期可超过 1 年;而采取非手术治疗者,存活期约为 5 个月。David 等随访 80 例患者发现,接受手术治疗者平均生存期为 5 个月,而非手术治疗者平均生存期仅为 6 周。多数文献资料表明,手术治疗的 5 年存活率为 13%～20%。因此,手术切除仍为目前颅内黑色素瘤的主要治疗手段。对于较为局限的肿瘤且 CT 或 MRI 显示有占位效应者,应尽量行肿瘤全切除,或同时将受累的脑叶切除;对有明显颅内压增高、肿瘤范围广泛者,切除瘤体后可行去骨瓣、颞肌下或颅后窝减压术,以缓解颅内压增高症状。术中应注意对周围脑组织的保护,以免造成瘤细胞的种植或扩散;手术操作应尽量避免进入脑室系统,以防发生脑室系统的种植性转移。对合并脑室扩大者,若肿瘤切除不彻底,可同时行脑室-腹腔分流术。手术治疗可使颅内高压得以缓解,并迅速改善患者的全身情况,有利于争取时间进行放疗及化疗。亦有人主张行垂体切除作为辅助治疗手段。

二、放疗和化疗

本类肿瘤单纯采取放疗或化疗的效果不很理想。Gottlieb 等报道 41 例患者采用 ^{60}Co 行全脑照射,同时配合化疗及肾上腺皮质激素治疗,取得了一定的效果,患者平均生存时间为 103 d。黑色素瘤对放射线不是很敏感,但放疗可减少肿瘤的血供,再次手术时可减少出血。传统的化疗对播散性黑色素瘤效果较差,一般认为单一药物化疗的有效率为 14%～30%,甲氮咪胺(dacarbazine,DTIC)是应用较广泛的单一化疗药物,其有效率为 15%～20%,化疗后患者总的生存时间只有 6 个月。联合化疗的有效率不超过 50%。化疗宜采取联合用药,以卡莫司汀、甲氮咪胺与放射菌素或长春新碱合用,疗效较好。近年来,采取肿瘤手术切除后配合放疗和化疗的综合治疗方法,能明显延长患者的生存期。

三、免疫治疗

肿瘤免疫治疗已成为当前肿瘤生物治疗的主导,是继手术切除、放疗及化疗后的一种很有前途的新疗法而日益受到人们的重视。肿瘤免疫治疗采用主动或被动免疫手段,可干预宿主免疫应答,增强机体抗肿瘤的能力。为取得免疫治疗的最佳效果,宜在治疗前对肿瘤进行手术切除、放疗和化疗等,降低宿主的瘤负荷,最大限度地增加机体的相对免疫力。有报道黑色素瘤患者的病灶偶尔会自发性消退的现象,使人们相信可能与患者的免疫特性有关。目前已经建立了多种免疫治疗方法,但是在临床应用时影响因素较多,其疗效尚需进一步观察。

（一）细胞因子治疗

宿主的免疫系统状态对黑色素瘤的预后很重要,人类肿瘤的抗原性相当弱,患者对其免疫力十分低下。一个生长中的肿瘤,在宿主体内不可能诱导出强烈的免疫反应,所以人们设想利用免疫调节剂或细胞因子等生物疗法来调整患者的免疫力。基于这一理念,生物反应调节剂已被用于黑色素瘤的治疗中,其中主要的药物是干扰素(interferons, IFNs)与白细胞介素-2(interleukin, IL-2),通过强化宿主的免疫系统或影响细胞增殖与分化而起作用。但总的来说,在提高平均缓解率与延长生存期方面,IFNs 和 IL-2 与化疗相比并未显出明显的优势。

1. 干扰素(IFNs)

通过多种方式作用于肿瘤细胞,可作为细胞分化的调节因子而起作用,从而抑制肿瘤生长。IFNs 可以提高自然杀伤细胞(natural killer cell, NK)活动能力或诱导细胞表面抗原产生,并刺激宿主免疫系统。IFNs 治疗黑色素瘤的临床缓解率平均为 15%。在剂量和用法上,各家意见不尽相同。多项研究显示,最大可耐受量的 IFNs 并不能产生最佳的疗效。非内脏的转移灶如皮肤、皮下及淋巴结较内脏转移缓解率要高;健康状况好的女性患者比其他患者的缓解率高。缓解的平均时间为 40 周,亦有少数患者出现较长的缓解期。IFN-α 与 DTIC 联合化疗较单用 IFNs 疗效稍好,但并不比单用 DTIC 疗效更佳。DTIC 与 IFNs 联合应用时,可出现不良叠加反应。Hersey 与 Bajetta 进行了两种剂量的 IFNs 对照研究,结果表明,大剂量并未带来高缓解率,反而毒性更大。其他药物也被用来与 IFNs 联合治疗黑色素瘤,Pyrhonen 应用 IFN-α 与 DTIC、长春新碱、博莱霉素、环己亚硝脲联合治疗 48 例黑色素瘤患者,在 45 例可评价的患者中,6 例症状完全缓解,22 例部分缓解,总有效率为 62%。Vuoristo 用相似方案治疗 48 例患者,获得了 33% 的缓解率,但后者所用 IFN-α 的剂量仅为 Pyrhonen 的一半。Vorobiof 比较了 IFN-α-2b 联用长春新碱与两者各自单用的疗效,联合方案组的有效率为 40%,显著高于单药方案组。该类治疗最常见的不良反应包括类似感冒症状、恶心、低血压、神经系统症状、自体免疫紊乱与血液病等。

2. 白细胞介素-2

IL-2 对很多免疫细胞的生长与分化可产生直接影响。淋巴细胞在体外受刺激后可产生 IL-2,并具有高度细胞毒[淋巴因子激活杀伤细胞(lymphokine-activated killer cells,LAK)]作用,因此 IL-2 成为一种潜在的肿瘤免疫治疗药物。IL-2 可以刺激淋巴增生、LAK 细胞增殖以及提高依赖抗体的细胞毒水平。应用 IL-2 治疗的主要问题是其毒性大小与剂量及用法相关。大剂量 IL-2 的主要不良反应为毛细血管渗漏综合征,即低血压、肺水肿、心律不齐和少尿等,据报道,其死亡率为 2%。Atkins 等联合应用顺铂、DTIC、三苯氧胺与 IL-2,有效率为 42%,但症状平均缓解期仅为 5 个月。

生物反应调节剂具有明显的直接或间接的抗肿瘤活性,与化疗药物具有协同作用或疗效叠加,联合应用在维持肿瘤患者长期生存方面具有独特优势。IFNs 或 IL-2 单独应用已产生了与最强化疗药物相同的疗效,免疫治疗与化学治疗联合则可产生更高的缓解率,一部分接受免疫治疗或联合治疗的患者,可出现长达数年的缓解期。Eortc 等报道一组晚期或转移性恶性黑色素瘤患者的临床疗效观察,生物化疗有效率为 60%,完全有效率为 20%。据美国 Anderson 肿瘤治疗中心报道,序贯联合应用 PDD+VLB+IFN-α+IL-2 的生物化疗方案,肿瘤完全缓解率达 21%,其中半数患者持续无病生存期为 50～61 个月。小剂量 IL-2、IFN-α 联合 PDD 的生物化疗,亦能使恶性黑色素瘤患者获得较长时间的生存期。目前,最有效的剂量、用法与联合用药方式尚未确定。但已明确,IFNs 与 IL-2 最大可耐受剂量并非最有效的剂量,在免疫学上小剂量更有效,而大剂量甚至可导致免疫抑制。Kirkwoodt 注意到 NK 细胞与 T 辅助细胞/抑制细胞活性在 IFN-γ 低于最大可耐受剂量时,显示出与治疗最相符的变化及最大的免疫效应。

3. 抗细胞毒性 T-淋巴细胞相关抗原-4(CTLA-4)

一种新型单克隆抗体 ipilimumab(伊匹单抗),能有效阻滞 CT-LA-4 的分子。研究认为,CTLA-4 能影响人体的免疫系统,削弱其杀死癌细胞的能力。伊匹单抗的作用机制是帮助人体免疫系统识别、瞄准并攻击恶性黑色素瘤细胞。美国 FDA 于 2011 年 3 月批准了 ipilimumab 用于治疗晚期黑色素瘤,其给药方式为静脉注射。Mathew 等采用 ipilimumab 治疗转移性颅内黑色素瘤,并以立体定向放射外科作为外科干预手段。经综合评价,对肿瘤局部控制、降低转移灶发生和提高患者生存率均有较好作用。

(二) 瘤苗治疗

随着生物医学工程和肿瘤生物治疗的发展,对瘤苗制备及合理应用等方面深入的研究,使人们对这一治疗又有了重新认识和评价。许多学者设想对肿瘤细胞进行各种异构处理(如结合半抗原或免疫佐剂等方法),以增强肿瘤细胞的抗原性。

最理想的瘤苗应该是纯化抗原,临床应用的黑色素瘤瘤苗主要是自体黑色素瘤细胞、异体黑色素瘤细胞及其溶解物以及黑色素瘤相关抗原三大类。

1. 自体黑色素瘤细胞

自体全瘤细胞作为瘤苗须具有如下特点:① 更高的免疫原性,即具有各种可被人体免疫系统识别的抗原。② 多价性。③ 保持抗原自然形式等优点。有人用半抗原二硝基氟苯(DNFB)结合卡介苗(Bacille Calmette-Gúerin vaccine,BCG)及 X 线照射失活的自体瘤细胞以增强其抗原性,作为瘤苗给患者皮下注射,其结果令人鼓舞,在 24 例患者中,14 例出现局限于转移灶的反应,其中 4 例病灶消退。经免疫组织化学及流式细胞分析显示,以 $CD8^+$、$HLA-DR^+$ T 淋巴细胞浸润为主,提示存在着一种或几种与人类黑色素瘤细胞相关的抗原,而半抗原的应用可增强 T 细胞介导的免疫反应。自体瘤细胞主要来源于患者的原发或转移灶,其数量有限,在一定程度上限制了临床应用。

2. 异体黑色素瘤细胞及溶解物

异体瘤细胞及溶解物作为瘤苗的理论基础为不同患者的黑色素瘤细胞具有某些相同的抗原,并可引起患者的免疫反应。有学者应用具有 6 种已明确为黑色素瘤抗原的异体黑色素细胞作瘤苗,接种于 40 例患者,其中有 9 例出现肿瘤消退。

3. 黑色素瘤相关抗原(MAA)

随着单克隆抗体技术的广泛应用,有关黑色素瘤抗原的报道越来越多。有 3 种表面抗原被认为在治疗上具有一定的"靶"作用。这 3 种抗原为:① 黑色素瘤转铁蛋白 P^{97}/gp^{95} 抗原。② 黑色素瘤软骨素硫酸酯蛋白烯,为一种高分子抗原。③ 神经节苷脂抗原 GM_2 和 GD_3。人们试验用各种单克隆抗体来检测黑色素瘤细胞的抗原决定簇,取得了一定的结果。有人把 P^{97} 基因整合入牛痘疫苗的染色质中并使其表达,用这种疫苗给小鼠接种后,可获得较高的迟发型过敏反应(delayed type hypersentisivity,DTH)。还有人研究克隆表达人黑色素瘤相关性抗原 MAGE-E1 片段,以研究其对神经系统恶性肿瘤的生物学作用,从人胶质瘤细胞系 BT-325 中提取 mRNA,用 RT-PCR 法扩增出 MAGE-E1 片段,采用 DNA 重组技术将其克隆于 pGEM-T Easy 载体中并测序。RNA 体外扩增得到的片段为 400 bp,PGEM-MAGE-E1 经酶切鉴定正确,测序结果与 Genebank 比较完全相同,该片段可用于黑色素瘤真核及原核表达。黑色素瘤特异性主动免疫(active specific immunotherapy,ASI)的瘤苗治疗剂量一般为 200 个抗原单位[(10~25)×10^6肿瘤细胞];而对于接种时间,则认为 2 周 1 次适当剂量的瘤苗接种较 1 周 1 次渐增剂量的效果要好。

迄今为止,应用瘤苗治疗黑色素瘤的临床研究中还未出现严重的毒副反应,证明该疗法是安全可靠的。但是另一种观点认为,瘤苗治疗会起到消极的作用,因为瘤苗刺激机体产生的抗体与肿瘤细胞表面特异性抗原结合后,覆盖了细胞表面的其他抗原位点,从而阻碍了免疫细胞与肿瘤细胞的识别和结合,抑制了细胞免疫的作用。所以有时又称这种抗体为"封闭抗体"。

黑色素瘤的瘤苗治疗在现阶段仍只能作为一种辅助手段,若与其他生物治疗合理地联合应用,不失为综合治疗黑色素瘤的一种选择。

四、基因治疗

人们将恶性黑色素瘤选择为第一个基因治疗临床试验的目标。在短短的十余年内,恶性黑色素瘤的基因治疗已取得了长足的进展。按所用的基因可分为:免疫基因治疗、VDEPT 疗法、反义核酸与抑癌基因治疗及联合基因治疗等几大类。

(一) 免疫基因治疗

1. 细胞因子基因转染效应细胞

1989 年 5 月 22 日,美国学者 Rosenberg 等首次对全身播散性恶性黑色素瘤患者实施基因治疗,他们将有全身播散的恶性黑色素瘤患者瘤体内浸润的淋巴细胞(tumor infiltrating lymphocyte,TIL)分离出来,以小鼠白血病病毒 N_2 的反转录病毒为载体,将肿瘤坏死因子(tumor necrosis factor,TNF)基因转染 TIL,再将转基因的 TIL 回输到 11 名恶性黑色素瘤患者体内。在 TIL 回输后,患者外周血中能查出转基因 TIL 的最长时间为 189 d,其中 2 例患者肿瘤明显消退,1 例多处转移的病灶完全消退。这是在世界范围内首次对肿瘤患者实施的基因治疗,并取得令人鼓舞的疗效。此后,Nishihare 等利用反转录病毒为载体,将 IL-4、TNF-2 及 IL-6 基因转染小鼠巨噬细胞,发现对黑色素瘤细胞的杀伤活性很明显。

2. 细胞因子基因转染肿瘤细胞

将细胞因子基因导入肿瘤细胞内,再将转染了基因的瘤细胞接种于动物体内,依靠瘤细胞分泌细胞因子而杀伤肿瘤,或者分泌白细胞因子通过激发非特异性的或特异性抗肿瘤免疫来杀灭瘤细胞。几乎每一种已经克隆的细胞因子基因都试用于肿瘤的基因治疗之中,其中大部分(如 IL-Iα 仪,IL-2、IL-3、IL-4、IL-6、IL-7、IL-12,IFN-γ,TNF-α,G-CSF,GM-CSF)均有抑瘤效应,少数无抑制肿瘤的作用(如 IL-5,IL-10),甚至促进肿瘤生长(如 TGF-β1,IL-9)。Walsh 和 Zatloukal 等证实,IL-2 及 MCSF 等细胞因子基因经转染灭活的小鼠黑色素瘤细胞制成疫苗后,接种至恶性黑色素瘤患者,可以诱导机体的免疫应答,并使晚期转移的患者生存率明显提高。Abdel-Wahab 等以反转录病毒载体将人 *IFN-γ* 基因转染人恶性黑色素瘤细胞系,使其分泌有生物活性的 IFN-γ,可增加其刺激所诱发的细胞毒性,并且诱导淋巴细胞分泌细胞因子 IL-1、4、TNF-α 等,进一步增强了机体的抗肿瘤免疫反应。Arienti 等用反转录病毒载体将 IL-2 基因转染人的恶性黑色素瘤细胞,发现转染的细胞不能改变其免疫相关分子的表达,但能增强其刺激 MHC 限制性和非限制性自体淋巴细胞的能力,在裸鼠体内的致瘤性明显降低。Krauss 等将 *IL-4* 基因转染恶性黑色素瘤细胞,能增强其免疫原性并诱导显著的抗肿瘤免疫效应,明显延长荷瘤动物生存时间。他给 30 例恶性黑色素瘤患者瘤体内注射阳离子脂质体包裹的 HLA-B_7 质粒 DNA(Allovectin-7),进行 I 期临床试验,结果表明,30% 患者的瘤体缩小,局部 T 细胞浸润增加。在 II 期临床试验中,Krauss 给 38 例该病患者瘤体内注射 Allovectin-7(每次 10μg,共 4 次),在可评价的 27 例患者中,有 6 例病情好转,其他患者病情较为稳定或有所改善,且无明显副作用。Silver 等报道 7 例有转移的恶性黑色素瘤患者接受 Allovectin-7 瘤体内注射,历经 8 周以上,见注射的瘤体较未注射的瘤体缩小了 50%。再给 16 例该病患者瘤体内直接注射阳离子脂质体包裹的人 IL-2 质粒 DNA(Leuvectin),进行 I／II 期临床研究。结果 1 例病情好转,3 例病情稳定。用 IL-2 转染灭活的小鼠黑色素瘤细胞疫苗对动物进行免疫接种,可以诱导产生全身 T 细胞介导的免疫应答,从而抑制了肿瘤的发展。

自 1967 年以来,有关主动特异性免疫法用于恶性肿瘤的治疗,国内外都有很多探索性研究。所用材料有的取自自体和同种异体的瘤组织,有的取自体外传代的瘤细胞株。疫苗的制备可以用瘤细胞与 Freund 佐剂混合、抗癌药物浸泡、经病毒处理、液氮冷冻或用甲醛及碳酸氢钠处理等方法。美国 John Wayne 肿瘤研究所经过长期的研究证实,瘤苗能使晚期转移的恶性黑色素瘤患者生存率明显提高。同种异体瘤苗与 IL-2 联用治疗恶性黑色素瘤也取得了成效。对于转移的恶性黑色素瘤患者,转染 M-CSF cDNA 具有较明显的疗效,可以使荷瘤动物存活期延长。

3. 以肿瘤抗原为基础的基因治疗

Feton 等发现 T 细胞对恶性黑色素瘤相关抗原(tumor-associated antigens,TAA)具有特异性杀伤效应。1992 年,Nabel 将编码外源 HLA-B_7 的基因经过脂质体包裹后,注入有 HLA-B_7 缺失的进展期恶性黑色素瘤患者病灶内,发现瘤体明显缩小,B_7 与 CD_{28} 的天然结合在肿瘤免疫中起了重要作用。将 B_7 基因转染肿瘤细胞作为免疫原,可诱导全身性抗肿瘤免疫反应。Chen 等将转染了人乳头瘤病毒的早期蛋白 7(E_7)基因和 B_7 基因的恶性黑色素瘤细胞株 K_{1735} M_2 接种于 C-3H/HeN(H-2^K)小鼠体内,发现仅转入 E_7 的细胞株成瘤率为 100%,而同时转入 E_7 和 B_7 的成瘤率为 0%。体内注射携带 P^{97} 基因(编码黑色素瘤特异多肽蛋白 P^{97})的瘤苗病毒,可以诱导机体产生抗恶性黑色素瘤的特异性免疫反应。Prezioso 将 H-2^K 基因转移至黑色素瘤细胞,发现黑色素瘤生长旁路受到抑制,包括抑制酪氨酸酶 α-黑色素刺激激素(α-MSH)受体基因的表达,从而抑制了黑色素瘤的生长。肿瘤细胞中 MHC-Ⅰ类分子的表达能增强免疫原性,并被肿瘤特异性细胞毒性 T 淋巴细胞(CTL)所杀伤,同时 MHC-Ⅰ类分子的表达能降低成瘤性。Plaksin 用鸡瘟病毒(NDV)修饰黑色素瘤细胞,并联合转染 MHC-Ⅰ类基因,结果表明,基因修饰和异种基因疗法可协同抑制进展期的恶性黑色素瘤,而单一的基因修饰只能对早期肿瘤有抑制生长的作用。但由于 MHC 分子的多肽性及诱导 T 细胞识别时 MHC 的约束性,使临床治疗有一定的局限。Rawakmi 从恶性黑色素瘤患者中找到黑色素细胞特异抗原,主要有 MART-1、Tyrosinase、gp-100 等,这些抗原可直接用于体内主动免疫。应用肿瘤多肽结合到抗原提呈细胞上可诱导主动免疫治疗,或应用肿瘤多肽体外致敏杀伤细胞进行过继免疫治疗。

(二) VDEPT 疗法(自杀基因治疗)

VDEPT 是病毒介导的酶药物前体治疗,其原理是将"自杀基因"导入某种细胞,使这些具有杀伤性的基因获得内源性表达,合成特定的酶类,让病毒基因编码的酶[如单纯疱疹病毒(HSV)]的胸苷激酶(TK)基因在瘤细胞中表达。TK 基因可使无毒性的药物前体(如 6-羟甲基嘌呤阿糖核苷)转化为能阻断 DNA 合成的中间产物,使瘤细胞 DNA 合成中断而抑制肿瘤生长。向小鼠腹腔内注入上述药物,能使皮下接种的、转导了 HSV-TK 基因的肿瘤受到完全的抑制。Vile 和 BonneKoh 分别用腺病毒介导 TK 基因(HSV-TK)转染原发恶性黑色素瘤细胞,发现 HSV-TK 基因可被肿瘤的组织特异性酪氨酸调控,有效地抑制了肿瘤生长和弥散性转移。Goulumbek 等将 HSV-TK 导入小鼠恶性黑色素瘤细胞系 B$_{16}$,并联合使用更昔洛韦(GCV)和阿昔洛韦(ACV),能有效地杀伤瘤细胞。G$_{57}$ BL/6 小鼠转染 HSV-TK 基因后,经持续给予 GCV 后,肿瘤生长明显受到抑制。

(三) 反义核酸与抑癌基因治疗

反义核酸是反义 DNA 与反义 RNA 的统称。反义 RNA(或反义 DNA)的序列能与信使 RNA(mRNA)互补形成双链,以此阻止 mRNA 翻译产生肽或蛋白质的作用。正常细胞中有 3 种 Ras 原癌基因,Ras 基因被认为是皮肤肿瘤产生的"启动"基因,因此主张用反义核酸来封闭 Ras 基因 mRNA 的翻译,或者采用抑癌基因来取代失活的抑癌基因而达到治疗目的。Ohha 等将抗 Ras 基因的反义 RNA 导人有 H-Ras 突变的人恶性黑色素瘤细胞(FEM 细胞),发现该 RNA 能有效地逆转

FEM 细胞恶性表型,延长细胞存活期,提示其具有良好的抗癌应用前景。由于 nm23 能抑制肿瘤的转移,Zabrenctzky 等将在 Sr 启动子控制下的 nm23-1 cDNA 转染具有高度转移性的 K_{1753} 鼠恶性黑色素瘤细胞系,获得了高水平稳定表达外源 nm23-1 基因的细胞克隆,将该细胞克隆再接种到裸鼠后,其肿瘤形成率较对照组低 2~3 倍,转移能力下降 $90\%～95\%$。碱性成纤维细胞生长因子(b-FGF)在恶性黑色素瘤中表达异常升高,并可促进肿瘤细胞过度增生。Becker 将 b-FGF 的反义 RNA 导入肿瘤细胞,发现能显著地抑制恶性黑色素瘤细胞的增殖。

(四)联合基因治疗

利用多种目的基因所发挥的不同抗肿瘤效应,进行优势互补疗法,以提高治疗效果。Nishihare 发现,在恶性黑色素瘤小鼠瘤体内注射联合转染了 IL-4 和 IFN-γ 基因的巨噬细胞后,约 50% 的小鼠黑色素瘤消退,而单一细胞因子基因转染的巨噬细胞却无此效果。Porgador 等将 $H-2K^b$ 和 IL-2 基因转染恶性黑色素瘤 $B_{16}-F_{10,9}$ 细胞系后,注射于足部荷瘤的小鼠体内,明显地延缓了肿瘤的生长,并可使转移至肺的病灶显著缩小。免疫研究发现,小鼠瘤组织中 CD_4^+、CD_8^+ T 淋巴细胞和 NK 细胞明显增多。Kircheis 等将腺病毒介导 IL-2、IFN-γ 或 IL-2+IFN-γ 直接注射入荷瘤小鼠瘤体内,见肿瘤完全消退的比例分别为 30%、20% 和 50%,提示 IL-2+IFN-γ 联合细胞因子基因治疗较单一细胞因子基因治疗效果要好。Chong 等将 B_{7-1} 与 IL-12 或单核细胞-集落刺激因子(GM-CSF)基因共转染 K_{1753} 恶性黑色素瘤细胞系,可在小鼠体内引起明显的全身性免疫反应和局部抗肿瘤反应。单一基因转染虽能引起局部抗肿瘤反应,但只能导致极轻微的全身性免疫反应。

近些年以来,恶性黑色素瘤的基因治疗已取得了一些实质性突破,许多基因治疗方案正处于临床试验阶段,为进一步提高恶性黑色素瘤患者的生存率带来了希望。但是有关抗恶性黑色素瘤的分子机制尚待进一步探讨,而且还有很长的路要走。

第五节　并发症与预后

一、术后颅内压增高

主要原因为脑水肿、颅内出血及继发性脑积水所致。多系术中操作的原因,如对脑组织牵拉过重,术野暴露时间过长,损伤较大的动、静脉,或因失血过多等,均可导致这一并发症的发生。术后颅内出血主要与止血不彻底或血液成分不正常等因素有关。若在术后 12 h 内患者病情加重,应考虑有颅内出血的可能性。位于脑室、脑池及其附近的手术或颅后窝的手术操作,直接或间接地影响了脑脊液循环,可有继发性脑积水,患者术后颅内压增高症状逐渐加重。

二、术后瘤细胞转移

鉴于颅内黑色素瘤恶性程度较高,多数肿瘤边界欠清,手术切除时可致瘤细胞脱落而引起种植性转移,故手术后肿瘤很容易复发。我们提倡在非重要功能区域,应尽量争取将肿瘤全切除。术中注意保护周围脑组织,用棉片将肿瘤区与周边结构、特别是脑脊液通道隔离;及时冲洗与吸除瘤腔内的囊液,防止其外溢;术后及时行放、化疗,可减少瘤细胞扩散种植和复发的机会。

三、预后

恶性黑色素瘤多数预后不良,尽管进行手术及术后辅助治疗,但 50% 以上患者的生存期为半年左右,仅有 20% 生存期超过 1 年。王锐报道的 18 例患者中,术后 16 例死亡,其中 1 年内死亡 14 例。徐涛报道 5 例颅内黑色素瘤均在术后 1 年内死亡。有人认为,颅内黑色素瘤患者的预后与肿瘤的良、恶性及部位有关。Kiel 等将原发性中枢神经系统黑色素瘤分为两类:一类为软脑膜弥漫性肿瘤;另一类为局灶性肿瘤,他认为局灶性比弥漫性肿瘤患者生存期要长。Yamane 等报道 27 例原发性颅内黑色素瘤患者中,局灶性肿瘤患者平均生存期为 20.7 个月,弥漫性为 6.7 个月。显然,本病生存期的差别与软脑膜是否播散有关。恶性肿瘤预后不佳,多于短期内(5～7 个月)死亡。良性黑色素瘤生存期一般可达数年以上,即使行肿瘤部分切除术,患者仍有较长的存活期。

第十一章 颅骨骨折

颅骨是类似球形的骨壳,容纳和保护颅腔内容。颅骨骨折的重要性不在于颅骨骨折本身,而在于颅腔内容的并发损伤。颅骨被包被于头皮之下,对其内容的神经血管起到保护作用。钝器打击或穿透性损伤均可引起颅骨骨折。颅骨骨折占颅脑损伤的 15%~20%,在重型颅脑损伤中其发生率高达 80%。起初,人们将颅骨骨折作为原发损伤来看待,而将颅内病损作为骨折的后遗效应。临床观察发现,许多颅骨骨折的患者会发生血肿或脑实质损伤,而致死性脑损伤的患者中有 20%~30%颅骨保持完好。现代观点认为,颅骨骨折的重要性并不在于其本身,而在于并发的颅脑内容物的损伤。颅骨骨折的存在是提醒我们可能存在颅内病损的危险信号。据统计,存在颅骨骨折患者中发生脑损伤的概率将增加 5~10 倍。

第一节 颅骨骨折概述

颅骨近似不可扩张的球壳,非常坚硬但又具有一定的弹性,能在一定范围内通过变形来耐受牵张和对抗压缩。颅骨抗牵张强度小于抗压缩强度,故暴力作用时总是受牵张最明显的部位发生断裂。颅骨穹隆部与基底部在骨质构成及接合上的差异与骨折的发生有关。顶骨受力主要引起局部骨板的形变及复位,同时伴有外弯区向周边扩展,暴力易于弥散;而翼区受力时,虽有较厚的软组织保护,翼区多块缝接的骨质由于抗牵张力差,骨折多呈凹陷性。头皮的保护也可减少骨折的发生。通过正常尸头与去头皮的尸头抗冲击实验对比,前者造成骨折所需外力是后者的 10 倍。除此之外骨折的发生及形态与暴力的大小、作用方向、作用时间、接触面积、头部的运动状态等因素有关。

一、发病机制

（一）颅骨局部变形

Gurdjian 最早提出拉伸应力是颅骨骨折的主要成因，其后不少学者发展了这一理论。一般认为，直接暴力引起的颅骨局部变形是颅骨骨折的重要原因。暴力作用下，颅骨内凹，外板受压形变、内板弧形内弯，如同弓的内外缘。内板所受牵张力远远大于外板，因而先发生内板破裂。如形变继续，外板继而断裂；如暴力所致的形变终止，则只造成内板骨折。在局部内凹的同时，凹陷区周围的颅骨形成一外弯区，可因暴力的牵张辐射产生环形骨折。如暴力强度足够大，还可能导致粉碎凹陷性骨折或洞穿样骨折。骨折线的方向与最大牵张主应变的方向相关。实验同时发现，同样的暴力作用在翼点时，内板牵张应力最大，这也与临床所发现的此区骨折多发一致。

（二）颅骨整体形变

颅骨从形态上看，呈半球壳形，其结构类似"三明治"（内外板为密质骨，中间夹以松质的板障）。既往的研究已证实头颅的力学特征符合虎克定律，即说明颅骨是一个弹性体。当这个弹性体受力时，就可发生与应力方向一致的颅腔短缩及其垂直方向上的拉伸。临床可见，前额正中受外力的直接冲击，易引起颅面广泛骨折，骨折可从前向后延伸至枕骨，累及额骨、眶板、鼻副窦、枕骨及面颅骨；侧方挤压伤患者，其冠状缝变短，矢状径延长，产生蝶骨大翼、颞鳞、岩骨等骨折，同时中颅凹底骨质较薄骨孔众多，部分脑神经经骨孔穿出，故发生骨折时脑神经损害常见；垂直于颅底的暴力可传递至枕颈接合部，引起枕骨髁骨折，甚或造成环形骨折。

1. 颅骨骨质不均及骨孔对骨折的影响

颅骨在眉间、额骨颧突、乳突、枕外粗隆等部位增厚成为支柱，它们通过眶上缘、颞线、上项线和矢状线彼此相连，形成立体的支架；与颅底的岩锥、斜坡、蝶骨嵴等结构共同组成颅骨的拱架，能在一定程度上对抗外力的牵张或压缩。骨折发生时，折线沿主应变方向延伸，当遇到拱架结构的阻碍，折线易于向颅骨薄弱部位走行。中颅底骨质薄而多孔隙的特征，是此部位骨折多见的原因之一。如暴力强度大，这些增厚的支柱结构也可以发生断裂，骨折波及的范围加宽。临床可见贯穿前中后颅凹的颅底骨折，可累及蝶骨嵴、蝶骨大翼、岩锥及枕骨。

2. 暴力特征与骨折

暴力强度大而接触面积小时，致伤具有穿入的倾向，容易造成洞形骨折，折片进入颅腔;暴力强度大而接触面积宽时,多引起局部粉碎凹陷性骨折。作用面积小而速度较缓时,线性骨折多见;作用面积大而速度慢时,可引起多数线性骨折或粉碎性骨折。额顶部受力易引起局部凹陷性或粉碎性骨折,骨折线可向邻近结构延伸;颞部受力除引起局部骨折外,往往容易累及中颅凹底骨质;枕部受力的骨折可致枕骨骨折或伸延至颅中凹、颞部的骨折。暴力作用在颅底平面,除引起颅底骨折外,如其分力的方向向上,还可将颅骨掀开。暴力轴线与颅盖接触面垂直时,易引起凹陷性或粉碎性骨折;而暴力倾斜作用于颅盖接触面时,线性骨折多见。除暴力的直接作用及颅腔的变形外,暴力还可以通过间接的传导,引起远隔部位骨质的破损。高处坠落伤臀部着地的患者,暴力可由脊柱传递至颈枕部引起枕骨大孔区的骨折;面颌部受力时,暴力可通过外侧角突作用于筛板引起骨折;头顶部受力时,其垂直分力亦可传递至颅底;头部沿矢状位方向上挥鞭样运动,也可产生颅颈区的撞击而致伤。

二、临床分类

骨折根据发生的部位可分为颅盖骨折和颅底骨折;根据骨折形态可分为线性骨折和凹陷性骨折。骨折与外界直接或间接相通称为开放性骨折,反之为闭合性骨折。除前述颅骨骨折的分类外,临床还可见到一些少见的骨折类型。头颅被重物挤压可发生交锁性骨折。双侧的颞骨岩部、蝶骨大翼、岩鳞缝分离,骨折线跨过鞍背,颅底可发生交锁样相对移动。生长性骨折是又一类独特的骨折。它常见于婴幼儿,多位于顶部。在骨折发生的同时,硬膜破裂,蛛网膜疝出形成囊肿,囊壁由纤维结缔组织构成,内容脑脊液和(或)实质组织。搏动性的囊肿侵蚀骨折断端,加之头围的增大、骨折处血供的改变等因素的作用,骨折缝不易愈合,缺损逐渐增大。

第二节 颅 盖 骨 折

一、线性骨折

当暴力作用面积较小、速度较慢时常引起线性骨折。在穹隆部骨折中,线性骨折占多数。根据其上覆盖头皮是否完整,可将线性骨折分为开放性和闭合性。

(一)临床表现及诊断

患者多因头部外伤就诊。如无合并的颅内损伤,常缺乏特征性的症状。临床检查如发现颞肌、枕肌肿胀或头皮血肿,说明暴力作用于该处,应警惕可能存在颅骨骨折。线性骨折发生时,板障出血可积聚于骨膜下或有向硬膜外间隙扩展的可能,如骨折线跨过矢状窦、横窦、脑膜中动脉沟,应动态观察是否有颅内血肿的症候,以便及时通过 CT 扫描明确诊断。当然,线性骨折也可能与脑挫裂伤伴发,并表现出相应的症候。

婴幼儿患者的线性骨折可逐渐发展成为生长性骨折。当线性骨折伴有硬膜撕裂和局部软膜下出血时,蛛网膜经硬膜裂口突至骨折部位,借脑的搏动形成蛛网膜疝,侵蚀断端,影响骨折愈合。蛛网膜与局部骨质的粘连,头颅的长大及骨折血供的变化等因素对生长性骨折的形成也有一定作用。生长性骨折好发于额顶部。本应在 3~4 个月内骨性愈合的线性骨折部位,却逐渐出现局部搏动性囊性肿物,病儿常伴发局灶性神经体征或癫痫。

(二)影像学检查

根据临床问诊查体很难确定颅骨骨折是否存在。一项包含 2102 例患者的临床研究发现,通过临床检查只能明确 17.4% 的颅骨骨折。因此,需要借助特殊检查手段,及时明确诊断。

颅骨骨折绝大多数可由 X 线片确诊。投照位置包括常规 X 线片正侧位、额枕30°位(汤氏位)、切线位等。阅片时,须将骨折线与颅缝、骨沟相区别。随着 CT 的普及,X 线片耗时且不能提供直接的颅内影像,已逐渐被 CT 取代(图 11-1)。但值得注意的是,在没有 CT 可用之时,X 线片仍可为临床诊断提供主要依据,且能在某些特殊情况下,明确 CT 未能显示的颅骨骨折。生长性骨折的 X 线征象包括骨折裂隙加宽、骨缘硬化、肿物外突。正常情况下,冠状缝、人字缝的宽度不超过2 mm,冠状缝在 30 岁时达到融合,而人字缝的融合可迟至 60 岁以后。当骨缝宽度超过 3 mm,则该考虑颅缝分离,可见于线性骨折累及颅缝时。

CT 扫描中,头皮肿胀出血提示暴力作用的部位,也便于观察其下方是否有骨折的征象。与此同时,颅内病变也可一并发现。但当骨折线与扫描基线平行时,可能漏诊。临床上可以遇到,术前阅片未见线性骨折,但术中探查发现骨折的情况。

MRI 对急性颅脑损伤患者而言,不是首选的检查手段。但 MRI 上也可显示线性骨折的征象:常见伤后高信号物质(脑脊液、脑出血)位于骨折片之间,即可观察到本应是连续性良好的低信号骨质中出现了高信号影像;或骨皮质低信号黑线的中断;或颅/眶内容物经骨缺损处突出。

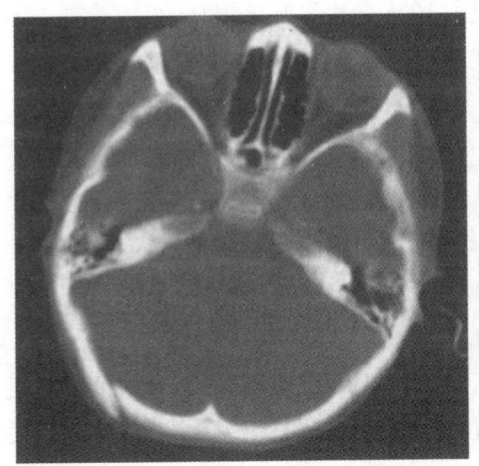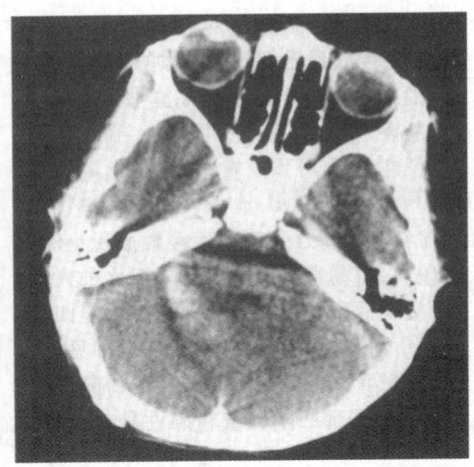

图 11-1 线性骨折的 CT 表现,可见右枕骨折线

（三）线性骨折的治疗

开放性的线性骨折多数情况下需要做头皮的清创缝合。当骨折线通过脑膜血管沟、静脉窦时,须警惕该处有无血管损伤。清创术中发现骨折断端间距较宽且渗血较多时,应怀疑有硬膜外血肿的可能。有关静脉窦损伤的处理,参见凹陷骨折中相应内容。

闭合性的线性骨折如无合并的脑挫伤、颅内血肿,只需在严密观察下对症处理。

生长性骨折一经确诊,即应尽早手术修补硬膜。术中应充分显露颅骨缺损。由突出物顶部切开,清除瘢痕及囊液,有癫痫灶者应一并切除。然后,尽可能选择骨膜、肌筋膜、阔筋膜、帽状腱膜等自体组织修补硬膜缺损,保证修补处有近似于正常硬膜的强度。人工脑膜、合成有机材料等也可作为硬膜修补材料选用。较小的骨缺损可不必修补;但如果缺损面积大,影响外观,则可以使用自体骨（如颅骨或肋骨劈开）一期修补。需要强调的是,如果硬膜修补使用了人工材料,不宜同时再用人工颅骨或钛网修复骨缺损,以免引起积液感染,可待 3～6 个月后延期修补颅骨。

二、凹陷性骨折

凹陷性骨折好发于额顶部（75％）、颞枕部（15％）及其他部位（10％）。可表现为颅骨内外板断裂内凹或仅有内板的凹陷。多数凹陷性骨折为开放性骨折（75％

～90％）。据统计，凹陷性骨折年发生率约为 20/100000，其中 85％为男性患者。凹陷性骨折患者中 5％～7％伴有颅内血肿，12％合并静脉窦损伤，11％遗有不同程度的残疾，11％的患者死亡（多因原发伤重或合并损伤致死）。

（一）临床表现

新生儿分娩过程中，可因头部在下降过程中与骶岬碰撞，加之产道压力的作用，于出生后发生凹陷骨折。随着产科技术的发展、中高位产钳助产的减少，使此类医源性损伤逐渐减少。婴幼儿患者头部因跌伤或受到打击均可发生凹陷性骨折；而成人中，交通事故、暴力打击是致伤的主要原因。

凹陷颅骨骨折患者中，25％无原发意识障碍，另有 1/4 的患者昏迷时间不超过 1 h，而合并的颅内损伤，如血肿、弥漫性轴索损伤、脑挫裂伤，是决定临床表现的关键因素。由于骨质凹陷对皮层的撞击，部分患者可于伤后发生癫痫。脑功能区受压迫可出现相应的神经症候。大的静脉窦受阻既可表现为颅内压增高，也可能因皮质静脉回流不畅出现引流区神经功能受损的表现。开放性粉碎凹陷性骨折可刺破硬膜，甚至有脑脊液外溢。开放性骨折，特别是在骨折片可能伤及静脉窦的情况下，应杜绝在检查伤口时撼动骨片，以防引起致命性出血。

（二）影像学检查

X 光片正侧位及切线位可以较好地显示凹陷性骨折，尤其是切线位摄片可见碎骨片重叠、密度增高或骨片移位。对于有多块骨折片的凹陷骨折或有异物存留于伤口内的开放性骨折，X 线片能明确病变的位置及数目，以便清创后核对。乒乓球样骨折没有明显的骨折线。

CT 不仅能显示凹陷骨折的部位、形态，更重要的是能同时显示脑实质的损伤。CT 三维重建可将复杂的凹陷骨折立体重现，有普通摄片和 CT 无法比拟的优势。MRI 可用于伤后慢性期脑组织损伤的检查。

血管造影检查常用于评估凹陷性骨折的血管损害。骨折片刺入静脉窦，早期造影可显示窦腔的不全阻塞；晚期纤维化后，有可能出现静脉窦的闭塞。动静脉瘘时，造影可见动脉期静脉（丛）的提前显影。伴发外伤性的动脉瘤的患者，可见受损动脉有异常的造影充盈。

（三）凹陷性骨折的治疗

闭合性凹陷性骨折如凹陷面积小，无神经功能障碍或美容的顾虑，无需手术治疗。小儿乒乓球样骨折多为闭合性骨折，经期待疗法有自行恢复的趋势。但凹陷程度深,面积大者,可于凹陷旁钻孔,小心由硬膜外放入骨撬,将陷入骨片复位。术后严密观察病情,警惕出血。成人单纯凹陷性骨折,如凹陷直径不超过 5 cm、深度不超过 1 cm,无神经缺损,亦无手术必要。但现在越来越多的患者考虑到外观的需要,多要求整复凹陷,因此手术指征有所放宽。术前应完善常规的实验室检查。拍摄 CT 和 X 线片,了解患者的基础状态和骨折范围、深度、骨折片位置及合并的脑损伤等情况。手术应在全麻下进行,并做好输血准备。术中可先在凹陷部位周边钻孔,然后沿骨折线使用电动铣刀切开颅骨。也可考虑将凹陷骨折整块取下,整复后原位固定,如骨片破碎明显,摘除后遗有骨缺损者,可一期修补或 3～6 个月后再行修补。检查硬膜的完整性,如有破损存在应一并修补。术中若发现硬膜完整,但张力较高,呈紫红色或脑搏动差,即应切开硬膜探查,清除血肿、挫裂失活的脑组织,做到充分减压。

三、开放性凹陷性骨折

开放的洞形骨折,致伤暴力较大、作用范围局限,骨折片常陷入脑组织,产生脑局部的挫伤、出血及异物存留,而弥漫性脑损伤及骨折少见。临床上,此类患者以局灶体征为主要表现,意识障碍相对轻微。应本着"早期手术、彻底清创、清除血肿、不留异物、修复硬膜、整复头皮"的原则清创。延长头皮创口,充分暴露骨折凹陷部位。沿骨折边缘,咬除部分骨质,直至显露正常硬膜的边缘,然后小心取出骨折片并扩大硬膜切口,再行脑组织清创。在清除异物、血肿及失活组织过程中应尽量不造成新的创伤。对位置深在、已累及主要神经血管结构的碎骨片,不强求摘除,以免加重损伤。清创止血完毕后仔细修补硬膜。骨质缺损根据伤口污染的情况和清创的时间,决定一期修补或择期处理。临床研究发现,早期清创(48 h 内)、伤口污染较轻的患者,一期修复骨缺损感染率并不增加。如清创延迟或局部有感染迹象,可待伤口愈合后 6～12 个月修补颅骨。对位于前额部的开放性凹陷性骨折,不宜直接扩大创口进行清创,而应选择双侧冠状切口,避免延长切口所致的明显瘢痕形成。

粉碎凹陷骨折发生时,既有局部骨质的变形,又有颅腔的整体变形,脑损害较弥散。手术治疗的方法与洞形骨折相似。术中如发现骨折片与骨膜相连,原则上应保留并拼补在骨缺损区,以减少颅骨缺损的面积。

凹陷性骨折位于静脉窦附近需要特别关注。临床治疗的策略取决于患者神经功能状态、静脉窦受累的部位及静脉性回流受阻的状况。术前应通过血管造影或 MRI 血管成像,了解静脉窦受阻闭塞的情况及主侧横窦的鉴别。闭合性凹陷性骨折累及静脉窦但病况平稳的患者,可选择非手术治疗。开放性骨折伤及静脉窦时,如患者神经症候平稳,则可只做头皮清创,而不必撬起凹陷的骨折片;如病情恶化,须急诊手术做头皮、颅骨的清创。矢状窦前 1/3 结扎不会导致不良后果,而在中后 1/3 结扎矢状窦,患者的死亡率可高达 24%。术前血管造影发现受损静脉窦完全闭塞,说明患者能够承受静脉窦结扎。手术应在全麻下进行,头位高于心脏平面。延长创口,暴露凹陷区域,并充分考虑手术中暴露受损静脉远近端的需要。在做好输血、应对急性出血的前提下,先环形咬除凹陷区周边的骨质,然后再取出骨折片。此时,往往有较多出血,可用指压静脉窦近端的方法,控制出血,同时注意观察静脉窦破损的形态大小;也可先切开静脉窦近端两侧的硬膜,直至窦壁旁,以便手术中暂时阻断。裂口直径不足 5 mm 者,可直接用明胶海绵贴覆或肌肉块蘸医用胶封闭,外加十字交叉缝合固定;长而规则的裂伤,可用细丝线间断缝合;静脉窦壁的部分缺损可使用邻近硬膜翻转或自体筋膜缝合修补,表面用医用胶黏合加固;静脉断裂且不能结扎者,可使用 Kapp-Gielchinsky 法重建静脉窦。如术中发生气栓,应立即降低患者头位,同时右心房置管抽吸气体。

影响额窦的凹陷性骨折多见于车祸伤患者,前额部受力。50% 的患者额窦前后壁均有骨折。15%~30% 的患者存在脑脊液鼻漏。手术与否根据面容受影响的程度及发生颅内感染的可能来决定。额窦前壁非线性骨折需手术治疗。手术应咬除骨折片、刮除额窦黏膜,以骨蜡或肌片封闭窦腔,一期修补额窦前壁。对于额窦后壁的骨折,如硬膜完整,多不需外科手术治疗;如硬膜破损尤其伴发脑脊液漏的患者,须手术治疗。采用冠状皮瓣,于硬膜外间隙直视硬膜破口,并严密缝合。清除骨折片、额窦黏膜、闭合窦腔的处理与前壁骨折相同,后壁的骨缺损不需要修补。

第三节　颅底骨折

一、颅底的解剖学特征

颅骨可分为颅盖与颅底,前述为颅盖部的骨折,而本节重点在于颅底的骨折。颅底从前向后,分为颅前窝、颅中窝和颅后窝,三者由高到低呈阶梯状。颅底凹凸不平,有大小不等的骨孔与裂隙,容纳脑神经和血管通过。颅底骨折时,这些结构均可能受损而出现相应的临床症状和体征。

（一）颅前窝

颅前窝容纳额叶脑组织。由额骨的眶板、筛板、蝶骨体前部和蝶骨小翼构成。前面正中是鸡冠，两侧为筛板，上面的筛孔是嗅丝入颅的通道。颅前窝两侧的底主要由眶板构成。眶板凹凸不平，颅腔借此与眼眶和鼻窦分隔。筛板和眶板均是骨折好发部位。

（二）颅中窝

颅中窝容纳颞叶。由蝶骨大小翼、蝶骨体、颞骨鳞部和岩部组成。前界为蝶骨小翼，后界为岩骨嵴。颅中窝的中部为蝶骨体，其上有一马鞍状小窝称蝶鞍，容纳脑垂体；蝶鞍前上有鞍结节，外上方为前床突；蝶鞍的后方为鞍背，上外方为后床突；蝶鞍两侧系海绵窦的位置，内有颈内动脉及第Ⅲ、Ⅳ、V_1、Ⅵ对脑神经通过。颅中窝骨折时，可伤及这些重要结构出现海绵窦综合征或致命性鼻出血。蝶鞍两侧的窝内有两侧对称的孔道和裂隙，容纳脑神经和血管通过。蝶骨大小翼之间为眶上裂，第Ⅲ、Ⅳ、V_1、Ⅵ对脑神经经此入眶。此处骨折，将出现眶上裂综合征。在蝶骨大翼根部，由内向外依次为圆孔、卵圆孔和棘孔，分别容纳第V_2、V_3对脑神经和脑膜中动脉。蝶骨体和岩尖之间的空隙为破裂孔，颈内动脉，交感神经丛和静脉丛由此通过。破裂孔外侧的岩骨上有三叉神经半月节压迹。半月节压迹外侧有弓状隆起，下隐内耳的上半规管。隆起外侧是一薄层骨板围鼓室盖，下方为中耳鼓室。这些部位的骨折可以引起面神经、听神经的损伤，眩晕和平衡障碍以及脑脊液耳漏（鼓膜破裂）或鼻漏（鼓膜未破）。

（三）颅后窝

颅后窝容纳小脑半球。前界为鞍背与斜坡，两前外侧为岩骨嵴的后份，后壁为枕骨鳞部。颅后窝中央为枕骨鳞部和斜坡下缘围成的枕骨大孔，是延髓和颈段脊髓的连接处，椎动脉也由此入颅。枕骨大孔的前外侧有舌下神经管，舌下神经经此出颅。内听道口在岩骨嵴后面的中份，面神经和前庭蜗神经由此出颅，内听动脉也由此经内听道供应内耳结构的血液。颅后窝后壁中部的十字隆起为枕内粗隆，两侧的枕横沟为横窦压迹，横转向前下是乙状窦沟，为乙状窦所在，乙状窦沟的末端接颈静脉孔，颈内静脉Ⅸ、Ⅹ、Ⅺ神经由此通过，该处损伤可出现颈静脉孔综合征。

二、临床特点

颅底骨折大多为颅盖和颅底的联合骨折，绝大多数为线形骨折。

颅底骨折发生的原因：① 颅盖骨折延伸而来。② 暴力作用于附近的颅底平面。③ 头部挤压伤，暴力使颅骨普遍弯曲变形所致。④ 个别情况下，垂直方向冲击头顶部或从高处坠落时，臀部着地。

按其解剖部位分为：颅前窝骨折，颅中窝骨折和颅后窝骨折。

颅底骨折一般为闭合性损伤，骨折本身无需特殊处理，主要针对颅内、颅底严重的并发伤及预防感染。一般预后较佳。

各部位骨折有共同的临床特点：① 确切的外伤史。② 邻近软组织迟发性淤斑。③ 邻近的五官出血及脑脊液漏。④ 相邻的脑神经损伤。⑤ 伴发一定程度的脑损伤。但各部位的骨折又有其相应的特征。

（一）颅前窝骨折

常累及额骨眶板和筛骨，导致筛前动脉等破裂出血，血液可经口或前鼻孔流出，也可咽进胃内呕吐出黑红色或咖啡色样液体；或流进眶内，眶周皮下及球结合膜下形成紫蓝色淤斑，多在伤后几小时后出现，称为"熊猫眼"征，此临床表现对诊断颅前窝骨折有重要价值。但需要注意与眼眶部软组织直接挫伤相鉴别。前者因受眶筋膜限制而较少散到眶外，且常为双侧性，而后者则常伴皮肤擦伤及结合膜内出血；如果骨折引起的眶内出血量较多，可致眼球前突，出血也可在球结合膜下，多为双侧，推动结合膜时淤血斑不随之移动，可借此与结合膜内出血相鉴别。

骨折累及鼻副窦并伴脑膜破裂时，脑脊液可经额窦或筛窦由前鼻孔流出，成为脑脊液鼻漏，空气也可经此逆行进入颅腔内形成颅内积气。脑脊液常与血液混合从鼻孔流出，呈血性或淡血性，须与单纯的鼻出血或鼻涕相鉴别。将漏出液中的红细胞计数与外周血相比，或测定其糖含量，即可鉴别。也可简单地将液体滴在吸水纸或纱布上，血液外有黄色浸圈表明含有脑脊液。而被脑脊液浸湿的纱布，不会出现被鼻涕或组织渗出液浸湿干后会变硬的现象。最近，Meco 等报道检测分泌物中 beta 追踪蛋白是一种高效、快速、可靠的诊断脑脊液漏的方法。

筛板及视神经管骨折可引起嗅神经和视神经损伤，伤后立即出现不同程度的嗅觉障碍和（或）视力下降，甚至失明。颅前窝骨折可能还伴有不同程度的脑损伤，主要在额叶，严重者可出现高级神经活动障碍等相应的临床表现。

（二）颅中窝骨折

当蝶骨受累、脑膜也破裂时，血液和脑脊液可从蝶窦经上鼻道，由前鼻孔流出，也可形成脑脊液鼻漏和（或）颅内积气。当颞骨岩部受累，脑膜和鼓膜均破裂时，脑脊液可经中耳由鼓膜裂孔流出，成为脑脊液耳漏；如鼓膜完好，血液和脑脊液则经咽鼓管流往咽部而从口腔溢出,此时应该注意与外耳道壁裂伤出血或因颌面部损伤出血流入外耳道或口咽部所造成的临床症候相鉴别。如果骨折经过海绵窦,则可能伤及颈内动脉引起颈内动脉—海绵窦瘘出现搏动性突眼,结合膜淤血水肿。也可导致颈内动脉形成假性动脉瘤,甚至出现致命性的大量鼻出血或耳出血。骨折还可伤及蝶窦引起脑脊液鼻漏或咽后壁肿胀。耳后乳突区逐渐出现的迟发性皮下淤斑称为 Battle 征,局部皮肤和耳廓常无受伤痕迹,可与耳部直接挫裂伤区别。

最常见的脑神经损伤为Ⅶ、Ⅷ脑神经损伤,引起听力障碍和周围性面瘫。如果骨折线靠近蝶骨和颞骨的内侧部累及海绵窦,则可能伤及垂体和第Ⅱ、Ⅲ、Ⅳ、Ⅴ、Ⅵ对脑神经,出现一定程度的神经功能障碍。颅中窝骨折可能伴发颞叶或深部的脑挫裂伤或颅内血肿,出现相应的症状和体征。

(三) 颅后窝骨折

常有枕部直接受力的外伤史。骨折累及颞骨岩部后外侧时,多在伤后 2～3 d 出现乳突部皮下淤血(Battle 征)。骨折累及枕骨基底部时可在伤后数小时出现枕下颈部软组织肿胀及皮下淤血,咽后壁可出现黏膜下淤血水肿。如枕骨骨折的骨折线穿过横窦沟,可能伤及横窦引发后颅窝跨幕上下的硬膜外血肿。颅后窝骨折有时可伴高位颈椎骨折,出现颈活动受限,呼吸困难,四肢瘫痪等严重神经功能缺损表现,甚至死亡。骨折累及枕大孔或岩骨尖后缘,尚可出现部分或全部后组脑神经(即第Ⅸ～Ⅻ对脑神经)受累的症状,如声音嘶哑,吞咽困难等。如果骨折引起硬膜外血肿,甚或合并小脑挫裂伤,脑内血肿,因后颅窝代偿空间小,容易发生小脑扁桃疝,迅速出现生命体征紊乱,乃至死亡。

三、诊断

颅底骨折的诊断主要依靠临床症状和体征。Andrew 首先提出,测量鼻咽后部软组织厚度可作为诊断颅底骨折的间接征象,即在标准头颅侧位片上于硬腭后缘与外听道间作一连线,在此线上测量鼻咽后部软组织的厚度。正常人为 5～15 mm,平均 10.03 mm,颅底骨折时其厚度常超过 15 mm。万道渭等研究 100 例颅底骨折,用此法进行测量,其临床符合率达 96.16%。颅底骨折最易引起颅底平面以下软组织血肿,局部的挫伤水肿或出血是鼻咽后部软组织增厚的主要原因。临床观察,此现象伤后 12～24 h 内最为明显。

影像学检查对诊断有一定的辅助价值。颅底部骨质凹凸不平,厚薄不一,X 线片显示骨折的直接征象相当困难,阳性诊断率仅约为 50%,所以只靠普通 X 线片容易造成颅底骨折的漏诊。CT 对颅骨具有良好的分辨率,但层厚和层距皆为 10 mm 的常规平扫和层厚与层距各为 5 mm 的常规薄层平扫都还不足以明显地提高颅底骨折的检出率。但是研究发现,在常规薄层基础上,采取薄层重叠扫描法,即将 CT 层厚与层距分别选定在 3 mm 和 2 mm 的扫描条件,并与常规薄层扫描相比较,可以通过增加薄厚重叠构象的显示进一步提高 CT 平扫诊断率。另外,高分辨率的冠状扫描和 CT 三维重建也可进一步提高颅底骨折的发现率。颅内积气是诊断颅底骨折的重要依据。

四、治疗

颅底骨折本身不需要特殊处理,治疗的重点是针对骨折引起的并发症和后遗症。其处理应包括以下几个方面的内容:

(一) 一般治疗

由于颅底骨折多伴有脑脊液鼻漏或耳漏,导致颅腔与外界相通,容易并发颅内感染,所以应积极预防感染。首先应保持口鼻咽部及外耳道的清洁,漏出的脑脊液任其自然流出或吞下,切忌简单盲目堵塞,同时使用血脑屏障通透力较强的抗生素治疗。患者应呈半坐卧位,头偏向患侧,可促进漏口自愈。

(二) 脑脊液漏

关于脑脊液漏,大多可通过上述一般处理而自愈。对于脑脊液鼻漏经久不愈长达 4 周以上者,应采取积极的措施闭合漏口。Mangiola 等报道,漏口能否关闭与脑脊液的压力和动力学有重要关系。他们认为暂时或持续的脑脊液引流可通过改变脑脊液的压力和动力学而促进漏口愈合,仅少部分患者需要接受手术或引流加手术。对于手术而言,最关键之处是明确漏口所在。内镜直视下检查和核素追踪均有帮助。最近,Payne 等报道 CT 脑池造影对发现漏口有重要价值。

(三) 大量鼻出血

当颅中窝骨折伤及颈内动脉引起颈内动脉海绵窦瘘(carotid-cavernous fistula, CCF)或伴假性动脉瘤时,可发生严重鼻出血,患者常因休克或窒息迅速死亡。此时应立。即气管插管,清除呼吸道血液,保证通气正常,同时压迫患侧颈总动脉填塞鼻腔或鼻后孔止血,补充血容量,纠正休克。出血控制后应尽快采取措施处理 CCF。目前成熟的方法是经血管内治疗通过介入的方式有效封闭瘘口,常用的是经动脉途径释放可脱球囊或弹簧圈栓塞来达到治疗目的。对于瘘口较小或动脉途径效果不佳者，还可考虑给静脉途径栓塞。

（四）颅内高压

颅底骨折合并硬膜外血肿或脑挫裂伤，脑内血肿时，会出现颅内高压，应积极降低颅压，必要时行开颅血肿清除手术。尤其是颅后窝骨折合并跨横窦的硬膜外血肿时，静脉回流受阻，可致颅内压迅速增高，严重者发生枕骨大孔疝，应尽快手术清除血肿。

（五）颈椎损伤

颅后窝骨折可能合并高颈段的脊柱损伤，在处理头部问题时应注意保持脊柱，特别是颈椎的稳定性，必要时应行颅骨牵引、颈椎固定，甚至手术处理。

第四节　生长性骨折

生长性骨折是颅骨骨折的一种特殊类型，临床较罕见，以婴幼儿为主。多见于婴幼儿头部外伤后，大多发生在 1 岁以内，90% 在 3 岁以内，亦可见于成人，但多有明确头部外伤史。骨折多位于额顶部。

一、发病机制

硬脑膜破裂，颅骨发生线形骨折时，下面的硬膜亦同时撕裂，与颅骨分离，以后可能由于脑脊液蛛网膜、软脑膜及脑组织突入骨折裂隙之间，蛛网膜突入后常有某种程度的活瓣作用，使脑脊液易流出而不易返回，形成局部的液体潴留，脑脊液的包裹，引起蛋白等高分子物质潴留，致使局部囊肿形成和不断扩大，加重了对骨折缘的压迫，同时骨折裂隙亦长期受脑搏动的冲击，因而使骨折线不断增宽。更重要的是，由于儿童时期脑生长迅速，颅骨和硬脑膜的缺损，恰恰成为减压窗，故在脑生长发育的过程中使颅骨缺损逐渐增大，甚至形成囊性脑膨出。长期的脑搏动使局部脑组织受到损伤，并影响生长发育，形成瘢痕和局部蛛网膜囊肿。

颅骨骨折缘缺血骨折的同时颅骨骨外膜和硬脑膜与颅骨大片分离，致使与脑膜中静脉窦相接的板障静脉断裂，骨折缝出血及板障静脉的断裂形成硬膜外血肿使硬脑膜与颅骨大片分离,并使其剥脱,从而阻断了来自硬脑膜或骨膜的供血,引起骨折局部的颅骨缺血,后期由于蛛网膜囊肿对颅骨的压迫、骨折处的硬脑膜缺损大于颅骨缺损,这对骨质的血液供应和正常生长均产生了不利的影响,造成骨质吸收、骨生长迟缓或停止,再加上上述因素最终形成骨折缝增宽或骨缺损。

二、临床分类

Glodslein 把此病分为三型:① 一型:脑表面形成的蛛网膜囊肿通过破裂的蛛网膜,骨折间隙突出于帽状腱膜下,在头颅表面形成软组织包块,因而头皮包块手术前需要行头颅 CT 检查避免误诊,至少也要做头颅 X 线片;② 二型:突出物为蛛网膜囊肿,表面附有硬脑膜和颅骨外膜;③ 三型:脑组织直接突出至帽状腱膜下,并与骨外膜和帽状腱膜粘连或合并脑室膨出。

三、临床表现

在明显的头部外伤颅骨骨折后,经过数月出现头颅发育异常。这种异常表现可分为两类:一类是以颅骨缺损为主,表现为损伤区变软,并有搏动,有人称之为"创伤性颅骨腐蚀症";一类是在损伤区有明显膨出,称之为"创伤性脑膨出"。由于多数患儿常伴有局部的脑损伤,因而偏瘫及外伤性癫痫比较常见。X 线片或 CT 可见到有增宽的骨折线或大面积的骨折缺损。

四、治疗

多主张及早手术修补硬脑膜,防止骨折线的继续增大或形成创伤性脑膨出。严密修补破损的硬脑膜是手术的关键。硬脑膜修补材料有颞筋膜、帽状腱膜、骨膜、自体阔筋膜、脑膜补片等。一般说来,只要早期诊断,及时手术,生长性骨折大都预后较好。

第十二章　脑挫裂伤与脑干损伤

第一节　脑挫裂伤

一、损伤的机制和病理

脑挫裂伤是指头部外伤后脑组织发生的器质性损伤。在颅脑损伤中较为常见，一般发生在着力部位或对冲部位，严重时可造成脑深部结构的损伤。损伤的脑组织呈不同的点片状出血、破裂、水肿和坏死，常合并有邻近部位局灶性脑水肿或弥散性脑肿胀以及不同程度的颅内血肿。根据暴力大小、损伤机制和损伤部位，脑挫裂伤有轻重程度之分。临床表现大多为昏迷的时间较长、有神经系统定位体征及脑膜刺激征。伤情严重或处理不及时，致残率和死亡率均很高。

脑挫裂伤是脑挫伤和脑裂伤的统称，因为从脑损伤的病理看，挫伤和裂伤常同时并存，区别只在于孰轻孰重。通常脑表面的挫裂伤常在暴力打击的部位和对冲的部位，尤其是后者，多较为严重并常发生于额、颞前端和脑底部，这是由于在暴力作用的瞬间脑组织在颅腔内的滑动及碰撞所致。脑实质内的挫裂伤，则常因脑组织的变形和剪切力引起损伤，且以挫伤及点状出血为主。

脑挫裂伤的病理改变，以对冲性脑挫裂伤为例，轻者可见额颞叶脑表面淤血、水肿、软膜下有点片状出血灶，蛛网膜或软膜常有裂口，脑脊液呈血性。严重时脑皮质及其下的白质挫碎、破裂，局部出血、水肿，甚至形成血肿，受损皮质血管栓塞，脑组织糜烂、坏死，挫裂区周围有点片状出血灶及软化灶，并呈楔形伸入脑白质。4～5 d后坏死的组织开始液化，血液分解，周围组织可见铁锈样含铁血黄素染色，糜烂组织中常混有黑色凝血碎块。至伤后1～3周时，局部坏死、液化的区域逐渐吸收囊变，周围有胶质细胞增生修复，邻近脑组织萎缩，蛛网膜增厚并与硬脑膜及脑组织发生粘连,最后形成脑膜脑瘢痕块。

脑挫裂伤早期显微镜下可见神经元细胞质中空泡形成、尼氏体消失、核固缩、碎裂、溶解,神经轴突肿大、断裂,脑皮质分层结构消失,灰白质界限不清,胶质细胞肿胀,毛细血管充血,细胞外间隙水肿明显。此后数日至数周,挫裂伤组织逐渐液化并进入修复阶段,病损区出现格子细胞吞噬解离的细胞碎片及髓鞘,并有胶质细胞增生肥大及纤维细胞长入,局部神经细胞消失,最终为胶质瘢痕所取代。

二、临床表现

脑挫裂伤的临床表现因致伤因素和损伤部位的不同而各异,悬殊甚大,轻者可没有原发性意识障碍,而重者可致深度昏迷甚至死亡。

1. 意识障碍

脑挫裂伤最突出的临床表现之一,伤后多立即昏迷,由于伤情不同昏迷时间由数分钟至数小时、数日、数月乃至迁延性昏迷不等。长期昏迷者多有广泛脑皮质损害或脑干损伤存在。一般以伤后昏迷时间超过 30 min 为判定脑挫裂伤的参考时限。

2. 局灶症状

根据损伤部位和程度而有所不同,如果仅伤及额叶、颞叶前端等所谓"哑区",可无神经系统受损的表现;若伤及脑皮质,可出现相应的瘫痪、失语、视野缺损、感觉障碍以及局灶性癫痫等征象。脑挫裂伤早期没有神经系统阳性体征者,若在观察过程中出现新的定位体征,即应考虑到颅内继发性损害的可能,应及时进行检查。

3. 颅内高压

颅内压增高是脑挫裂伤最常见的症状。头痛只有在患者清醒之后才能陈述,如果伤后持续剧烈头痛、频繁呕吐,或一度好转后又复加重,应究其原因,必要时可行辅助检查,以明确颅内有无血肿、水肿等继发性损害。对昏迷的患者,应注意呕吐时可能误吸进而引起窒息的危险。

4. 生命体征的改变

脑挫裂伤患者伤后生命体征多有明显改变,早期表现为血压下降、脉搏细弱及呼吸浅快,这是因为头伤后脑功能抑制所致,常于伤后不久逐渐恢复;如果持续低血压,应注意有无同时存在的复合损伤,特别是胸部、腹部脏器损伤。反之,若生命体征短期内迅即自行恢复且血压继续升高、脉压加大、脉搏洪大有力、脉速变缓、呼吸加深变慢,则应警惕颅内血肿以及脑水肿、脑肿胀的发生。脑挫裂伤患者体温亦可轻度升高,一般约为 38 ℃,若持续高热则多伴有下丘脑损伤。

5. 脑膜激惹征

脑挫裂伤后常伴有蛛网膜下腔出血,患者常有脑膜激惹征象,表现为闭目畏光、卷曲而卧,伤后早期的低热和恶心、呕吐亦与此有关。颈项抗力于伤后 1 周左右逐渐消失,如果持久不见好转,应注意有无颅颈交界处损伤或颅内继发感染。

三、诊断

脑挫裂伤患者往往有意识障碍,常给神经系统检查带来困难。对有神经系统阳性体征的患者,可根据定位征象和昏迷情况,判断受损部位和程度。凡意识障碍严重,对外界刺激反应差的患者,即使有神经系统缺损存在,也很难确定。尤其是有多处脑挫裂伤或脑深部损伤的患者,定位诊断困难,常需依靠 CT 扫描及其他必要的辅助检查做出确切的诊断。

1. 头颅 X 线片

在病情允许的情况下,颅骨 X 线片检查仍有其重要价值,不仅能了解患者有无骨折,且对分析致伤机制和判断伤情亦有其特殊意义。

2. CT 扫描

对脑挫裂伤与脑震荡可以做出明确的鉴别诊断,并能清楚地显示脑挫裂伤的部位、程度和有无继发损害,如出血和水肿情况。同时,可根据脑室和脑池的大小、形态和移位的情况间接估计颅内压高低。尤为重要的是,对一些不典型的病例,可以通过多次 CT 扫描,动态地观察脑水肿的演变或迟发性血肿的发生。目前 CT 已作为急性头伤的常规检查,因为单靠外伤史和查体难以做出超早期诊断。Stein 等指出在 GCS 评分为 13～15 分危害较小的轻度头伤中,首次 CT 的阳性发现率竟占18%,并有 5%需行手术治疗,因此强调早期 CT 检查的必要性。

脑挫伤常发生于着力或对冲部位,病理基础是皮层及深层小出血灶,静脉淤血和脑水肿、脑肿胀;如有软脑膜和血管的断裂则为脑裂伤,脑挫伤及裂伤常同时发生。CT 表现为低密度脑水肿区中出现多发散在斑点状高密度出血灶,病变较广泛也可表现为脑室受压移位而具有占位效应。在随访检查时如出血灶吸收,CT 表现为低密度区。脑挫裂伤位置多较表浅,出血灶体积不大,但有时小的脑挫裂伤可发展为广泛的脑水肿,有的甚至可发展为脑内血肿。脑挫裂伤常伴随有蛛网膜下腔出血,这种外伤性蛛网膜下腔出血的 CT 征象与其他原因所致的蛛网膜下腔出血相同,表现为广泛的蛛网膜下腔和脑池甚至脑室出现高密度影,这种高密度影的分布与蛛网膜下腔和脑池、脑室的分布是一致的,CT 值为 25～95 Hu,其中大脑纵裂池出血形成的条索状窄带高密度影是最常见的征象,尤其在儿童患者更加明显。伤后1周左右密度开始减低,完全吸收后最终消失。

对于脑挫裂伤中弥漫性脑损伤的CT检查也应引起重视。弥散性脑损伤常表现为脑水肿与脑肿胀,CT表现为普遍性密度降低,CT值为8~20 Hu。如为双侧则脑室普遍小,脑沟、回消失;如为单侧,则可见脑室向对侧移位。CT不能区别脑水肿或脑肿胀。部分小儿由于血管系统自身调节功能丧失,可以形成脑充血,CT值可轻度升高。这类损伤症状重,但CT检查阳性发现往往较少,常常导致漏诊。

发生在脑干的挫裂伤因后颅窝骨质伪影CT一般难以显示,高分辨率CT虽然因其扫描时间短、层面薄、伪影少而有所改进,但对小区域脑干损伤进行诊断仍有困难。此外,30%的脑挫裂伤可累及大脑半球或小脑的多处脑组织,40%可并发其他病变,75%可伴发骨折,因此,对于脑挫裂伤的诊断一定要全面、细致。

3. MRI 扫描

MRI成像时间较长,某些金属急救设备不能进入机房,加之躁动患者难以合作,一般较少用于急性颅脑创伤的诊断,而多以CT为首选检查项目。但在某些特殊情况下,MRI在诊断上优于CT,如对脑干、胼胝体、脑神经的显示,对微小脑挫伤灶、轴索损伤及早期脑梗死的显示以及对血肿处于CT等密度阶段的诊断和鉴别诊断,MRI有CT所不及的特殊优势。

4. 腰椎穿刺

有助于了解脑脊液中含血情况,可以此与脑震荡相鉴别,同时可测定颅内压并引流血性脑脊液。但需要指出的是,对有明显颅内高压的患者,应禁忌腰穿检查,以免诱发脑疝。

5. 其他辅助检查

如脑血管造影检查,现在已较少用,但在无CT设施的医院,脑血管造影仍可作为辅助诊断的措施;脑电图检查,主要用于对预后的判断或对癫痫的监测;脑干听觉诱发电位检查,对于分析脑功能受损程度特别是对脑干损伤平面的判定,有重要参考价值。此外,放射性核素检查对脑挫裂伤后期并发症,如血管栓塞、动静脉瘘、脑脊液漏以及脑积水等病变的诊断,具有重要价值。

四、治疗和预后

脑挫裂伤的治疗当以非手术治疗为主,应尽量减少脑损伤后的一系列病理生理反应,严密观察颅内有无继发血肿、栓塞尤其是血肿的存在,维持内环境稳定及预防各种并发症的发生。除非颅内有继发性血肿或有难以遏止的颅内高压需要手术外,一般不需手术处理。

1. 非手术治疗

脑挫裂伤发生之际,也就是继发性脑损伤开始之时,所以尽早进行合理的治疗是减少伤残率、降低死亡率的关键。非手术治疗的目的,首先是防止脑伤后一系列病理生理变化可能加重的脑损伤,其次是提供一个良好的内环境,使部分受损脑细胞逐步恢复功能。因此,正确的处理应是既着手于颅内,又顾及到全身。

(1)一般处理:对轻型和部分创伤反应较小的中型脑挫裂伤患者,主要是对症治疗,防治脑水肿,密切观察病情,及时进行颅内压监护,必要时复查 CT 扫描。对处于昏迷状态的中、重型患者,除给予非手术治疗外,应加强护理,有条件时可送入ICU,采用多道生理监护仪,进行连续监测和专科护理。患者宜侧卧位,保持气道通畅,间断给氧。若预计患者短期内(3~5 d)不能清醒,宜早行气管切开,以便及时清除分泌物,减少气道阻力及无效腔;同时应抬高床头 15°~30°,以利于颅内静脉回流、降低颅压。每日出入量应保持平衡,在没有过多失钠的情况下,含盐液体500 mL/d 即可满足需要,过多可促进脑水肿。含糖液体补给时,应防止血糖过高以免加重脑缺血、缺氧损害及酸中毒,必要时适量给胰岛素予以纠正,并按血糖测定值及时调整用药剂量。若患者于 3~4 d 后仍不能进食,可放置鼻饲管,给予流质饮食,维持每日热能及营养。此外,对重症患者尚需定期送检复查血液生化,以便指导治疗;同时,应重视心、肺、肝、肾功能及并发症的防治。

(2)特殊处理:严重脑挫裂伤患者常因挣扎、躁动、四肢强直、高热、抽搐而致病情加重,应查明原因给予及时有效的处理。对伤后早期即出现中枢性高热、频繁去脑强直、间脑发作或癫痫持续发作者,宜尽早行亚低温冬眠疗法。外伤性急性脑肿胀又称弥散性脑肿胀(diffuse brain swelling, DBS),是重型脑损伤早期广泛性脑肿大,可能与脑血管麻痹扩张或缺血后急性水肿有关,好发于青少年。一旦发生可采用过度换气、激素及强力脱水,同时冬眠降温、降压也有减轻血管源性脑水肿的作用。弥散性血管内凝血(disseminated intravascular coagulation, DIC),为继发于脑损伤后的凝血异常,其原因是脑组织中富含凝血激酶,外伤后释放入血,激活凝血系统。由于血小板的异常聚积,可使脑皮层、基底节、白质内以及脑干等处小血管发生血栓,随后又因纤维蛋白原溶解而引起继发出血,迟发性颅内血肿亦可能与此有关。血管内凝血需依靠实验室检查始能诊断,即血小板减少、纤维蛋白原降低及凝血酶原时间延长。DIC 一旦发生,应在积极治疗颅脑损伤的同时,输给新鲜血液,补充凝血因子及血小板,也可采用肝素抗凝治疗或用抗纤溶环酸对抗过量纤溶。

(3)降低颅内高压:几乎所有的脑挫裂伤患者都有不同程度的颅内压增高。

轻者可酌情给予卧床、输氧、激素及脱水等常规治疗。重症则应早施行过度换气、大剂量激素,并在颅内压监护下进行脱水治疗。伤情严重时尚应考虑亚低温冬眠疗法。此外,严重脑外伤后血液流变学亦有明显变化,表现为全血黏度、血浆黏度、血细胞比容、红细胞聚集性和纤维蛋白原均升高,并使红细胞变形能力下降,其程度与病情呈正相关。由于红细胞聚积性增强、变形力下降故而互相叠连形成三维网状结合体,使血液流动的切应力增大、黏度升高,引起微循环淤滞,微血栓形成,进而加重脑的继发性缺血损害。因此,在严重脑挫裂伤的治疗中,应注意血液流变学变化并予及时纠正。目前,神经外科常用的脱水剂甘露醇对血液流变学即存在着双相影响,输入早期血容量增加,血液被稀释;而后期则是血容量下降,血液黏度相对升高。在反复多次使用甘露醇之后,势必引起血液黏度的显著增高,产生所谓"反跳现象",甚至可以加重血管源性脑水肿。因此,在对脑损伤患者行脱水治疗时,宜以血细胞比容为指标,一般以 0.3~0.4 为"最适血细胞比容"。采用低分子右旋糖酐 0.5 g/(kg·d)静脉滴注施行等容量或高容量血液稀释疗法,维持血液的黏度在"最适红血细胞比容值"水平,以减轻脑水肿及脑继发性损害。

(4) 脑功能恢复治疗:目的在于减少伤残率,提高生存质量,使颅脑外伤患者在生活、工作和社交能力上尽可能得到恢复。脑功能恢复虽是对颅脑外伤后期的瘫痪、失语、癫痫以及精神智力等并发症或后遗症的治疗,但必须强调早期预防性治疗的重要性。在颅脑外伤急性期治疗中就应注意保护脑功能,尽量减少废损。当病情较为稳定时,即应给予神经功能恢复的药物,同时开始功能锻炼,包括理疗、按摩、针灸及被动的或主动的功能训练。

2. 手术治疗

脑挫裂伤一般不需要手术治疗,但当有继发性损害引起颅内高压甚至脑疝形成时,则有手术之必要。对伴有颅内血肿 30 mL 以上,CT 示有占位效应、非手术治疗效果欠佳时或颅内压监护压力超过 4.0 kPa(30 mmHg)或顺应性较差时,应及时施行开颅手术清除血肿。对脑挫裂伤严重,因挫碎组织及脑水肿而致进行性颅内压增高,降低颅压处理无效,颅内压达到 5.33 kPa(40 mmHg)时,应开颅清除碎烂组织,行内、外减压术,放置脑基底池或脑室引流;脑挫裂伤后期并发脑积水时,应先行脑室引流,待查明积水原因后再给予相应处理。

第二节　脑　干　损　伤

一、损伤的机制和病理

　　脑干损伤是指中脑、脑桥和延髓的损伤，是一种严重的颅脑损伤，常分为两种：原发性脑干损伤，外界暴力直接作用下造成的脑干损伤；继发性脑干损伤，继发于其他严重的脑损伤之后，因脑疝或脑水肿而引起脑干损伤。脑干损伤是一种严重的、致命的损伤，10%～20%的重型颅脑损伤合并有脑干损伤，单纯的脑干损伤并不多见。脑干位于脑的中轴底部，背侧与大脑、小脑相连，腹侧为硬质颅底，恰似蜗牛趴在斜坡上。当外力作用在头部时，不论是直接还是间接暴力都将引起脑组织的冲撞和移动。脑干除在坚硬的颅底上擦挫致伤之外，还受到背负的大脑和小脑产生的牵拉、扭转、挤压及冲击等致伤力，其中尤以挥鞭性、旋转性或枕后暴力对脑干的损伤最大。通常，前额部受撞击可使脑干冲撞在斜坡上；头侧方着力易使脑干嵌挫在同侧小脑幕切迹缘上；当头颅在扭转运动中致伤时，因为大脑或小脑的转动，能使脑干受到扭曲和牵拉；枕后受力时，脑干可直接撞在斜坡与枕骨大孔上；头部因突然仰俯运动所致挥鞭性损伤中，延髓受损较多见；双脚或臀部着力时，枕骨发生凹陷骨折，可直接损伤延髓。此外，当头部受击引起颅骨严重变形时，通过脑室内脑脊液冲击波亦可造成中脑导水管周围或四脑室底的损伤。

　　原发性脑干损伤的病理改变常为挫伤伴灶性出血和水肿，多见于中脑被盖区，脑桥及延髓被盖区次之。继发性脑干损害常因严重颅内高压脑疝形成、脑干受压移位、变形使血管断裂引起出血和软化等病变所致。

　　弥漫性轴索损伤(diffuse axonal injury, DAI)系当头部遭受加速性旋转暴力时，因剪应力造成的神经轴索损伤。病理改变主要位于脑的中轴部分，即胼胝体、大脑脚、脑干及小脑上脚等处，多属挫伤、出血及水肿。镜下可见轴索断裂、轴浆溢出，稍久则可见圆形回缩球及血细胞溶解含铁血黄素，最后呈囊变及胶质增生。通常 DAI 均有脑干损伤表现，临床上需依靠 CT 或 MRI 检查以确诊。

二、临床表现

　　原发性脑干损伤的典型表现多为伤后立即陷入持续昏迷状态，轻者对痛刺激可有反应,严重时常呈深度昏迷,所有反射消失,四肢软瘫。伤后早期生命体征即出现紊乱,表现为呼吸节律紊乱,心率及血压波动明显,双侧瞳孔时大时小,眼球位置歪斜或凝视,四肢肌张力增高,频发去大脑强直,常伴有单侧或双侧锥体束征,同时可出现高热、消化道出血、顽固性呃逆,甚至诱发神经源性肺水肿。

1. 中脑损伤表现

意识障碍较为突出,因网状结构受损所致,多有程度不同的意识障碍。伤及动眼神经核时,瞳孔可时大时小且双侧交替变化,光反应亦常消失,可有眼球歪斜,呈一侧上外、一侧下内的"跷板式"眼球,严重时双瞳散大固定。当脑干在红核与前庭核间受伤时,即出现去大脑强直,表现为四肢伸直、角弓反张,患者头眼垂直运动反射和睫状节脊髓反射亦消失。

2. 脑桥损伤表现

除有持久意识障碍之外,双侧瞳孔常极度缩小,角膜反射及嚼肌反射消失。由于呼吸节律调节中枢及长吸中枢均位于脑桥,故易致呼吸紊乱,呈现节律不整、陈-施氏呼吸或抽泣样呼吸。若伤及侧视中枢则呈凝视麻痹,头眼水平运动反射消失。

3. 延髓损伤表现

主要为呼吸抑制和循环紊乱,患者呼吸缓慢、间断,脉搏快弱、血压下降,心眼反射消失。当延髓吸气和呼气中枢受损时,可在短时间内停止呼吸,但心跳尚可维持数小时或数日,但已属脑死亡状态。

三、诊断

原发性脑干损伤往往与脑挫裂伤或颅内出血同时伴发,临床症状相互交错,难以辨明孰轻孰重、何者为主,特别是就诊较迟的患者,更难区别是原发性损伤还是继发性损害。因此,除少数患者于伤后早期即出现脑干损伤征象且没有颅内压增高可资鉴别外,其余大部分患者均需借助 CT 或 MRI 检查始能明确。部分脑干损伤患者 CT 不能准确显示,因为:① 脑干位于岩骨、后床突、斜坡等骨性结构附近,一些局部假象或者伪影容易引起误诊,有时斜坡后出现的低密度影和岩骨边缘的高密度影即常误诊为梗死或出血。② 由于呼吸障碍以及头部活动影响了扫描的清晰度。③ 尸体解剖和实验观察到,脑干损伤后的出血并非向脑干的侧方延伸,而是沿神经通路延伸。因此,CT 扫描平面必须与脑干轴向垂直才能发现病变。不过在显示脑实质内小出血灶或挫裂伤方面,尤其是对胼胝体和脑干的细微损害,MRI 明显优于 CT。因此,当 CT 难以发现脑干损伤病变而患者又有脑干损伤的临床表现时,应酌情选择 MRI 或脑干诱发电位检查以明确诊断。

脑干听觉诱发电位(brain-stem auditory evoked potential，BAEP)为脑干听觉通路上的电活动，经大脑皮层传导至头皮的远场电位，它所反映的电生理活动一般不受其他外在病变的干扰，可以较准确地反映脑干损伤的平面及程度。通常在听觉通路病灶以下的各波正常，病灶水平及其上的各波则显示异常或消失。

颅内压监护连续测压有助于鉴别原发性和继发性脑干损伤，虽然两者的临床表现基本相同，但原发者颅内压正常，而继发者颅内压明显升高。

应用脑干反射与脑干损害平面的对应关系也有助于判断脑干损伤的部位。严重脑损伤时，皮层以下至脑干各平面受损程度和范围不一，其临床表现亦各异，故可通过检查某些生理反射或病理反射来判断脑干受损的部位，以指导治疗、判断预后。

四、治疗和预后

对轻症脑干损伤患者，可按脑挫裂伤处理原则进行治疗，能使部分可逆性脑干损伤患者获救。对重症损伤则疗效甚差，其死亡率几乎占颅脑损伤死亡率的三分之一，若脑桥、延髓平面受创，则救治希望甚微。因此，在救治此类患者时，必须精心治疗，耐心护理。在治疗过程中，应密切注意防治各种并发症，急性期可予激素、脱水、降温、供氧，纠正呼吸和循环紊乱，维持机体内环境稳定，以减轻脑干功能的继发性损害。出现脑干创伤性水肿时，若 CT 发现脑干肿大、密度减低、脑池压闭，应立即给予大剂量激素、强力脱水、亚低温冬眠疗法对症处理，从而尽可能降低患者的死亡率。恢复期应着重于脑干功能的改善，可用促苏醒药物，恢复神经功能药物，改善微循环药物，同时辅以高压氧舱治疗及功能训练，防治并发症，促进康复。

参 考 文 献

［1］ 章翔,易声禹.现代神经系统疾病定位诊断学［M］.北京:人民军医出版社,2000.

［2］ 王宪荣,冯华.实用神经外科基础与临床［M］.北京:人民军医出版社,2003.

［3］ 刘承基.脑血管外科学［M］.南京:江苏科学技术出版社,2000.

［4］ 赵继宗.神经外科手册［M］.济南:山东科学技术出版社,2009.

［5］ 杨树源.神经外科学［M］.北京:人民卫生出版社,2008.

［6］ 张晓文.中枢神经系统疾病与弓形虫感染相关性的研究进展［J］.热带医学杂志,2011,11(1):105-108.

［7］ 江基尧.中国颅脑创伤现状与未来［J］.中华医学杂志,2013,93(23):1761-1762.

［8］ 江基尧,高国一.中国颅脑创伤十年［J］.中华神经外科杂志,2013,29(2):109-111.

［9］ 胡国汉,卢亦成,丁学华,等.鞍结节脑膜瘤的诊治［J］.中国微侵袭神经外科杂志,2001,6(2):101-104.

［10］ 林瑜,杨树源,蔡辉国,等.人脑肿瘤染色体杂合性丢失的研究［J］.中国临床神经科学,2000,8(1):8-21.

［11］ 陈永杰,刘晓谦,赵刚.岩斜区脑膜瘤的临床治疗［J］.中国微侵袭神经外客杂志,2013,18(5):213-215.

［12］ 赫捷,陈万青.中国肿瘤登记年报［M］.北京:军事医学科学院出版社,2012.

［13］ 陈信康,黄汉添.实用立体定向及功能神经外科学［M］.北京:人民军医出版社,2006.